高等医药院校系列教材

人兽共患病学

主　编　蔡连顺　李春江　张鹏霞
主　审　祝丽玲
编　委　（以姓氏笔画为序）
苏菊香（佳木斯大学）
李春江（佳木斯大学）
张鹏霞（佳木斯大学）
赵　丹（齐齐哈尔医学院）
祝丽玲（佳木斯大学）
韩　甦（哈尔滨医科大学）
蔡连顺（佳木斯大学）

科学出版社
北　京

内 容 简 介

本书共五章：第一章总论；第二章～第五章为各论，分别介绍人兽共患细菌病 14 种、人兽共患病毒病 19 种、人兽共患寄生虫病 22 种以及其他人兽共患病 8 种。本书主要特点：以多发的人兽共患病为重点，突出新发及再发的疾病；在各论每一章第一节，先简明扼要介绍细菌、病毒、寄生虫的生物学特性，有助于系统学习和理解后面的内容；每个疾病引言中，均介绍该病的医学史及最新流行现状，在诊治中力求反映新技术、新方法；总论中增加无公害畜产品的内容，介绍畜产品的安全与卫生问题；将主要人兽共患病的病原体、分布及传播途径以及常用治疗药物，以简表形式附于书的结尾，便于学习及工作中查阅。

本书可供医学类、动物医学类相关专业的教学使用，也可作为相关工作人员参考工具书。

图书在版编目（CIP）数据

人兽共患病学 / 蔡连顺，李春江，张鹏霞主编．—北京：科学出版社，2017.2

ISBN 978-7-03-051800-2

Ⅰ．①人… Ⅱ．①蔡… ②李… ③张… Ⅲ．①人畜共患病-高等学校-教材 Ⅳ．①R535 ②S855.99

中国版本图书馆 CIP 数据核字（2017）第 029858 号

责任编辑：朱 华 / 责任校对：赵桂芬
责任印制：赵 博 / 封面设计：范 唯

科学出版社出版
北京东黄城根北街 16 号
邮政编码：100717
http://www.sciencep.com

北京科印技术咨询服务有限公司数码印刷分部印刷
科学出版社发行 各地新华书店经销
*
2017 年 2 月第 一 版 开本：787×1092 1/16
2025 年 1 月第七次印刷 印张：14 1/2
字数：408 000

定价：88.00 元

（如有印装质量问题，我社负责调换）

前　言

自有人类以来，传染病就和人类一直相伴随，其中有些疾病和感染在脊椎动物与人之间自然传播，即为人兽共患病。在历史的长河中，人兽共患病的一次次流行和暴发，给人类健康和经济发展造成了沉重的打击。20世纪医学领域取得了令人振奋的成就，生物医学的十大发现，如血型、青霉素、器官移植、DNA、试管婴儿、介入放射学、CT和磁共振、内窥镜手术、克隆羊与人类染色体密码破译，对人类与疾病的抗争发挥了巨大作用。到20世纪70年代，世界卫生组织推行“扩大免疫规划”，不少长期肆疟的传染病相继得到了遏制。1978年，流行全球几千年的天花被消除，这是迄今为止唯一被消灭的一种人兽共患病。人类征服传染病的成就达到了前所未有的高峰。就在人们终于以为，传染病不再是社会的主要公共卫生问题的时候，一些传统的疫病悄然复苏，如鼠疫、结核病、狂犬病、血吸虫病、布鲁菌病、流感等；一些新发的传染病莫名出现，如隐孢子虫病、埃博拉出血热、军团菌病、肾综合征出血热、莱姆病、艾滋病、戊型肝炎和猫抓病，还有与人类的克-雅病密切相关的疯牛病等。尤其是进入21世纪以来，随着全球经济一体化，世界贸易、旅游业的迅速发展，先是SARS、禽流感、甲流肆虐，后是中东呼吸综合征、登革热、埃博拉出血热、Zika病毒病暴发流行。究其根源，这些传染病均属于动物源性疾病。已控制的疫病卷土重来，新出现的疫病不断涌现，人类正面对新旧传染病的双重挑战与威胁。世界卫生组织紧急提出：全球警惕、采取行动，防范“正在出现的传染病”。在此形势下，我们查阅了近年来国内外的有关文献，参考相关的资料，结合十几年来开设本课程的教学体会，组织编写《人兽共患病学》，旨在相关人员中普及人兽共患病的基本知识，供专业人员学习参考；同时促进国内人类与动物医学双方的合作和交流，以便深入开展人兽共患病的研究和防控工作，共同攻克医学难关，防患于未然。即使在疫情到来之时，双方能密切配合，共筑抵御人兽共患病的坚固防线，阻止瘟疫的蔓延，保障人们的健康和社会的良性发展。

本书共五章：第一章总论；第二章～第五章为各论，分别介绍人兽共患细菌病14种、人兽共患病毒病19种、人兽共患寄生虫病22种以及其他人兽共患病8种。本书主要特点：以多发的人兽共患病为重点，突出新发及再发的疾病；在各论每一章第一节，先简明扼要介绍细菌、病毒、寄生虫的生物学特性，有助于系统学习和理解后面的内容；每个疾病引言中，均介绍该病的医学史及最新流行现状，在诊治中力求反映新技术、新方法；总论中增加无公害畜产品的内容，介绍畜产品的安全与卫生问题；将主要人兽共患病的病原体、分布及传播途径以及常用治疗药物，以简表形式附于书的结尾，便于学习及工作中查阅。

本书由从事病原生物学、分子生物学、公共卫生与预防医学专业的人员共同编写完成，可供医学类、动物医学类相关专业的教学使用，也可作为相关工作人员参考工具书。由于时间仓促，编写内容难免存在许多不妥，甚至错误，恳请各位专家学者和读者提出宝贵意见，我们将在以后工作中不断完善（联系方式：cails9999@163．com，在此深表谢意）。

作　者

2016年10月

目　录

第一章　总　　论

古往今来，人类在追求和平与发展的进程中，不仅要同各种自然灾害作斗争，还要同各种疾病作斗争。在已经过去的20世纪中，医学领域取得了令人振奋的成就，十大生物医学的发现，对人类与疾病的抗争发挥了巨大作用。随着社会进入21世纪，一些莫名的传染病，对人类发起了一次次恐怖性的袭击，先是2003年，非典肆虐，世界惊呼：瘟疫来了。2004年伊始，禽流感的警报又叩响了，2005年在世界范围暴发。之后陆续出现了2009年甲型HIN1流感疫情，2014年东南亚地区、中国广东暴发的登革热疫情，2014年西非3国暴发的埃博拉出血热疫情，2015年以巴西首发的Zika病毒病疫情。这些传染病都有一个共同特点，均源于动物疫病，属于人兽共患病，一旦发生，会给人类社会和经济发展带来灾难性的影响。人兽共患病已不仅仅是医学问题，而且是重大的社会问题。

第一节　人兽共患病的起源、定义

（一）人兽共患病的起源

在数千年的医学史中，记载着许多来源于动物的人类疾病。早在春秋时期，人们已经认识狂犬病之类的传染病，如：公元前556年《左传》有"十一月甲午国人逐瘈狗，瘈狗入华臣氏，国人从之"的记载；当时人们已对猪囊虫病、羊的疥癣病等也已开始认识，在殷墟出土中已有我国最早的关于人畜寄生虫病的记载。东汉时期，张仲景《金匮要略》一书："六畜自死，皆疫死，则有毒，不可没食之"；"肉中有如米点者，不可食之"；"秽饭馁肉臭鱼，食之皆伤人"。由于历史条件及科技水平有限，古人对人兽共患病的认识比较局限。

随着科学的发展，许多边缘学科相继出现，人们越来越认识到人兽共患病的重要性。19世纪，德国病理学家Rudolf Virchow第一次提出了人类感染的动物疫病（zoonosis）一词，即由动物传染给人类的疾病。尔后被修正为：由任何家养的或野生的脊椎动物传染给人或由人传染给动物的所有人类传染病。1950 年世界卫生组织（WHO）和联合国粮农组织（FAO），共同成立了人兽共患病专家委员会。1959 年专家委员会对人兽共患病的定义进行了修正，也就是现在沿用的定义，其含义较前更为明确。1981 年 9 月，WHO 所属的专家委员会在日内瓦召开会议，FAO 派代表参加了此会。虽然有关这类疾病的分类目前尚有不同意见，但委员会一致认为，zoonosis 这一名词表达明确，含义广泛，并获得世界性的认可，予以继续沿用。

（二）人兽共患病的定义

人兽共患病（zoonosis）也称人畜共患病，是指在人和脊椎动物之间自然传播的疾病和感染，即人类和脊椎动物由共同的病原体引起的，在流行病学上又有关联的疾病。

人类感染人兽共患病，可源于家畜、家禽和饲养的宠物，还可源于野生动物、鸟类、水生动物等。其中由野生动物引起的人兽共患病又称为自然疫源性疾病。

人兽共患病学已发展成为一门独立的综合性学科，是研究人兽共患病的发生、发展、流行规律及诊断方法、防治策略的科学。有自己独立的体系，不完全等同于纯粹的医学和动物医学。由于人兽共患病具有广泛的动物宿主，有些人兽共患病对人、畜均构成严重威胁，其防治不仅需要医学知识，还需要懂得动物医学的知识。人兽共患病学最明显的特征，即把医学和动物医学融合为一体，利用相关理论知识和实际应用，从根本上控制或消灭传染源，保护人类以及畜类等免遭人兽共患病的侵袭，保障人类的健康，促进畜牧业的良性发展。

作为病原生物学的重要组成部分，人兽共患病学是预防医学、临床医学、护理学、口腔医学、医学技术类、动物医学的一门综合课程。

第二节 人兽共患病的分类

人兽共患病种类繁多，分布非常广泛。目前，全世界已证实的人兽共患病有 250 多种，其中较为严重的有 89 种。近年来，人兽共患病频繁发生，有的病种已呈上升趋势，从 SARS 到甲型 H1N1 流感，以及新的病种不断被发现，越来越呈现出“人畜共患”的关系。超七成新发现的人类传染病与动物有关。20 世纪 70 年代以来，在世界范围内新出现的人兽共患病就有 30 多种。

人兽共患病的特点各异，有多种分类方法。在医学和动物医学领域，最常用的是按病原体分类。

（一）按病原体的生物学属性分类

1. 人兽共患细菌病 如鼠疫、布鲁菌病、鼻疽、炭疽、猪丹毒、结核病、土拉杆菌病等。

2. 人兽共患病毒病 又分接触性人兽共患病毒病、虫媒性人兽共患病毒病及朊毒体病。如狂犬病、流行性乙型脑炎、疯牛病等。

3. 人兽共患寄生虫病

（1）吸虫：华支睾吸虫病、血吸虫病等。

（2）绦虫：猪囊尾蚴病、棘球蚴病（包虫病）等。

（3）线虫：弓首蛔虫病、旋毛虫病等。

（4）原虫：弓形虫病、隐孢子虫病等。

（5）节肢动物：蝇蛆病、疥疮等。

4. 其他人兽共患病 人兽共患衣原体病，如鹦鹉热；人兽共患立克次体病，如恙虫病、Q 热、斑疹伤寒、人粒细胞无形体病等；人兽共患螺旋体病，如钩端螺旋体病、莱姆病；人兽共患真菌病，如皮肤真菌病、念珠菌病、肺孢子菌肺炎等。

（二）按传染源分类

1. 家禽、家畜引起的人兽共患病 如鸡、鸭、鹅传播的禽流感等；猪传播的甲型 H1N1 流感、钩端螺旋体病等；牛羊传播的炭疽、布鲁菌病等。

2. 宠物引起的人兽共患病 如狂犬病、棘球蚴病、猫抓病、鹦鹉热等。

3. 野生动物引起的人兽共患病 如西尼罗病毒病、尼帕病毒病、严重急性呼吸综合征（SARS）、疯牛病等。

4. 实验动物引起的人兽共患病 如布鲁菌病、土拉杆菌病等。

（三）按病原体储存宿主的性质分类

1. 动物源性人兽共患病 主要在动物之间传播，偶尔感染人，如炭疽、森林脑炎、棘球蚴病、旋毛虫病和狂犬病等。

2. 人源性人兽共患病 通常在人与人之间传播，偶尔感染某些动物，如人型结核、阿米巴痢疾、人的甲型流感等。

3. 互源性人兽共患病 在人与人之间、动物与动物之间及人和动物之间均可传播，如血吸虫病、结核病、炭疽等。

4. 真性人兽共患病 病原体的生活史需在人和动物体内连续进行，缺一不可。多见于寄生虫病：如猪带绦虫病和牛带绦虫病。

（四）按病原体的生活史分类

1. 直接传播性人兽共患病 通过直接或间接接触而传播的人兽共患病，病原体本身在传播过程中无增殖和发育。感染途径多是经皮肤、黏膜、呼吸道、消化道等。如结核病、狂犬病、弓形虫病等。

2. 循环传播性人兽共患病 病原体为完成生活史需要两种或两种以上的脊椎动物宿主，但不需要无脊椎动物参与的人兽共患病。如猪带绦虫病、棘球蚴病等。

3. 媒介传播性人兽共患病 病原体的生活史必须有脊椎动物和无脊椎动物共同参与才能完成。无脊椎动物作为传播媒介，病原体在其体内完成必要的增殖或发育。如森林脑炎、鼠疫、黑热病、血吸虫病等。

4. 腐物传播性人兽共患病 病原体生活史当中，至少需要一种脊椎动物宿主和非动物性的孳生基质，如水、土壤、有机腐物、饲料、食品、植物等，才能完成生活史。病原体在基质中进行一定的发育或繁殖。如炭疽、肝片吸虫病等。

此外，按疾病医学史可分为：传统、新发、再发人兽共患病；按病原体存在来源分为：宠物源性、水源性、媒介源性、食源性、腐生性人兽共患病。

第三节 人兽共患病的流行病学

人兽共患病具有广泛的病原来源，其宿主种类繁多，环境原因复杂，传播途径多样，经常面临许多全新病原等情况，流行病学也是极其复杂的。人兽共患病在某一个地区传播及流行，必须具备三个基本条件：传染源、传播途径、易感人群与动物。这三个基本条件是人兽共患病在人群和动物中传播的生物学基础，缺一不可。当在某地区同时存在这三个条件并相互联系时，即可造成人兽共患病的流行。人兽共患病在人群和动物中的流行过程，并非是一个单纯的生物学现象，常常会受到社会因素和自然因素的影响。如果能正确掌握各种人兽共患病的流行规律，并及时采取科学有效的防控措施，阻断三个基本条件中的任何一个，即可预防人兽共患病，达到控制或消灭人兽共患病的目的。

（一）人兽共患病流行的基本条件

§1. 传染源

传染源又称传染来源，是指体内有病原体生长繁殖并能排出病原体的人和动物。广义的传染源还包括被病原体污染的土壤、水体、植物、宿主的分泌物、排泄物等。病原体可以随传染源的粪便、尿、眼结膜分泌物、鼻腔分泌物、乳液、唾液、皮肤及溃疡分泌物、生殖器分泌物等途径排出体外。

1. 人作为传染源 包括患者、病原携带者和隐性感染者。患者多有明显的临床症状；病原携带者是指病原体侵入人体后，在体内生长繁殖，并不断排出体外，在实验室能检查出病原体，而人体却不出现任何临床表现。由于所携带的病原体不同，分别称为带菌者、带病毒者、带虫者等；隐性感染者又称亚临床感染，是指病原体侵入后，人体只产生特异性的免疫应答，而不表现其他的临床症状和体征，在免疫学检测中才能发现。有些病原体携带者和隐性感染者很难明确区分。

在人兽共患病中人作为传染源，就整体而言，其所占的比例是较小的。常见的有结核病、炭疽、血吸虫病及肠道病毒感染等。如开放性结核病患者，以咳痰、打喷嚏、咳嗽等形式排出病菌，污染空气、土壤、饮水、草地及饲料等，可使生活在周围的动物感染。某猪场曾发生一半以上的猪感染结核病，其原因是饲养员为结核病患者所致。人患皮肤炭疽，若病灶分泌物污染了草料和饮水，常引起动物炭疽的发生。血吸虫病人粪便中排出的虫卵，污染了含有钉螺的水体，孵出幼虫，侵入钉螺体内发育为尾蚴逸出，牛等动物接触疫水时，尾蚴可经皮肤感染而引发血吸虫病。

2. 动物作为传染源

（1）家畜和家禽：家畜和家禽是人兽共患病的重要传染源。这里的家畜主要指草食类动物，如牛、羊、马等，以及杂食性的家猪。家禽主要指鸡、鸭、鹅及饲养的其他禽类，鸟类。人类与家畜和家禽的接触最为密切，人们在放牧、喂饲、挤奶、剪毛、使役、乘骑、加工畜禽产品、打扫畜禽圈舍以及治疗患病畜禽的过程中，人兽共患病的病原体可通过多种途径侵入人体，引起人类发病。常见的以家畜和家禽为传染源的人兽共患病有：炭疽、布鲁菌病、鼻疽、钩端螺旋体病、狂犬病、口蹄疫、禽流感、华支睾吸虫病等。

（2）伴侣动物（宠物）：指以供玩赏、陪伴之目的而饲养的动物，包括猫、狗、鸟等适合人类饲养的动物。例如猫可能传播弓形虫病、猫抓病等；狗可能传播狂犬病、棘球蚴病等；鸟类可能传播鹦鹉热、森林脑炎及流行性乙型脑炎等。

（3）水生动物：主要是鱼和虾等，这些水生动物有可能携带人兽共患病病原体，人类在养殖、捕捞、加工和食用过程中被感染。鱼类能传播 30 多种人兽共患病，其中包括钩端螺旋体病等 12 种细菌病、病毒性出血性败血症等 10 种病毒病，以及华支睾吸虫病等 8 种寄生虫病。

（4）实验动物：人们在饲养和使用白鼠、海豚、豚鼠、家兔等进行科学实验中，接触者有可能感染实验动物所携带的病原体。如传染黄热病病毒、布鲁菌、土拉杆菌等。

（5）野生动物：很多人兽共患病属于自然疫源性疾病，即无需人的参与在野生动物之间相互传播，只有在一定条件下才传染给人和家畜的疾病。当人们进入原始森林、大沙漠、荒岛及沼泽地时，野生动物中的某些自然疫源性疾病可能会传染给人类，引起人兽共患病的传播与流行。如马尔堡出血热、埃博拉出血热及西尼罗病毒性脑炎等。

（6）半野生动物：指过去曾经是野生动物，后来迁入人类的经济活动地区，并依靠人类的活动而生存的动物，如鸟类、鼠类、蝙蝠及某些爬行动物等。人们通过接触其排泄物、捕食或被这些动物噬咬等，感染人兽共患病。如蝙蝠传播尼帕病毒性脑炎；狐蝠传播亨德拉病毒性脑炎；果子狸传播 SARS；多种啮齿动物可传播鼠疫；雀与燕可传播 Q 热。

不同种动物传染源引起的危害程度不同；另外，有些动物在进入冬眠状态后，病原体繁殖受到抑制，动物处于隐性感染，此时不具有传染源的作用，当动物出蛰时，病原体才开始繁殖，如黄鼠鼠疫。动物作为传染源的危险程度，一方面取决于人们与动物的接触机会、接触的密切程度以及动物的密度；另一方面取决于是否有传播该病的适宜条件；还与人们的卫生科学知识和生活习惯等因素有关。

§2. 传播途径

病原体从传染源排出，经一定的方式再侵入到另一个宿主的整个过程，称为传播途径。排出体外的病原体，在侵入新的易感宿主前，需要借助空气、土壤、水、食物（动物为草料）、日用品、工具或者生物媒介的传播得以实现。总之，病原体的传播途径主要有以下几种：

1. 经呼吸道传播 生存于人和动物呼吸道表面的病原体，在咳嗽、打喷嚏、嚎叫等呼出气流强大时，病原体随黏液或渗出物喷出体外，以飞沫或气溶胶的形式悬浮于空气之中。较大的颗粒在空气中短暂停留，然后落于地面，与尘土混合形成尘埃，随风飞扬于空气中。当人和动物吸气时，可将含有病原体的飞沫吸入而感染。如 SARS 冠状病毒、黄热病毒、禽流感病毒、结核杆菌、布鲁菌、炭疽杆菌、鼻疽杆菌等。

2. 经消化道传播 传染源排出的病原体，污染了饮水、食品、动物的饲料与饲草等媒介物，直接或间接侵入易感宿主的消化道而感染。医院、兽医院、动物圈舍、堆肥场、屠宰场、肉制品加工厂排出的污水或废水，污染了河流、湖泊和下水道，一旦人与动物饮用这样的水，病原体就有可能经消化道侵入宿主。污染的食品主要是动物性食品，如肉、蛋、奶、鱼虾以及罐头、火腿等，当人们生吃或半生吃这些食品时，就会被感染或中毒。动物则主要是吃了发霉、变质及污染的饲料或饲草而感染。经消化道传播的人兽共患病比较多，如口蹄疫、炭疽、结核病、大肠杆菌病、布鲁菌病、华支睾吸虫病、卫氏并殖吸虫病、猪囊虫病、旋毛虫病及隐孢子虫病等。

3. 经皮肤接触传播 分直接和间接接触传播。

（1）直接接触传播：是指易感宿主与传染源直接接触而导致的传播，一般以散发为特点。如被患狂犬病的狗咬伤或舔触到皮肤受伤部位，可能感染狂犬病；被猫抓伤可能感染猫抓病；抚摸戏弄鹦鹉可能感染鹦鹉热；接生羔羊、犊牛或处理流产胎畜时，可能感染布鲁菌病。

（2）间接接触传播：是指易感宿主间接接触了被病原体污染的媒介物所造成的传播，多由于接触疫水、疫土所致。如人们在被污染的水中游泳、捕鱼，钩端螺旋体、日本血吸虫尾蚴可经皮肤和黏膜侵入体内；人们赤足在田间地里劳作，可能会感染土壤中的炭疽杆菌、破伤风梭菌。

4. 经节肢动物传播 是指通过蚊、蝇、蜱、虱、蚤等节肢动物作为媒介所造成的传播，又称虫媒传播，在人兽共患病的传播中起着重要作用。其传播方式分机械性传播和生物性传播两种。

（1）机械性传播：节肢动物对病原体仅起携带、运输的作用，机械地从一个宿主传给另一个宿主，病原体在节肢动物体内或体表无明显的形态或生物学变化。如蝇类传播猪带绦虫卵。

（2）生物性传播：病原体在节肢动物体内经历发育或繁殖后，再感染人和动物。这种传播方式具有生物学的特异性，即一定种类的病原体，只能通过一定种属的节肢动物传播。如蚤传播鼠疫、白蛉传播黑热病；有些病原体在节肢动物体内不仅能繁殖，还能经卵传递给下一代，如森林脑炎病毒、恙虫病立克次体等可由蜱经卵传递。由于气候和地形等因素影响节肢动物的孳生及活动，经节肢动物传播的疾病，其流行具有一定的地区性、季节性和职业性。

5. 经垂直传播 垂直传播是指病原体通过母体传给子代的传播。如弓形虫病、艾滋病、布鲁菌病、钩端螺旋体病等可经胎盘传播，引起胎畜先天性感染；沙门菌、大肠杆菌、链球菌可经产道感染胎畜等。

§3. 易感人群和动物

由于人和动物进化程度不同，对各种人兽共患病的易感性存在着差异。多数人兽共患病，动物感染仅呈隐性感染，很少出现症状，而人类则表现为显性易感，症状严重，如 SARS、艾滋病、恙虫病、Q 热等；有些人兽共患病，人感染后多为隐性感染，但动物感染后有明显的临床症状，如口蹄疫、猪丹毒等；有些人兽共患病，人与动物感染后均有明显的临床症状，如狂犬病、流行性乙型脑炎、结核病等。易感性的高低，与病原体的种类、毒力强弱、易感宿主的免疫状态和年龄等因素有关。

（二）影响人兽共患病传播的因素

1. 生态因素 绝大多数人兽共患病为自然疫源性疾病，均具有自然疫源地。随着经济活动范围的扩大，如兴修水利、修建公路铁路、旅游贸易等社会发展行为，导致生态环境的剧烈改变，增加了人兽共患病传播的机会；人类生活范围的不断拓展，破坏和入侵野生动物的生存环境，如开发土地、大面积砍伐森林，迫使野生动物离开原来的生存领地，将病原体直接或间接地带到人类社会，加剧了人兽共患病的传播。尼帕病毒性脑炎自然宿主是果蝠、食虫蝠和狐蝠，由于森林砍伐，热带雨林面积缩小，食物缺乏，使这些蝙蝠迁移至森林边缘的果园采食，在附近猪场的圈舍上方栖息，使猪感染发病，再由猪传染给人。1997 年尼帕病毒性脑炎首次在马来西亚暴发，连续 3 年造成人和猪的大批死亡。此外鸟类的迁徙，可将病原体从一个国家或地区带到其他国家和地区，如候鸟的迁徙可远距离传播禽流感。

2. 自然因素 温室效应导致全球气候变暖，激活了许多病原体，蚊、螨、蠓、蜱、虱和白蛉等节肢动物大幅度增加，与之相关的人兽共患病发病率也随之上升。如美国的西尼罗病毒病发生增加；英国已经发现外来黄蜂、蟑螂和一些寄生虫的数量正在增加，人们开始受到更多外来传染病的伤害；在高海拔地区出现一些原本不存在的蚊虫，带来媒介源性疾病的流行。

3. 动物经济因素 随着全球经济一体化，世界贸易、旅游业的迅速发展，世界各国的优良畜禽、经济动物、伴侣和观赏动物以及动物产品的国际间的交流日益频繁，加之人口流动性增加，给人兽共患病的传播和流行创造了有利条件。动物及动物产品贸易全球化，改变了动物源性食品的生产和销售方式，日趋加速的城市化导致畜产品的运输、贮存及制作的需求增加，人类对肉、奶、蛋的需求猛增，畜禽养殖的规模越来越大、密度越来越高，集中饲养和一家一户散养并存，也为人兽共患病的发生、流行创造了条件，增加了疾病的传播概率。

4. 人类行为与生活方式 人兽共患病的发生和传播，常与人类自身的行为和生活方式相关联。现代一些娱乐方式，如海滨运动、野营、登山、狩猎、捕鱼等，增加了接触人兽共患病的机会。野生动物所携带的病原体极其复杂，形成了一个庞大的天然病原库。许多病毒在动物体内相安无事，一旦与人接触、发生变异后，就容易引发疾病，如 2003 年冠状病毒引起的 SARS；不良的饮食习惯，如生食肉类、鱼类、淡水蟹、螺及某些水生植物，可导致多种寄生虫病的感染；共用注射器注射毒品、性乱等行为易传播艾滋病、病毒性肝炎；野生动物贸易以及野生动物肉食消费出现增长的趋势，已对人类健康和动物卫生造成巨大的风险。

5. 宠物的豢养 随着人们生活水平的提高，豢养犬、猫、鸟等宠物的人越来越多，宠物已成为了家庭生活的伴侣。在尽享宠物带来快乐的同时，也增加了患“宠物病”的风险。这些疾病种类繁多，如狂犬病、棘球蚴病、弓形虫病、鹦鹉热等。

6. 其他因素 如抗生素的过量滥用，导致耐药菌株会大量繁殖；食品生物性污染导致的腹泻性疾病；因医疗操作不规范或技术不成熟，导致的医源性感染，如器官移植感染的人朊病毒病、输血感染的艾滋病等。

（三）人兽共患病的流行趋势

1. 传统的人兽共患病再度肆虐 历史上一些传统的人兽共患病，曾给人类带来过巨大灾难，在与这些疾病长期的斗争过程中，人类积累了丰富的经验，先后消灭和控制了许多人兽共患病。但是人类进入 20 世纪以来，由于种种因素的影响，如耐药株和变异株病原体的出现、生态环境的改变、世界气候的变化、人口的频繁流动、食品工业化、动物与动物产品市场流动的加快等，助长了人兽共患病的发生与传播。一些已经被控制的人兽共患病，如鼠疫、结核病、霍乱、布鲁菌病、狂犬病、流行性乙型脑炎、登革热、恙虫病、血吸虫病、弓形虫病及棘球蚴病等又卷土重来，对人类再次构成严重威胁。

2. 新出现的人兽共患病已构成新的威胁 新出现的传染病是指那些由新种或新型病原体引起的传染病，可导致地区性的或国际性的公共卫生问题。据统计，自 20 世纪 70 年代以来，全球范围内已出现新发生的传染病 43 种，其中在我国存在或潜在的约有 20 多种，其特点多是动物源性、自然疫源性疾病，流行范围广，传染性强，传播速度快，病死率高，危害性大。而且新的人兽共患病病原多是病毒和类病毒因子，已成为举世关注的严峻现象。如 SARS、禽流感、疯牛病、戊型肝炎、尼帕病毒病、西尼罗病毒病等已给人类带来了巨大的灾难和恐慌。

总之，全球又一次处在传染病发生与流行的威胁之中，而且是新旧两类传染病的双重威胁。

第四节　人兽共患病的特点

（一）分布范围广，威胁和危害大

老疫病卷土重来，新病种、新病型陆续出现，对人类和动物的健康、对社会与经济的发展构成了严重威胁，危害很大。历史上鼠疫、霍乱、伤寒等疫病曾多次发生世界性流行，给人类带来了重大的灾难。许多新出现的人兽共患病，如 1985 年英国发生首例疯牛病，随后疫病波及德国、爱尔兰、加拿大、瑞士、荷兰、意大利、西班牙、阿曼、丹麦、法国、美国和日本等国家，造成全球 30 多万头牛感染，引起 160 人发病死亡。2005 年禽流感呈现世界性暴发流行，有 30 多个国家和地区发生禽流感疫情。2013 年末，埃博拉病毒变异导致埃博拉出血热肆虐，在几内亚、利比里亚和塞拉利昂西非三国暴发流行，波及全球 9 个国家，造成 2.8 万余人患病，死亡超过 1.1 万人以上。艾滋病自 1981 年美国首发以来，全球至少已感染 6000 多万人，其中 2000 多万人已死亡。2015 年 11 月我国报告存活的艾滋病病毒感染者和病人共计 57.5 万例，死亡 17.7 万人。近年来，我国青年学生艾滋病疫情增长较快，2015 年 1 月至 10 月，共报告 2662 例学生感染者和病人，比 2014 年同期增加 27.8%。

（二）病原体宿主谱很广，能感染多种动物

炭疽杆菌和狂犬病病毒几乎可以感染所有的哺乳动物和人类；鼠疫可以感染多种啮齿动物；几乎所有的哺乳动物和鸟类都是弓形虫病的传染源；140 多种鸟类可感染并携带鹦鹉热衣原体；自然

感染旋毛虫的哺乳动物也有150余种；有60多种家畜、家禽、野生动物对布鲁菌易感。

（三）大多属于自然疫源性疾病，难以控制和消灭

自然疫源性疾病一般都是典型的地方性动物病，分布广，储存宿主众多，多数呈现隐性感染，因此难以控制和消灭。如狂犬病、森林脑炎、埃博拉出血热、鼠疫、炭疽、土拉杆菌病、弓形虫病、血吸虫病、旋毛虫病等。了解和掌握自然疫源地的范围、性质和特点，有针对性地采取综合防治措施，才能有效预防和控制疾病的发生与流行。

（四）多为职业性疾病，直接危害相关职业人员的健康

自然疫源性疾病存在自然疫源地。由于不同职业的人群接触自然疫源地的机会不同，因此感染患病的概率有明显差异。经常从事野外工作的地质勘探队员、林业工人、测绘人员、石油工人、军人、牧民和农民等，一般比其他人员感染的概率高。如林业工人易感染森林脑炎；旱獭型鼠疫主要发生在山区的牧民和猎人之中；肾综合征出血热好发人群为农民。认识这些疾病患病人群的职业特点，对制定有效的防控措施具有一定的指导意义。

（五）感染病原体的人与动物临床表现有差异

由于人与动物处于不同的进化阶段，当人感染了病原体后，其传播方式、流行过程和临床表现等，与动物感染后并不完全相同。如动物感染了SARS冠状病毒后没有明显症状，而人感染之后会出现严重的急性呼吸道症状；动物感染鼠疫、狂犬病后有明显的症状表现，但与人感染后的症状不完全相同；有的人兽共患病病人和动物表现相似，这样的动物是研究人类传染病的良好模型。

（六）有些人兽共患病具有食源性疾病的特点

食源性疾病是指通过摄食而进入人体的有毒有害物质（包括病原生物）等致病因子所造成的疾病。如人们生食或半生食感染的猪肉，可能引起猪带绦虫病、旋毛虫病；生食或半生食感染的淡水鱼虾，可能发生华支睾吸虫病；食入患炭疽的牛、羊肉，可能感染炭疽；误饮被结核杆菌污染的牛奶，可能感染牛结核病。

（七）存在生物恐怖的危险

许多人兽共患病是危害人类生命安全的烈性传染病，20 世纪的两次世界大战都曾使用生物战剂，给人类的生命安全造成了巨大危害。2001年美国发生“9·11”恐怖事件后，又发生了炭疽邮包袭击事件，造成10多人感染，多人死亡。随后澳大利亚和德国又相继发现“细菌邮件”，证实当今世界依然存在生物恐怖的威胁。恐怖分子有可能利用某些人兽共患病病原及致病因子，制造生物战剂，危害人类。我们需保持警惕，做好应对突发公共卫生事件和反生物恐怖的各种准备工作。

（蔡连顺）

第五节 人兽共患病的诊断

2013年修订的《中华人民共和国传染病防治法》中，将包括人兽共患病在内的39种传染病，按其危害程度分为三类：甲类2种、乙类26种、丙类11种，并纳入法规管理的范围（表1-1）。列于其中的人兽共患病，按中华人民共和国卫生行业标准-法定传染病诊断标准来判定。

未列其中的人兽共患病，可从流行病学资料、临床资料、实验室检查（包括病原学检查、免疫学检查、分子生物学检查）、影像学检查及活组织检查等进行诊断，其中病原学检查是确切诊断的重要依据。

表 1-1 《中华人民共和国传染病防治法》规定的传染病（2013 年）

类别	数目	病种	管理
甲类	2	鼠疫、霍乱	强制管理
乙类	26	传染性非典型性肺炎、人感染高致病性禽流感、病毒性肝炎、细菌性和阿米巴痢疾、伤寒和副伤寒、艾滋病、淋病、梅毒、脊髓灰质炎、麻疹、百日咳、白喉、新生儿破伤风、流行性脑脊髓膜炎、猩红热、流行性出血热、狂犬病、钩端螺旋体病、布鲁菌病、炭疽、流行性乙型脑炎、肺结核、血吸虫病、疟疾、登革热、甲型 H1N1 流感	严格管理 其中乙类按甲类管理的传染病包括：SARS、人感染高致病性禽流感、肺炭疽、脊髓灰质炎
丙类	11	流行性和地方性斑疹伤寒、黑热病、丝虫病、包虫病（棘球蚴病）、麻风病、流行性感冒、流行性腮腺炎、风疹、急性出血性结膜炎，除霍乱、痢疾、伤寒和副伤寒以外的感染性腹泻病、手足口病	监测管理

第六节 人兽共患病的预防和控制

（一）人兽共患病的预防和控制原则

1. 预防为主的原则 影响人类和动物健康的因素很多，除了病原生物以外，还有环境因素、机体自身的因素及卫生保健因素等，这些因素相互关联，相互影响。预防这些影响因素，不单是运用生物医学与动物医学的方法所能解决的，还需从社会学和心理学的角度，多层次地观察和处理问题。据统计，在美国只有 10%的疾病是由病原生物引起，而其他因素如环境因素占 30%，遗传因素占 10%，而 50%则是与人的生活方式及行为有关。因此，在人兽共患病的防制工作中，必须坚持预防为主，防重于治的原则，制定出适合本国国情和本地区实情的防制策略和措施，才能达到防制的目的。

2. 综合防制的原则 针对人兽共患病流行的三个基本条件，即传染源、传播途径、易感人群和动物，综合采用环境的、物理的、化学的、生物的、遗传的等各种技术手段，防止人兽共患病的发生与流行。如免疫、消毒、检疫、隔离、封锁、治疗或淘汰动物等综合性防疫措施，往往适用于各种人兽共患病的防制过程。

3. 突出重点的原则 人兽共患病种类繁多，流行病学表现复杂，但是每种疾病都有自身的流行特点和临床特征，抓住其中主要的薄弱环节作为突破口，采取相应的主导措施，就可达到事半功倍的效果。如对通过粪尿污染而传播的人兽共患病，应致力做好厕所和动物圈舍的卫生，以及粪尿和污物的无害化处理；对媒介节肢动物传播的人兽共患病，应针对传播媒介和脊椎动物宿主，采取杀虫、灭鼠、灭螺等措施。

4. 加强合作的原则 人兽共患病的发生与流行是没有国界的，属于全人类的公共卫生问题，传染性强，危害大。所以在人兽共患病的防制工作中，必须加强国际合作，如疫情公开、疫情通报、加强海关检疫等，同时组织国家卫生、农牧、商业、外贸、海关、交通、旅游、公安、边防等各个部门通力合作，携手共同防制人兽共患病，创造健康和谐的生存环境。

5. 依法防制的原则 为了防制和清除传染病的发生与流行，国家以立法的形式，对一些严重威胁人类健康和生命安全的传染病进行强制性管理，称作疾病的法规防治。被纳入法律管理的传染病又称作法规传染病。

WHO 制定了《国际卫生条例》，国际兽医局法规委员会出版了《国际动物卫生法典》，凡是 WHO 的成员国，都必须履行条例中规定的各项义务。

我国于 1986 年 12 月 2 日颁布，1987 年 5 月 1 日施行的《中华人民共和国国境卫生检疫法》，在 2007 年 12 月 29 日第十届全国人民代表大会常务委员会第三十一次会议通过第一次修订，2009 年 8 月 27 日第十一届人大常委会第十次会议通过第二次修订；1989 年 2 月 21 日颁布实施《中华人民共和国传染病防治法》，分别于 2004 年和 2013 年进行两次修订，按传染病的危害程度分甲、乙、丙 3 类，共 39 种，并纳入法规管理的范围（表 1-1）；1991 年颁布实施、2009 年通过修订的《中华人民共和国进出境动植物检疫法》；1995 年颁布实施《中华人民共和国食品卫生法》，2009 年颁布实施《中华人民共和国食品安全法》，同时原《中华人民共和国食品卫生法》废止。2015 年对《中华人民共和国食品安全法》进行了修订。标志着食品领域的监管从"食品卫生"时代进入了"食品安全"时代。《中华人民共和国食品安全法》不仅是法律地位和法律名称的变化，更是监管理念、监管内容、监管模式、监管机制和监管责任的提升，符合当前和今后我国食品安全的新情况，是保证食品安全、保障公众身体健康和生命安全的一部重要法律；1997 年颁布实施《中华人民共和国动物防疫法》，分别在 2013 年和 2015 年进行两次修订。根据各个法规我国制定出台了相应的实施办法，如《中华人民共和国传染病防治法实施办法》《中华人民共和国国境卫生检疫法实施细则》《中华人民共和国进出境动植物检疫法实施条例》《突发公共卫生事件应急条例》《重大动物疫情应急条例》《突发高致病性禽流感应急、实施方案》等。这些法规、细则、条例均为加强人兽共患病的防制提供了法律依据，各级相关部门及人员有义务、有责任按照这些法律法规的规定和要求，做好人兽共患病的防制工作，真正做到"依法防疫，科学防控"。

（二）人兽共患病的预防措施

历史上很多人兽共患病曾发生过暴发流行，给人类的健康和畜牧业发展造成严重危害。人类正面临着新老传染病的双重威胁，人兽共患病的防制形势仍然十分严峻。人兽共患病不仅分布广泛，种类多，而且流行状况及病因复杂，因此必须采取综合防制措施。

1. 普及科学知识，提高全民的防病意识 通过各种形式宣传人兽共患病的防制知识，使人们充分认识到人兽共患病疫情突发的危害，以及防制人兽共患病的重要意义；掌握预防人兽共患病的科学知识、提高自我保健和防病意识，注意食品卫生，讲究科学的生活方式和正确的行为方式，防止食物源性致病因子对人体健康的危害。

2. 及时完善和配套各种法规条例，整章建制，强化队伍建设 认真贯彻《中华人民共和国传染病防治法》《中华人民共和国动物防疫法》等相关法规，健全和完善各种配套制度；强化各级卫生和兽医队伍的建设，建立一支专业熟、技术精的检疫防疫队伍，提高预警技术和能力。加强人兽共患病的监测与防控系统，做到早发现、早报告，及时采取有效措施，防止疫情扩散。

3. 加强卫生和动物检疫，严防人兽共患病传入或传出

（1）卫生检疫：①国境卫生检疫。在国际通航的港口、机场、陆地边境和国界江河口岸等，设立国境卫生检疫机关，对进出国境人员、交通工具、货物、行李和邮件等，实施医学检查和必要的卫生处理，并对国境口岸范围内的地区进行卫生监督和疾病监测，防止传染病从国外传入或由国内传出。我国规定检疫的传染病有鼠疫、霍乱和黄热病，以及国务院确定和公布的其他传染病。②疫区检疫。当国内发生甲、乙类传染病暴发流行时，要对疫区进行封锁，隔离治疗病人，并对疫区人员进行体检、化验，对进入疫区的人员、交通工具及其他物质等实施卫生检疫，防止传染病从某一地区传出，扩散到另一地区。

（2）动物检疫：国境动物检疫由各地出入境检验检疫局负责，包括对进口的、旅客携带的、赠送的各种动物及其产品和运输工具等进行检疫，还要对过境的动物及其产品、运输工具等进行检疫；国内动物检疫由各地的动物卫生监督机构负责，包括动物及其产品的产地检疫、运输检疫、屠宰场检疫和疫区检疫等。

为防止境外动物传染病、寄生虫病传入我国，保护我国畜牧业、渔业生产和公共卫生安全，国家质检总局和农业部发布第 2013 号联合公告，实施新修订的《中华人民共和国进境动物检疫疫病名录》（以下简称《名录》）。《名录》根据动物疫病危害程度分为三类，共计 206 种疫病，见附录 3。其中一类传染病、寄生虫病 15 种，具有危害严重、传播迅速、难以扑灭和根除，可造成严重的经济社会或公共卫生后果的特点。二类传染病、寄生虫病有 147 种，其他传染病、寄生虫病有 44 种，并按照易感动物种类细分为共患病、牛病、马病、猪病、禽病、羊病、水生动物病、蜂病以及其他动物病。

4. 人畜共防，进行免疫预防和药物预防 人应避免与受感染的动物接触。由于职业等原因与动物接触频繁的人，特别是皮肤黏膜有破损时应格外小心，防止感染那些源于动物的病毒或病菌。一旦有接触史，应积极采取主动防护措施，可以预防接种或药物预防。

预防接种是将生物制品接种到人体内或动物体内，使机体产生特异性免疫力，保护易感人群和动物群，此为预防和控制人兽共患病的重要措施。接种的生物制品包括菌苗、疫苗、抗菌与抗毒免疫血清、免疫球蛋白等。在正常情况下，预防接种一般限于在疫病流行区内生活的人群、拟进入疫区工作的人员，以及高危人群。

人和动物受到某种病原体侵袭后，一般不会立即发病，通常有一定的潜伏期，此时若有针对性地服用相应的药物，能起到预防发病或减轻症状、降低病死率的作用。如在血吸虫病流行区，人们接触疫水前可口服吡喹酮预防；口服强力霉素可预防钩端螺旋体病；链霉素可预防鼠疫；强力霉素或氯霉素可预防 Q 热、鹦鹉热。根据人兽共患病的流行季节和特点，对动物常通过饲料添加药物或饮水加药，进行计划性或应急性药物预防。药物预防要有针对性，一般选用广谱抗菌药物。用药的时间不宜过长，以免产生不良反应或使病原体产生耐药性。

在发生疫病流行，或发生生物战和生物恐怖时，可用疫苗进行紧急预防接种或药物预防。

5. 控制传染源，切断传播途径 人兽共患病的主要传染源来自家畜、家禽和相应的野生动物。目前家畜除部分疾病可以使用疫苗免疫接种外，多数疾病尚无可用的疫苗。因此，当发生重大动物疫情时，对患病动物应采取捕杀销毁措施，彻底消除传染源。对感染的病人应给予及时合理的治疗，防止疾病蔓延。加强野生动物驯养繁殖管理及产品检疫工作，正确处理野生动物保护和利用的关系，禁止随意捕杀、捕食野生动物，维护环境的生态平衡，但人类应减少与其接触，做好自我保护。

传播媒介蚊、蝇、蚤、蜱、白蛉等节肢动物，可携带 100 多种细菌、20 多种病毒、约 30 种原虫，能传播鼠疫、登革热、流行性乙型脑炎、流行性出血热、狂犬病、口蹄疫、钩端螺旋体病、黑热病、丝虫病等人兽共患病。鼠类能传播 16 种以上人兽共患病，鸟类也能传播 10 多种人兽共患病。因此要经常开展爱国卫生运动，杀灭鼠类和各种吸血昆虫，消除四害，切断疾病的传播途径，以减少人兽共患病的发生与流行。

6. 加强合作，提倡联合防制 传染病的发生是没有国界的。当今世界经济全球化，人兽共患病的发生、传出与传入不可避免，单靠一个国家难以控制和消灭人兽共患病。每当世界上发生重大疫情时，世界卫生组织和国际兽医局就向全球及时发布疫情，协调各国政府行为，加强国际合作，在防控人兽共患病中发挥了重要作用，这是任何一个国家的政府所不能替代的。

人兽共患病的控制涉及生物学、预防医学、临床医学、动物医学、社会学、管理科学等方方面面，因此多学科、多部门应共同参与人兽共患病防治工作，优势互补，资源共享。加强人医与兽医的合作，形成人医与兽医一体化的公共卫生防控体系，并建立和完善预警和快速反应机制，保护人群的身体健康，促进畜牧业经济的良性发展。

7. 加强食品安全检验，预防食源性人兽共患病 实行动物食品卫生安全的全程监督，即对动物的饲养条件和环境、生产程序、饲料质量、兽药和疫苗的使用进行全程监管，对出售的动物产品要严格进行卫生检验；全面整顿兽药市场，加大对兽药生产和兽用生物制品研制的监管力度，严禁非法生产和销售各种假药和劣质生物制品；严格管理药物添加剂的生产与使用规范，从根本上解决我国畜产品中药物残留问题，让群众真正吃上“放心肉”、喝到“放心乳”。

8. 遇到突发公共卫生事件，立即启动应急预案 突发公共卫生事件是指突然发生，造成或可能造成社会公众健康严重损害的重大传染病疫情、群体性不明原因疾病、重大中毒及其他严重影响公众健康的事件。包括：暴发疫情、新发生或不明原因疾病流行、动物间流行或暴发人兽共患病；食物、化学、职业性的急性中毒；环境污染、放射事故；自然灾害；生物恐怖、人口大规模流动、动乱、暴乱等突发社会事件导致的疾病暴发或流行。

在突发公共卫生事件发生后，要按照相应的法规、条例、应急预案等，及时采取紧急措施，包括对突发公共卫生事件进行调查、控制、监测、预测和预防等措施，减少其对社会政治、经济、公众生命安全的危害。重大动物疫情应急工作应当坚持“加强领导、密切配合，依靠科学、依法防治，群防群控、果断处置”的方针，早发现、快反应、严处理，及时对疫区采取封锁、捕杀、销毁、消毒和强制免疫等技术措施，迅速控制疫情，减少损失，保障公共卫生的安全。

第七节 聚焦人兽共患病

20 世纪以来，从由汞的污染在日本引发水俣病、多氯联苯造成米糠油事件到瘦肉精食品污染事故，畜产品的安全与卫生，不仅关系到畜牧业发展和畜产品贸易，而且关系到人类的身体健康和生存质量，已成为各国政府和人民普遍关注的问题。20 多年来，随着经济与畜牧业的持续增长与发展，畜产品数量有了迅速增加，动物性食品在人们食物总量中的比重越来越大，人们关注的重点转向了营养和健康问题，畜产品的安全与卫生问题备受关注。

（一）绿色畜产品

1. 畜产品（animal products） 是指动物胴体、脂、脏器、血液、头蹄、绒、骨角及其制品。包括畜禽肉、蛋类、水产品、奶、蜂产品等，以及羊胎素等制品。

2. 绿色畜产品（green animal products） 又称无公害畜产品，或安全卫生畜产品。绿色畜产品的内涵包括：

（1）绿色畜产品是指产地环境、生产过程和产品质量符合国家有关标准和规范的要求，经认证合格获得认证证书，并允许使用无公害农产品标志的未经加工或者初加工的畜产品。

（2）绿色畜产品是由政府推动，并实行产地认定和产品认证，从最基本的要求出发，确保人身和大众安全的畜产品。

（3）绿色畜产品、无公害畜产品与有机畜产品，分别从属不同的标准体系和认证机构，没有级别关系，都是安全的畜产品。

（二）影响绿色畜产品的因素

作为无公害的畜产品必须符合以下条件：①无人兽共患病侵袭；②无有害化学物质或兽药残留，包括抗生素、化学药物、禁用药品、重金属等；③无注水及掺假；④无不良气味和色泽异常；⑤来源于非污染环境且无外源性的二次污染。

畜产品能否是无公害的畜产品，其质量安全是关键问题。影响畜产品质量安全最重要的因素有：畜产品中有兽药残留；畜产品源于患有人兽共患病的动物；畜产品被有害化学物质和微生物污染。

1. 兽药残留 根据联合国粮农组织和世界卫生组织（FAO/WHO）食品中兽药残留联合立法委员会的定义，兽药残留是指动物产品的任何可食部分所含兽药的母体化合物及（或）其代谢物，以及与兽药有关的杂质。长期使用违禁药物和长期超量使用兽药，尤其是抗生素及激素，使药物在畜产品中残留，导致畜产品品质的降低，从而影响人类的健康。

（1）中毒反应：①瘦肉精：学名盐酸克伦特罗，是 β_2-肾上腺素能受体激动剂（简称 β-兴奋剂），使用 5～10 倍以上治疗量时，在多数动物（牛、羊、猪、家禽）具有提高饲料转化率和增加瘦肉率的作用，在肝、肺和眼部组织中残留较高。在国内外已有多起因食用含 β-兴奋剂残留的动物肝和肺组织发生中毒的报道。人中毒后表现为肌肉震颤、心慌、战栗、头痛、恶心、呕吐等症状，特别是对高血压、心脏病、甲亢和前列腺肥大等疾病患者危害更大，严重的可导致死亡。②磺胺类药物：残留超标现象十分严重，多在猪、禽、牛等动物中发生。人食用中毒后，则会破坏人的造血系统，导致溶血性贫血、粒细胞缺乏症和血小板减少症。③抗生素：如氯霉素超标能造成人体骨髓造血机能的损伤，再生障碍性贫血；四环素类药物能够与骨骼中的钙结合，抑制骨骼和牙齿的发育；氨基糖甙类药物如链霉素、庆大霉素和卡那霉素等，主要损害前庭和耳蜗神经，导致眩晕和听力减退；

红霉素等大环内酯类可致急性肝毒性。

（2）“三致”作用：许多兽药都具有致癌、致畸及致突变作用。苯丙咪唑类药物如阿苯达唑、噻苯达唑、奥芬达唑、芬苯达唑等通过抑制细胞活性，可杀灭蠕虫及虫卵。这类药物干扰细胞的有丝分裂，具有明显的致畸作用和潜在的致癌、致突变效应。呋喃唑酮和硝呋烯腙常用于猪或鸡的饲料中以预防疾病，其在动物源食品中应为零残留，不得检出，是中国食品动物禁用兽药。

（3）变态反应：一些抗菌药物如青霉素、磺胺类、氨基糖苷类和四环素类能引起变态反应。青霉素类药物因其抗菌谱广和见效快，近年来在兽医临床应用越来越广，用量逐渐增加，其代谢和降解产物具有很强的致敏作用，经常食用这样的肉类可能危及人们的健康。喹诺酮类药物也可引起变态反应和光敏反应。轻度的变态反应仅引起荨麻疹、皮炎、发热等，重者导致休克，甚至危及生命。

（4）产生耐药性：人类的病原菌若长期接触动物性食品中残留的低浓度的兽药，容易诱导耐药菌株产生耐药性，从而影响人类疾病的治疗效果。另外细菌的耐药基因可与人群中细菌、动物群中细菌、生态系统中细菌互相传递。

（5）激素样作用：性激素及其类似物，主要包括甾类同化激素和非甾类同化激素，将其作为畜禽促生长剂，导致在肝、肾和注射或埋植部位存在大量同化激素。人食用后可产生一系列激素样作用，引发潜在的致癌性、发育毒性（儿童早熟）、女性男性化和男性女性化。近年来我国常有儿童性早熟和肥胖症的报道，这与非法使用性激素致使其残留于动物食品有关。

（6）影响微生态平衡：正常情况下，人体胃肠道菌群处于动态平衡状态。若长期接触有抗生素残留的动物性食品，部分敏感菌群受到抑制或被杀死，耐药菌或条件性致病菌大量繁殖，微生态平衡遭到破坏，导致疾病的发生，损害人类和动物的健康。

（7）影响畜产品出口贸易：我国畜产品安全问题还比较突出，畜产品污染和药物残留超标，质量达不到进口国的要求，加之《实施动植物卫生检疫措施的协议》对我国畜产品出口构成屏障、畜禽产品质量检测能力不适应进口国的要求、环境标准体系与国际环境标准不能完全接轨、国外严格的认证制度和繁琐的检验程序，使我国难以适应，严重影响着我国畜产品的出口贸易。

2. 畜产品源于患病动物 脊椎动物若感染了人兽共患病，无论感染程度轻重，其畜产品均属于不安全的畜产品，不能食用或使用，如感染猪囊尾蚴的痘猪肉、感染阮毒体的羊胎素美容产品等。

3. 畜产品被有害化学物质污染 环境中的化学污染物、天然的有毒有害物质和饲料中过量添加的微量元素在畜产品中大量积蓄，会导致畜产品品质的降低，危害人们的身体健康和生命安全。

畜产品中若有“世纪之毒”之称的二噁英超标，中毒者可出现免疫力下降、内分泌紊乱、皮肤病，甚至致癌；畜产品中若铅含量超标，中毒者可出现神经系统、消化系统、泌尿系统和造血系统病变的相应症状。急性中毒常可见血管收缩、动脉和肾脏硬化，引起持续性高血压，血中尿酸浓度增加，肾功能严重损害致死亡；畜产品中若汞含量超标，汞可透过血脑屏障进入脑组织，破坏神经系统，还可引起过敏性的接触性湿疹等症；畜产品中若铜含量超标，铜易在肝中积蓄，摄入高残留铜的猪肝后容易产生铜中毒，出现坏死性肝炎、溶血性贫血等症；畜产品中若锌含量超标，中毒者可出现胃肠功能紊乱，贫血等症。

4. 畜产品有病原生物污染 一些食源性微生物，可通过接触物表面、水、土壤、排泄物，污染食物链的任何环节，危害人类健康。我国引起食物中毒的病原菌主要包括：沙门菌、副溶血性弧菌等细菌及毒蘑菇、真菌毒素、细菌毒素等；引起食物中毒的病毒类包括：禽流感病毒、诺如病毒、柯萨奇病毒、甲型肝炎病毒、戊型肝炎病毒等。2014 年，浙江省嘉兴市因桶装饮用水污染诺如病毒感染 511 人；2015 年，北京发生多起诺如病毒感染事件，涉及 11 所学校。

总之，畜产品安全问题不仅关系到人们的身心健康和生活质量，而且关系到畜牧业的可持续发展。各级政府和相关部门需要高度重视，通力合作，依法监管，严防严控，科学有效地搞好畜产品安全工程。

第八节 展 望

人兽共患病具有种类繁多、表现多样、流行因素复杂多变的特点，使得人类难以将其有效控制和消灭。1980 年，WHO 宣布已消灭天花，这是迄今为止唯一消灭的一种人兽共患病。当前，人类正面临新现传染病不断出现和传统传染病卷土重来的严峻形势，不仅给畜牧业的发展造成巨大的经济损失，而且直接威胁着人类的生存质量和社会的发展。新中国成立以来，我国政府非常重视人兽共患病的防治工作，在病原学研究、诊断方法、防控措施和预防医学、预防兽医学方面都已取得了重大成就。但还有很多问题亟待解决，今后我们应当从以下几个方面加强研究工作，以防人兽共患病对人类的肆虐。

（一）深入研究疾病的病原学

当前新发的人兽共患病是由新病原体引起，而再发的人兽共患病多是由病原体发生变异、重组或多重耐药所致。故应从分子水平研究病原体的变异、重组规律、毒力、耐药机制及其致病特点，同时还要应用分子生物学技术，对家畜、家禽及野生动物的免疫学、流行病学等方面进行调查，找出疾病的流行和分布特点，探索病原体遗传和演化规律，以此指导临床实践，制定科学的防治方法，有效控制或消灭人兽共患病。

（二）研制用于免疫预防的高效疫苗

通过对病原体基因组与功能基因组结构的研究，找出病原体的致病基因或致病相关基因，进而研究病原体与宿主细胞之间，特别是与机体整体相互间的作用，从分子、细胞和整体水平全面分析和揭示致病机制。在此基础上，从分子水平抑制或剔除致病基因，或构建人工突变株制备无毒力的活疫苗，用于免疫预防。当前研究的重点是重组疫苗、核酸疫苗及多联疫苗的研发上，因为这类疫苗将是未来免疫预防的发展方向。

（三）研发新型治疗药物

在人兽共患病的防治中，最为缺乏的是抗病毒药物，应重点研发。由于耐药菌株和耐药病毒株大量出现，可通过对病原体基因组和功能基因结构的研究，找出耐药变异的分子机制，有针对性地研制新型药物或确定药物作用的靶点。当前应重点开发抗感染的天然药物，如中草药、动物生物基因工程制剂及海洋生物中的活性物质等，从中提取新型药物，有效防治人兽共患病。

（四）建立标准化的疾病诊断方法与技术

目前 PCR、核酸杂交、免疫学检测技术已广泛用于传染病的诊断，但随着新现与再现疾病增多的趋势，应不断改进或提高各种检测方法的敏感性和特异性，并尽可能与国际标准化接轨。这就要求我们要尽快研发敏感、特异、快速的诊断技术和新型的诊断试剂，用于临床实践，这对人兽共患病的检测与综合防控体系的建立，具有非常重要的现实意义。

（祝丽玲）

第二章　人兽共患细菌病

第一节　细菌的生物学特性

（一）细菌的概念

细菌（bacterium）是原核细胞的一种单细胞微生物，广义泛指原核细胞型微生物，包括细菌、放线菌、支原体、衣原体、立克次体、螺旋体。狭义则专指其中数量最大、种类最多、最具代表性的细菌。

（二）细菌的特点

1. 细菌的大小　细菌体积微小，一般要用光学显微镜放大几百到一千倍才能观察到。测量单位为微米（μm）。细菌种类不同，大小差异很大，同一种细菌在不同生长环境中，或在同一生长环境的不同生长繁殖阶段，其大小也有差别。

2. 细菌的形态　根据形态特征，细菌分为球菌、杆菌和螺形菌三大类。球菌呈圆球形或近似球形，包括双球菌、链球菌、葡萄球菌；杆菌其大小、长短、粗细差异很大；螺形菌呈弯曲或旋转状，可分为弧菌、螺菌（图 2-1）。

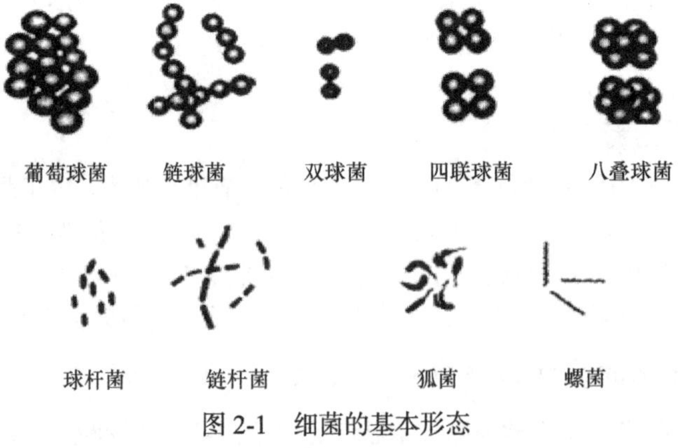

图 2-1　细菌的基本形态

3. 细菌的结构与化学组成　细菌的基本结构包括细胞壁、细胞膜、细胞质及核质四个部分。某些细菌除具有其基本结构外，还有荚膜、鞭毛、菌毛、芽孢等特殊结构（图 2-2）。

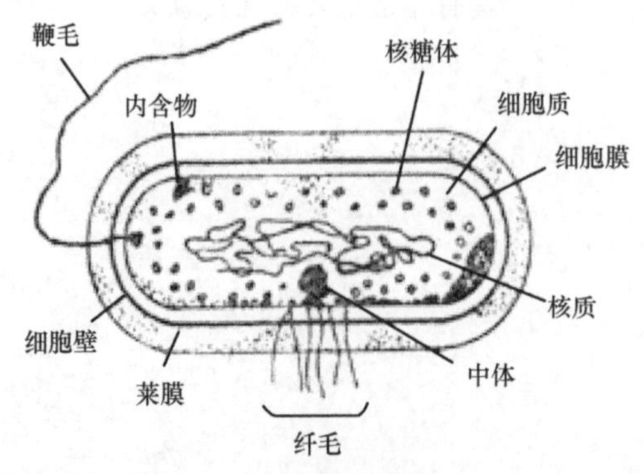

图 2-2　细菌细胞结构模式图

（1）细胞壁：细胞壁位于细菌的最外层，是一层质地坚韧而略有弹性的膜状结构，其化学组成比较复杂，并随不同细菌而异。用革兰染色法可将细菌分为革兰阳性菌（G^+）和革兰阴性菌（G^-）两大类。两类细菌细胞壁的共有组分为肽聚糖，但各自还有其特殊组成成分。因为细胞壁结构不同，导致两类细菌的染色性、抗原性、致病性和免疫性以及对抗生素的敏感性存在差异，从而在诊断方法及防治原则方面也不相同。两类细菌的区别见表 2-1。

表 2-1　革兰阳性菌与革兰阴性菌的比较

特征	G^+	G^-
常见致病菌	炭疽杆菌、链球菌、破伤风梭菌、螺旋菌等	鼠疫杆菌、布鲁菌、立克次体、痢疾杆菌等
强度	较坚韧	较疏松
厚度	厚，20～80nm	薄，5～80nm
肽聚糖层数	多，可达 15～50 层	少，1～3 层
肽聚糖含量	多，可占胞壁干重 50%～80%	少，占胞壁干重 10%～20%
磷壁酸	+	−
外膜	−	+
结构	三维空间（立体结构）	二维空间（平面结构）
致病机制	产生外毒素	产生内毒素
敏感药	青霉素、头孢菌素	链霉素、氯霉素、罗红霉素、左氧氟沙星等

此外，细菌细胞壁缺陷型（细菌 L 型）是指发生细胞壁缺陷的细菌变型。

细菌 L 型的形态因细胞壁缺失而呈高度多形性，有球状、杆状和丝状，大小不一，且着色不均，大多数被染成革兰阴性。

（2）细胞膜：结构与真核细胞膜基本相同，是由磷脂和多种蛋白质组成的单位膜，但不含胆固醇。

（3）细胞质：细胞质是细胞膜所包裹的溶胶状物质，其基本成分是水、蛋白质、核酸和脂类，也含有少量的糖和无机盐。细胞质中 RNA 含量很多，使菌体嗜碱性较强，易被碱性染料均匀着色。细胞质是细菌的合成代谢和分解代谢的场所，也是细菌生命活动的物质基础，其中含有许多重要结构：核蛋白体又称核糖体，是细菌蛋白质合成的场所；质粒是细菌染色体以外的遗传物质，存于细胞质中，其化学成分是闭合环状的双股 DNA 分子，带有遗传信息，控制着某些特定的遗传性状；胞质颗粒多为细菌贮备的营养物质，如多糖、脂类及多磷酸盐等。

（4）核质：多在菌体中央，主要成分是 DNA，控制细菌的生长、繁殖、遗传、变异等多种遗传性状。

荚膜是在细胞壁外形成的黏液性物质，细菌一般在动物体内或含有血清或糖的培养基中容易形成荚膜，在普通培养基上生长或连续传代则易消失；弧菌、螺菌、许多杆菌及少数球菌的菌体上有细长弯曲的丝状物，称为鞭毛；菌毛是许多革兰阴性菌和少数革兰阳性菌表面细而短，多而直的蛋白性丝状体，必须在电子显微镜下才能观察到；芽孢是某些细菌在一定条件下胞质脱水浓缩，在菌体内形成通透性低的圆形或椭圆形小体。产生芽孢的细菌都是革兰阳性菌，芽孢折光性强，不易着色。大小、形状、位置因菌种而易，有重要的鉴别价值。芽孢可在自然界中存活几年甚至数十年，对理化因素的抵抗力比细菌繁殖体强，杀灭芽孢最可靠的方法是高压蒸气灭菌。进行消毒灭菌时，应以芽孢是否被杀死作为判断灭菌效果的指标。

4. 细菌的生长与繁殖方式　细菌生长繁殖的必备条件包括营养物质、温度、酸碱度及气体。各类细菌对营养物质的要求差别很大。细菌以简单的二分裂方式无性繁殖，其突出的特点为繁殖速度极快。

5. 细菌的遗传与变异 细菌的变异包括形态结构、毒力、耐药性、抗原性、酶活性等方面，失去某些典型的生物学性状，给临床细菌学诊断带来困难。

细菌的形态结构变异表现为：有时细菌可失去荚膜、芽孢或鞭毛；有的细菌出现了细胞壁缺陷的 L 型细菌；细菌的毒力变异表现为：毒力增强或减弱。如卡介苗的诞生，用于人工接种以预防结核病；细菌的耐药性变异表现为：在临床上广泛使用抗菌类药物，使一些原本对某种药品敏感的细菌后来变成不敏感，称为细菌的耐药性变异。例如结核杆菌，对链霉素的耐药性也日益增多，有的一种细菌产生多种耐药性的菌株，从而严重地影响了临床上用抗菌类药物治疗的效果。

（三）细菌与人和动物的关系

1. 人类和动物的健康离不开细菌 人体和动物体内生长着很多正常菌群，特别是在肠道内，这些细菌帮助宿主消化食物。细菌能产生可以降解一些碳水化合物的酶，这些降解产物可以被人体利用。对婴幼儿而言，正常菌种的建立与平衡尤为重要。

2. 人类赖以生存的自然环境及生产与生活中离不开细菌 细菌属于微生物，对有机物的分解起到无可替代的作用，是保持生态平衡的重要力量。由于环境污染日益严重，在化学和热处理治污效果不甚理想，成本过高的情况下，人们试图从中找到一些能清洁土壤和污水的细菌，人们把这种方法称为“生物治理”技术，而且已经初见成效。

细菌可以协助植物生长。很多食品的生产也与细菌相关联。细菌通常与酵母菌及其他种类的真菌一起用于酸酵食物，例如在醋的传统制造过程中，就是利用空气中的醋酸菌使酒转变成醋。其他利用细菌制造的食品还有奶酪、泡菜、酱油、醋、酒、酸奶等。细菌也能够分泌多种抗生素，例如链霉素即是由链霉菌所分泌的。

3. 利用细菌防治疾病 利用病原菌或处理后丧失毒性的病原菌制成各种预防疾病的疫苗；大肠杆菌产生的冬酰胺酶，可用于治疗白血病，效果较好。将控制胰岛素合成的基因转入大肠杆菌内，对大肠杆菌进行大量的培养，从而获得胰岛素，使得胰岛素生产量大幅度的提高，降低了其成本。

4. 引起疾病，危害人畜的健康及畜牧业的发展 细菌对环境、人类和动物既有益处又有危害。一些细菌成为病原体，导致了鼠疫、布鲁菌病、炭疽、结核病、破伤风、肺炎、大肠杆菌病等。在人类历史上，由细菌引起的传染病曾夺去无数人的生命，对畜牧业经济造成巨大的损失。

第二节 鼠 疫

鼠疫（plague）又称黑死病，是由鼠疫杆菌引起的一种自然疫源性烈性人兽共患病，是危害人类最严重的烈性传染病之一，发病急、传播快、传染性强、病死率高。临床上可分为 9 型，即腺鼠疫、肺鼠疫、鼠疫型败血症、皮肤鼠疫、肠鼠疫、眼鼠疫、脑膜鼠疫、扁桃体鼠疫和轻型鼠疫。1894 年鼠疫的病原体被发现。

鼠疫最初的认识是公元前 1320 年关于腺鼠疫的记载。《圣经》中曾有公元前 1100 年鼠疫流行的记载。历史上鼠疫在世界上有三次灾难性的大流行，第一次大流行在公元 6 世纪（527～565 年），持续时间 50～60 年，死亡人数达 1 亿，导致了东罗马帝国的衰亡。第二次大流行在 14 世纪（1346～1665 年），遍及欧洲、亚洲和非洲北海岸，尤以欧洲为甚，死亡人数多达 5500 万～7500 万。因患者皮肤皮下出血而变黑，当时被称为黑死病。第三次大流行在 1894 年，云南开始暴发，死亡人数达 10 万。1900 年本病通过交通运输传入美国，波及欧洲和非洲，死亡人数达 1000 万，此次流行远远超过前两次，主要集中在我国及印度。

WHO 统计，1978 年至 1997 年，世界有 26 个国家报告鼠疫 31 586 例，死亡 2556 例。期间非洲有 13 个国家报告 20 845 例，亚洲有 8 个国家报告 7484 例，美洲有 5 个国家报告 3257 例。这 20 年间鼠疫出现了三次高峰，呈明显的递增趋势。1994 年与我国毗邻的印度暴发较大规模的鼠疫，由于防治措施不力，造成了城市数百万人口的大逃亡，使疫情迅速蔓延扩大，在极短的时间里，印度在政治和经济上造成的损失无法估量。2010～2015 年，全球报告的人类鼠疫病例总数为 3248 例，死亡 584 例。

我国已经被证实的鼠疫疫源地有 11 类，分布在 17 个省（自治区）的 216 个县，动物鼠疫常有发生；人间鼠疫由 1985 年 2 个省区（青海、西藏）扩大至云南、内蒙古、新疆、甘肃等 6 个省区。鼠疫在 1955 年之前比较严重，之后人间鼠疫得到有效控制。1990～1999 年年均发病数为 37 例，2000～2005 年年均发病数为 77 例，近几年以南方家鼠疫源地疫情最活跃，同时流行范围不断扩大，疫源地不断增加。

近十几年来，仍有散发病例或小规模流行的报道。鼠疫的发病率有明显上升，而且多重耐药性鼠疫耶尔森菌的出现，也给鼠疫的治疗带来困难，因此鼠疫已被 WHO 列为重新流行的急性传染病之一，也被 WHO 规定为国境检疫传染病。鼠疫杆菌也是帝国主义使用的致死性细菌战剂之一，威胁国家安全和社会稳定，是《中华人民共和国传染病防治法》规定的甲类传染病。

（一）病原学

鼠疫杆菌（*Yersinia pestis*）属于耶尔森菌属（*Yersinia*），是短小的、两端钝圆、两级浓染的革兰阴性椭圆形杆菌，菌体长 1～2μm，宽 0.5～0.7μm，有荚膜，无鞭毛，无芽孢。从死于鼠疫的尸体或动物新鲜内脏制备的印片或涂片观察，形态典型，有时可以见到吞噬细胞内外均有鼠疫杆菌，此点对于鉴别杂菌污染的病料*有重要参考价值。如在陈旧培养物或生长在含高盐的培养基上，鼠疫杆菌呈多形态性，有球形、杆形、棒形、哑铃状等。在液体培养基中生长呈短链排列。需氧及兼性厌氧菌，最适温度为 27～30℃，培养基最适宜的酸度为 pH6.9～7.2。在赫氏琼脂培养基上培养 16～18 小时，显微镜观察，可见一层形状不一的碎玻璃样小菌落，24～48 小时形成肉眼可见菌落，直径 0.1～0.2mm，圆形、中心突起、透明淡灰色，与假结核杆菌的菌落形态很相似，但鼠疫杆菌菌落黏稠，用接种环可使其在培养基表面推移。镜下观察，中央呈黄褐色，有粗糙颗粒，呈小丘状突起，周围有很薄的不整形花边。典型的鼠疫菌落为粗糙型（R），这与其他致病菌菌落多为光滑型（S）不同。鼠疫杆菌在肉汤中，形成絮状沉淀物及薄膜，此膜初期薄弱，以后逐渐增厚紧贴于试管壁，呈白色环状下垂似钟乳石样，但肉汤仍透明，此点具有诊断意义。

鼠疫杆菌的抗原结构复杂，至少有 18 种，重要的有 F1、V/W、鼠毒素、内毒素。F1 抗原有抗御吞噬作用；V/W 抗原结合物有促使产生荚膜，抑制吞噬作用；鼠毒素是抑制辅酶还原，损害心肌细胞内线粒体呼吸，毒害末梢血管系统及淋巴管内皮细胞，造成血压下降及休克，又可使肝、肾及心肌组织变性、出血、坏死。鼠毒素抗原性强，可制成类毒素；内毒素与一般革兰阴性杆菌的内毒素性质相同，但毒性较强，耐热，能引起发热、弥散性血管内凝血和中毒性休克。

鼠疫杆菌对外界抵抗力较强，在寒冷、潮湿的条件下不易死亡，在-30℃仍能存活，于 5～10℃条件下尚能生存。在脓痰中存活 10～20d，尸体内可活数周至数月，蚤类中能存活 1 个月以上；对光、热、干燥及一般消毒剂均甚敏感。日光直射 4～5 小时即死，加热 55℃15min 或 100℃1min 均可将病菌杀死。对链霉素、卡那霉素及四环素敏感。

（二）流行病学

鼠疫为典型的自然疫源性疾病，我国在中华人民共和国成立前也曾发生多次流行，病死率极高。

1. 传染源　鼠间鼠疫传染源有野鼠、地鼠、狐、狼、猫、豹等，其中黄鼠属和旱獭属最重要，其既是鼠疫疫源地的保菌者，又是传播媒介的宿主。家鼠中的黄胸鼠、褐家鼠和黑家鼠是人间鼠疫重要传染源。各型患者均可成为传染源，以肺型鼠疫患者最为重要，通过飞沫传播；腺鼠疫患者仅

---

*病料是从患病的宿主身上采集的组织或器官，用来进行疾病的研究工作

在脓肿破溃时才起传染源作用。败血症型鼠疫早期的血有传染性，被蚤吸血后才起传染源作用。

2. 传播途径 人鼠疫流行前一般先有鼠间鼠疫流行，动物和人间鼠疫的传播主要以鼠蚤为媒介。一般先由野鼠传染家鼠，家鼠死亡后，鼠蚤另觅宿主。鼠蚤吮吸病鼠血液后，病原菌在蚤前胃大量繁殖而发生壅塞，受染蚤再吸附人体吸血时，含菌血栓常因反流而侵入人体内。此外，鼠粪散布于皮肤上，蚤粪也含有鼠疫杆菌，蚤粪中的病菌也可被擦入创口而使人受染，当人将蚤打扁压碎时，蚤体内病菌也可经创口进入人体。此种“鼠—蚤—人”是人鼠疫（腺型）的主要传播方式。腺鼠疫可并发败血症而导致肺鼠疫。其他传播途径：通过剥食感染鼠疫杆菌的野生啮齿类或食肉动物、野兔等，经皮肤微伤或口腔黏膜直接使人感染。患者痰中的鼠疫杆菌可借飞沫或气溶胶以“人—人”的方式传播，造成人鼠疫的大流行。此外，直接接触患者的痰、脓液，病兽的皮、血、肉，吸入染菌尘土、误吞蚤类、进食未煮熟野生啮齿动物肉等，也有感染患病的机会。最近研究发现，本病有由蜱类传播的可能性。

3. 易感性 人群对鼠疫普遍易感，无性别年龄差别。可为隐性感染，或可成为无症状带菌者。预防接种可获得一定免疫力，患病后一般可获得持久免疫力。但轻症鼠疫容易被治愈，病后免疫不充分。能自然感染鼠疫的脊椎动物达 54 种，其中啮齿动物 41 种，食虫类 2 种，食肉类 8 种，偶蹄类 2 种，鸟类 1 种。能自然感染鼠疫的节肢动物有 41 种，其中跳蚤 35 种，硬蜱 4 种，革螨 1 种，獭虱 1 种。

4. 流行特点 世界各地存在许多自然疫源地，野鼠鼠疫长期持续存在。人群偶尔因狩猎，如捕捉旱獭，或进行考查、施工、军事活动等进入疫区而被感染。本病多由疫区藉交通工具向外传播，形成外源性鼠疫，引起流行、大流行。肺鼠疫的流行常在冬季。腺鼠疫常发生在温暖地区。人间鼠疫多在 6～9 月份流行，发生于动物鼠疫之后，表现出连续性、间断性和突然性，具有明显的时间和空间分布特点，这与自然环境、主要宿主、媒介和城乡交通及防治等因素有关。

（三）发病机制

鼠疫杆菌侵入皮肤后，被吞噬细胞吞噬，靠荚膜、V/W 抗原，先有局部繁殖，随后又借透明质酸及溶纤维素等作用，迅速经由淋巴管至局部淋巴结繁殖，引起原发性淋巴结炎，即腺鼠疫。淋巴结里大量繁殖的病菌及毒素入血，引起全身感染、败血症和严重中毒症状。脾、肝、肺、中枢神经系统等均可受累。病菌波及肺部，发生继发性肺鼠疫。病菌如直接经呼吸道吸入，则病菌先在局部淋巴组织繁殖，继而累及肺部，引起原发性肺鼠疫。

在原发性肺鼠疫基础上，病菌侵入血流，又形成败血症，称继发性败血症型鼠疫。少数感染极严重者，病菌迅速直接入血，并在其中繁殖，称原发性败血症型鼠疫，病死率极高。

鼠疫的病理变化：血管和淋巴管内皮细胞损害及急性出血性、坏死性病变。淋巴结肿常与周围组织融合，形成大小肿块，呈暗红或灰黄色；脾、骨髓有广泛出血；皮肤黏膜有出血点，浆膜腔发生血性积液；心、肝、肾可见出血性炎症。肺鼠疫呈支气管或大叶性肺炎，支气管及肺泡有出血性浆液性渗出，还有散在细菌栓塞引起的坏死性结节。

（四）临床表现

【人类】

鼠疫的潜伏期比较短，多数为 2～5d，个别病例可达到 9d。腺鼠疫或败血症型鼠疫潜伏期为 2～7d；原发性肺鼠疫为 1～3d，甚至仅数小时；曾预防接种者可长至 9～12d。临床上大多表现为腺型、肺型及二者继发的败血症型。

1. 腺鼠疫 是临床最常见的类型，占 85%～90%，常发生于流行初期，除全身中毒症状外，受侵部位所属淋巴结肿大是其主要症状。在病程第 1d 内即有淋巴结增大，伴红、肿、痛，于第 2～4d 达高峰。因下肢被蚤咬机会较多，故腹股沟淋巴结炎最多见，约占 70%；其次为腋下、颈及颌下。一般为一侧淋巴结受累，偶有双侧、多处淋巴结同时受累。腺肿的大小不等，小者约 1cm×1cm，大者可达 5cm×7 cm。局部淋巴结起病即肿痛，病后第 2～3d，症状迅速加剧，红、肿、热、痛，并与周围组织粘连成块，剧烈触痛，患者多拒绝接触或处于强迫体位。4～5d 后淋巴结化脓溃破，随之病情缓解。部分病例可发展成败血症、严重毒血症及心力衰竭或肺鼠疫而死亡，用抗生素治疗后，病死率可降至 5%～10%。

2. 肺鼠疫 可原发或继发于腺鼠疫，是最严重的一型，不仅死亡率高，而且可造成人与人之间的空气飞沫传播，是引起人群暴发流行的最危险因素，多见于流行期的高峰。本型起病急骤，发展迅猛，全身中毒症状明显，在起病 24～36 小时内，出现剧烈胸痛、咳嗽、咯大量泡沫血痰或鲜红色痰；呼吸急促，并迅速呈现呼吸困难和发绀加重；肺部可闻及少量散在湿啰音、可出现胸膜磨擦音；胸部 X 线呈支气管炎表现，与病情严重程度极不一致。如抢救不及时，多于 2～3d 内因心力衰竭、出血、休克等死亡。

3. 败血症型鼠疫 又称暴发型鼠疫，可原发或继发。①原发性败血症型鼠疫：病情险恶，乃人体抵抗力弱而病原菌毒力强、菌量多等所致。全身毒血症症状、中枢神经系统症状和出血现象均极严重，体温过高或不升。患者谵妄或昏迷，并出现休克或心力衰竭，多在发病后 24 小时内死亡，很少超过 3d。病死率极高。因患者皮肤广泛出血、瘀斑、发（紫）绀、坏死，故死后尸体呈紫黑色，故俗称黑死病。②继发性败血症型鼠疫：可由肺鼠疫、腺鼠疫发展而来，症状轻重不一。

4. 其他少见类型 ①皮肤型：疫蚤叮咬处出现疼痛性红斑，迅速形成疱疹和脓疱，可混有血液，形成疖、痈。其表面被有黑色痂皮，周围暗红，底部为坚硬的溃疡，颇似皮肤炭疽。偶见全身性疱疹，类似天花或水痘。②眼型：病菌侵入眼部，引起结膜充血、肿痛甚至形成化脓性结膜炎。③扁桃体型：病菌由口腔侵入，引起急性咽炎及扁桃体炎，可伴有颈淋巴结肿大，可为无症状的隐性感染，但咽部分泌物培养，可分离出鼠疫杆菌，多为曾接受预防接种者。④肠炎型：除全身症状外，有呕吐、腹痛、腹泻、里急后重及黏液便、粪便中可检出病菌。⑤脑膜炎型：可为原发或继发，有明显的脑膜刺激症状，脑脊液为脓性，涂片及培养可检出鼠疫杆菌。

【动物】

啮齿类动物或兔类感染本病后，表现不活泼、不食、竖毛和衰弱等，3～7d 内死亡。急性病例可见出血性淋巴结炎和脾炎；亚急性或慢性病例，可见淋巴结有干酪样变，脾、肝、肺有针尖大小的坏死灶。家畜中以骆驼感染较为常见，全身症状明显，孕骆驼可发生流产，重者多卧地不久死亡。

（五）诊断

鼠疫的诊断一般要依据流行病学、临床症状、病原学和免疫学的检验等情况进行综合判断。其中，以病原学检查的结果最确切，尤其是判定每次流行中的首例鼠疫病人，病原学结果为主要依据。

1. 病原学检查 取淋巴结穿刺液、脓、痰、血、脑脊液或尸检病料，作涂片及培养可检出本菌，包括涂片镜检、分离培养、鼠疫噬菌体裂解试验和动物试验等检验方法。此外，用定量血液培养法检出本菌，不仅能确诊，而且能预测病情及预后。

（1）涂片检查：用上述材料作涂片或印片，革兰染色，可找到 G^- 两端浓染的短杆菌。阳性率约 50%～80%。

（2）细菌培养：检材接种于普通琼脂或肉汤培养基。血培养在腺鼠疫早期阳性率为 70%，晚期可达 90%左右。败血症时阳性率可达 100%。

（3）噬菌体裂解试验：将鼠疫噬菌体加入已检出的可疑细菌中，可看到裂体及溶菌现象。

（4）动物接种：将标本制成生理盐水乳剂，注射于豚鼠或小白鼠皮下或腹腔内，动物于 24～72 小时死亡，取其内脏作细菌检查。

2. 免疫学检测

（1）间接血凝试验（IHA）：是将鼠疫特异性抗原（或抗体）致敏的红细胞与被检材料混合，

用于检查和测定鼠疫抗体（或抗原）。敏感度和特异性较高，可用于检查活菌、死菌和可溶性抗原，也可检查腐败材料和污染、干枯动物尸体。

（2）酶联免疫吸附试验（ELISA）：检测鼠疫 F1 抗体，具有敏感、特异、简便、安全等优点，是最经典、应用最广泛的免疫学检测方法。

（3）胶体金免疫层析法（GICA）：一种新的免疫学方法，是以胶体金作为示踪标志物，应用于抗原抗体的一种新型的免疫标记技术，具有简便、快速的特点。敏感性和特异性均高于 IHA，使用范围广，适用于鼠疫的现场调查。

（4）放射免疫沉淀试验（RIP）：敏感、高度特异，是鼠疫监测、查源较为理想的方法之一，特别是轻型和不典型病例的追索诊断，作为补充 IHA 的不足，具有一定的实用价值。

在鼠疫监测过程中，免疫学方法只是一种辅助手段，还要结合病原学和流行病学结果才能作出最后的结论。

3. 影像学检查 肺鼠疫的 X 线胸片表现为支气管肺炎或融合性实变阴影。

4. 其他 ①询问病史，患者发病前 10d 到过鼠疫流行区，或接触过鼠疫疫区内的疫源动物、动物制品及鼠疫病人，进入过鼠疫实验室或接触过鼠疫实验用品等。②外周血象，白细胞计数和中性粒细胞明显升高，甚至呈类白血病反应。轻中度贫血伴血小板减低。

5. 鉴别诊断 腺鼠疫需与淋巴结炎、丝虫病的淋巴结肿大、土拉杆菌病相鉴别。肺鼠疫需与其他细菌性肺炎、肺炭疽等相鉴别。败血症型鼠疫需与其他原因所致败血症、钩端螺旋体病、流行性出血热、流行性脑脊髓膜炎相鉴别。皮肤鼠疫则应与皮肤炭疽相鉴别。

（六）防制

1. 严格控制传染源 一旦发现疑似或确诊患者，应立即按紧急疫情上报并采取应急措施，控制其继续传播。同时将患者严密隔离，禁止探视及病人互相往来。病人排泄物应彻底消毒，病人死亡应火葬或深埋。接触者应观察 9d，对曾接受预防接种者，观察期应延至 12d。要积极消灭动物传染源，对自然疫源地进行疫情监测，控制鼠间鼠疫；广泛开展爱国卫生运动，旱獭在某些地区是重要传染源，也应大力捕杀。

2. 切断传播途径 是鼠疫防治工作的主要措施和原则。鼠疫属于三种国际检疫的传染病之一，所以必须加强交通、国境卫生检疫，包括对来自疫源地的外国船只、车辆、飞机等均应进行严格的国境卫生检疫，实施灭鼠、灭蚤消毒，对猫、狗、家畜等也要喷药消毒，对乘客进行隔离留检。

有疫情时要做到早发现、快速诊断、严格封锁、隔离，把疫情控制在最小范围内。对鼠疫疫源、可疑疫源和必要的地区进行监测和调查。在疫源地内的交通要道、工矿企业、军事要地、经济开发区和人口密集地区及其周围，开展灭鼠、灭蚤工作。做好鼠疫的疫区、边境、港埠和交通要道的检疫工作。

3. 保护易感者

（1）开展群众健康教育：在疫情活跃地区，通过多种形式宣传鼠疫的“三不”（不私自捕猎疫源动物、不剥食疫源动物、不私自携带疫源动物及其产品出疫区）和“三报”（报告病死鼠獭、报告疑似鼠疫病人、报告不明原因高热和急死病人）等鼠疫防制有关法律法规，提高人群免疫力，加强群众对鼠疫的防范和自我保护意识。

（2）加强个人防护：进入疫区的医务人员，必须接种菌苗，两周后方能进入疫区。工作时必须着防护服，戴口罩、帽子、手套、眼镜、穿胶鞋及隔离衣。接触患者后，可服四环素或磺胺嘧啶预防。

（3）预防接种：自鼠疫开始流行时，对疫区及其周围的居民、进入疫区的工作人员，均应进行预防接种。常用 EV 无毒株干燥活菌苗，皮肤划痕法接种，即 2 滴菌液，相距 3～4cm。2 周后可获免疫。一般每年接种一次，必要时 6 个月后再接种一次。但只能预防部分腺鼠疫感染或减轻腺鼠疫症状，不能预防肺鼠疫。预防接种应在鼠疫流行季节前 1～2 月完成，每年进行一次。如 20 年以上未发生疫情，可以停止预防接种。我国新研制的 06173 菌苗免疫动物后，产生 F1 抗体较 EV 株效果高 1 倍。

（七）治疗

1. 隔离患者　凡是确诊或疑似鼠疫患者，均应迅速组织严密的隔离，病区内应做到无鼠、无蚤。对肺鼠疫患者应单独隔离。症状消失后，血液或局部分泌物培养检菌，每 3 天 1 次，腺鼠疫患者连续 3 次阴性、肺鼠疫患者连续 6 次阴性，方可出院。

2. 一般治疗和对症治疗　急性期患者应绝对卧床，给予流质或半流质饮食及足量水分，并按需要静脉内补液。烦躁不安、局部淋巴结疼痛者，给予镇痛、止痛药；呼吸困难者吸氧；出现休克、DIC、心力衰竭等应及时做相应处理；对于严重毒血症患者，可短期应用肾上腺皮质激素，如氢化可的松静脉滴注，但必须与有效抗菌药物同用。

3. 局部处理　肿大淋巴结可用抗菌药物外敷，其周围组织内注入链霉素，已软化者可切开排脓，宜在应用足量抗菌药物 24 小时以上方可进行；眼鼠疫可用四环素、氯霉素眼药水滴眼；皮肤鼠疫可用抗菌药液湿敷、冲洗或抗菌药物软膏外敷。

4. 抗菌治疗　必须争取早期足量和注射给药，轻症也可口服。早期应用抗生素是降低鼠疫患者病死率的关键。各型鼠疫以链霉素为首选药物，其次是广谱抗菌类药物，磺胺类药物作为辅助治疗或预防性用药。对重症病例或预防并发感染时，常联用四环素、庆大霉素、氯霉素、卡那霉素、土霉素或磺胺类药物。首剂宜大，疗程视不同病型而异，热退后继续用药 4～5 小时。

鼠疫病情重，病死率高，腺鼠疫为 30%～70%，肺鼠疫 70%～100%，败血症型鼠疫为 100%。如能早期诊断，及时应用有效抗菌治疗及其他抢救措施，病死率可明显下降。自 1984 年应用链霉素治疗后，病死率下降为 5%～10%。

第三节　布 鲁 菌 病

布鲁菌病（brucellosis）简称布病，又称地中海弛张热、马耳他热、波浪热或波状热，是由布鲁菌引起的人兽共患性传染病。1886 年，英国军医 Bruce 在马耳他岛从死于“马耳他热”的士兵脾脏中，分离出“布鲁菌”，首次明确了布鲁菌病的病原体。1897 年根据本病的热型特征，将其称波浪热。为纪念 Bruce，学者们建议将本病取名为布鲁菌病。20 世纪 50 年代中期，布鲁菌因具有容易制造、不会引起无法控制的疫情等特点，成为美军发展生物武器时率先尝试的细菌。

全世界约有 500 万～600 万人患病，且每年新增感染人数约 50 万。地中海区域、亚洲及中南美洲为高发地区。国内多见于内蒙古、东北、西北等省区，我国 25 个省市自治区共 104 个疫区均达到基本控制标准，但 90 年代以来，散发病例以 30%～50%的速度增加，个别地区还发生暴发流行。

1991 年我国布鲁菌病暴发点为零，自 1993 年起，疫情出现了反弹，1996 年有部分省区疫情明显回升。2004 年上半年，我国报告布鲁菌病发病 5753 例，已接近 2003 年全年发病人数，疫情形势非常严峻。2011 年 3 月～5 月，由于在解剖实验中使用了未经检疫的山羊，东北农业大学动物医学院 27 名学生和 1 名教师，感染并确诊为布鲁菌病。2011 年 6 月，浙江宁波市镇海区疾病预防控制中心，在对辖内两家奶牛养殖场和一家屠宰场的工作人员进行抽血采样时，发现 2 名屠宰场工作人员感染布鲁菌病。到下半年，著名的飞鹤乳业也陷入了“布病危机”，上百头奶牛和几十名员工受到感染。

布鲁菌病是世界动物卫生组织（OIE）规定强制报告的疫病，是《中华人民共和国传染病防治法》规定的乙类传染病。

（一）病原学

布鲁菌属（*brucella*）又名布氏杆菌属，分为羊、牛、猪、鼠、绵羊及犬布鲁菌 6 个种，20 个生物型。我国流行的主要为羊布鲁菌（*B. melitensis*）、牛布鲁菌（*B. bovis*）和猪（*B. suis*）布鲁菌 3 种，其中以羊布鲁菌病最为多见。布鲁菌属初次分离培养时，多呈小球杆状，毒力菌株有菲薄的微荚膜，经传代培养渐呈杆状，革兰染色阴性。宽 0.3～0.6μm，长 0.6～1.5μm。常呈单个排列，少见成对、短链状或者串状排列。无鞭毛，不形成芽孢或荚膜，不运动。布鲁菌为严格需氧菌。牛布鲁菌在初次分离时，需在 5%～10% CO_2 环境中才能生长，最适温度 37℃，最适的 pH6.6～7.1，营养要求高，生长时需硫胺素、烟草酸和生物素、泛酸钙等，实验室常用肝浸液培养基或改良厚氏培养基培养。此菌生长缓慢，培养 48 小时后才出现透明的小菌落，鸡胚培养也能生长。

布鲁菌具有二种抗原成分：牛布鲁菌主要抗原成分（A）和羊布鲁菌主要抗原成分（M）。二种抗原在各种菌中含量不同，牛布鲁菌（Am）含 A 抗原多，含 M 抗原少。羊布鲁菌（aM）含 M 抗原多，而含 A 抗原少。可利用凝集吸收试验制备出单因子血清，即单价 A 或 M 血清，供菌种鉴定之用。

布鲁菌在自然界抵抗力较强，在病畜的脏器和分泌物中，一般能存活 4 个月左右，在食品中约能生存 2 个月。对低温的抵抗力也强，对热和消毒剂抵抗力弱。70℃10min 或阳光直射 1 小时死亡；在腐败病料中迅速失去活力；在土壤、皮毛、乳制品中，可生存数月；一般常用消毒药都能很快将其杀死；无外毒素，致病力与活菌及其内毒素有关。对链霉素、氯霉素和四环素等均敏感。

（二）流行病学

布鲁菌病流行于世界各地，全世界有 160 个国家有布鲁菌病发生。我国多见于内蒙古、东北，西北等牧区。布鲁菌病成为报告发病率上升速度最快的传染病之一。

1. 传染源 主要是羊、牛及猪，其次是犬。染菌动物首先在同种动物间传播，造成带菌或发病，随后波及人类。布鲁菌病最危险之处是患畜几乎不表现症状，但其分泌物、排泄物、流产物及乳类含有大量病菌，特别是随流产胎畜、胎衣和羊水排出大量病原菌，成为最危险的传染源。各型布鲁菌在各种动物间有转移现象。患者也可以从粪、尿、乳向外排菌，但人与人之间的传染机会很少。

2. 传播途径 ①直接接触：皮肤黏膜接触病畜或其排泄物、阴道分泌物、娩出物，或在饲养、挤奶、剪毛，屠宰以及加工皮、毛、肉等过程中，没有注意防护，可经皮肤微伤或眼结膜受染。②间接接触：接触病畜污染的环境及物品而受染。③消化道：食用被病菌污染的食品、水，或食生乳以及未熟的肉、内脏而受染。④呼吸道：病菌污染环境后形成气溶胶，因吸入而感染。

3. 易感性 人类普遍易感，病后可获得一定免疫力，不同种布鲁菌间有交叉免疫，再次感染发病者约 2%～7%，疫区居民可因隐性染病而获免疫。布鲁菌可以感染 60 多种家畜、家禽，野生动物等。

4. 流行特征 布鲁菌病一年四季均可发病，但以家畜流产季节春末夏初为多。发病率牧区高于农区，农区高于城市。流行区在发病高峰季节可呈点状暴发流行。患病与职业有密切关系，兽医、畜牧者、屠宰工人、皮毛工等明显高于一般人群。发病年龄以青壮年为主，男多于女。牧区存在自然疫源地，但疫区流行强度受布鲁菌的菌种、气候、人们的生活水平以及对牧畜、牧场管理情况的影响。

（三）发病机制

布鲁菌自皮肤或黏膜侵入人体，被吞噬细胞吞噬。由于布鲁菌具有微荚膜，能抵抗吞噬细胞的吞噬作用，布鲁菌能在吞噬细胞内生长繁殖，随淋巴液到达淋巴结，形成局部原发病灶，相当于潜伏期。由于布鲁菌在吞噬细胞内大量繁殖导致吞噬细胞破裂，随之大量细菌进入淋巴液和血循环形成菌血症。由于内毒素的作用，病人出现发热、无力等中毒症状，在血液里布鲁菌又被血流中的吞噬细胞吞噬，并随血流带至全身，在肝、脾、淋巴结、骨髓等细胞内繁殖，形成多发性病灶。血流中细菌逐步消失，体温也逐渐消退。当病灶内细菌繁殖到一定程度释放入血，临床呈现明显的败血症。体温再次上升，反复呈波浪热型。

布鲁菌多为细胞内寄生，治疗难以彻底，易转为慢性及反复发作，在全身各处引起迁徙性病变。目前认为，内毒素在致病理损伤、临床症状方面起着重要作用。当机体免疫功能正常时，宿主通过细胞及体液免疫清除病菌而获痊愈。如果免疫功能不健全或感染的菌量大、毒力强，则部分细菌逃脱免疫，被吞噬细胞吞噬，带入各组织器官形成新感染灶。经一定时期后，感染灶的细菌生长繁殖再次入血，导致疾病复发。组织病理损伤广泛，临床表现也呈多样化，如此反复成为慢性感染。近期的研究表明，Ⅰ、Ⅱ、Ⅲ、Ⅳ型变态反应在布鲁菌病的发病机理中可能都起一定作用。

布鲁菌病病理变化广泛，受损组织不仅为肝、脾、骨髓、淋巴结，而且还累及骨、关节、血管、神经、内分泌及生殖系统；不仅损伤间质细胞，而且还损伤器官的实质细胞。其中以单核-吞噬细胞系统的病变最为显著。急性期的病理变化为多脏器的炎性病变，以及弥散性的增生现象。慢性期多表现为局限性增生现象，主要位于椎体内，或邻近椎间盘的软骨下椎体骨质中。病变可继续扩大，侵及周围骨质、软骨板及椎间盘。最常受累的是腰椎。显微镜下观察，可见上皮样细胞和类似朗罕巨细胞（Langhans giant cell），周围有淋巴细胞及单核细胞，肉芽肿直径约 1mm。广泛的新骨形成是一特殊表现。因椎间盘破坏，椎体间常呈骨性的融合。据统计约 30%～40%病人有骨关节的病变。主要表现为关节炎、骨膜炎、骨髓炎和脊柱炎。脊柱、肩关节、肩锁关节及骶髂关节最容易受侵犯。

（四）临床表现

【人类】

布鲁菌病临床表现复杂多变、症状各异，轻重不一，可呈隐性感染。呈多器官病变或局限某一局部。潜伏期为 7～60d，平均两周。少数患者可长达数月或 1 年以上。

1. 急性期　占 80%。起病缓慢，常出现前驱症状，其表现颇似重感冒。全身不适，疲乏无力，食欲缺乏，头痛、肌痛、烦躁或抑郁等。以寒战高热、多汗、游走性关节痛为主要表现。多数患者有发热，典型病例热型呈波浪状，初起体温逐日升高，达高峰后缓慢下降，间歇数日至 2 周，发热再起，反复数次。发热前多伴寒战畏寒。高热患者意识清晰，部分还可以下床活动，而热退后出现症状恶化，抑郁寡欢，软弱无力，即使不发烧也不能劳动，故本病又被称作“懒汉病”。多汗为本病的突出症状之一，每于夜间或凌晨退热时大汗淋漓。也有患者发热不高或处于发热间歇期仍多汗。汗味酸臭，盛汗后多数感觉软弱无力，甚至可因大汗虚脱。多数患者有关节痛，与发热并行。疼痛呈锥刺样或钝痛，痛剧者似风湿，辗转呻吟。病变主要累及大关节，如髋、肩、膝等，单个或多个，非对称性，局部红肿。也可表现为滑膜炎、腱鞘炎、关节周围炎。急性期患者关节疼痛多呈游走性，慢性期疼痛固定于某些关节。肌肉也痛，尤其下肢肌及臀肌，重者呈痉挛性痛。因睾丸炎及附睾炎引起睾丸肿瘤是男性患者常见症状之一，多为单侧。个别病例可有鞘膜积液、肾盂肾炎。女性患者可有卵巢炎、子宫内膜炎及乳房肿痛。但人类引起流产者少见。

2. 慢性期　由急性期发展而来，也可缺乏急性病史由无症状感染者或轻症者逐渐变为慢性。慢性期症状多不明显，也有典型者，呈多样表现。慢性期相对稳定型者，症状、体征较固定，功能障碍仅因气候变化，劳累过度才加重。但久病后体力衰竭、营养不良、贫血。患病后复发率 6%～10%，常在 3 个月以内发生。可能是细菌为细胞内寄生，不易被抗生素杀灭或者与疗程不够有关。

【动物】

1. 牛　潜伏期 2 周～6 个月。母牛最显著的症状是流产，流产可以发生在妊娠的任何时期，最常发生在 5～7 个月。在流产前，阴唇和阴道黏膜潮红肿胀，并从阴道内流出淡褐色或红黄色分泌物，产出死胎或软弱胎畜。母牛流产后常伴有胎衣滞留或子宫内膜炎，阴道内继续排出红褐色恶臭液体，可持续 2～3 周，或者子宫蓄脓长期不愈，甚至因慢性子宫内膜炎而造成不孕。公牛常见有睾丸炎及附睾炎，有时可见阴茎潮红肿胀。

2. 绵羊及山羊 早期没有明显临床表现，直到发生流产才引起注意。流产前，病羊出现食欲减退、口渴、萎顿，阴道流出黄色黏液等。流产发生在妊娠后第 3 或 4 个月。有的山羊流产 2～3 次，有的则不发生流产。有的山羊群中流产率达 40%～90%。其他症状可能还有乳房炎、支气管炎以及关节炎和滑液囊炎而引起的跛行。公羊患此病后大部分为睾丸炎。

3. 猪 母猪最明显的症状表现为流产、不孕，短暂发热或无热。很少发生死亡。多发生在妊娠第 4～12 周，有的在妊娠第 2～3 周即流产，有的接近妊娠期满即早产。早期流产常不易发现，因母猪常将胎猪连同胎衣吃掉。流产的前兆症状常见沉郁，阴唇和乳房肿胀，有时阴道流出黏性或黏脓性分泌液。公猪常见睾丸炎和附睾炎。有时在开始即表现全身发热，局部疼痛不愿配种。无论母猪、公猪，都可以发生关节炎，多发生在后肢。出现关节僵硬、跛行和后肢麻痹。

4. 鸡、鸭等家禽 通常表现腹泻和虚脱，有时只见产卵量下降，间或有麻痹症状。

（五）诊断

布鲁菌病的发生、发展和转归比较复杂，临床表现多种多样，临床很难确定诊断，易发生误诊。可结合流行病学资料，如是否到过流行区及居住史或与病畜接触史，进食过未严格消毒的乳制品或病畜肉、内脏，以及从事的相关职业；参考发热、多汗、关节痛、肝脾大等临床症状；再根据实验室检查，进行综合诊断。

1. 病原学检查 布鲁菌实验室检查易造成污染，注意防范。取患者血液、骨髓、乳汁、子宫分泌物均可做细菌培养。急性期阳性率高，慢性期低。骨髓标本较血液标本阳性率高。

2. 免疫学检测

（1）血清凝集试验（Wright 试验）：此法较灵敏。患者多在第二周出现阳性反应，滴度 1∶100 以上有诊断价值。病程中效价递增 4 倍及以上意义更大。

（2）补体结合试验（CFT）：滴度 1∶10 以上即为阳性。对慢性患者有较高特异性。

（3）酶联免疫吸附试验（ELISA）：抗体效价 1∶320 为阳性。此法敏感性和特异性均高于传统的凝集试验。

（4）抗人球蛋白试验（Coombs' test）：用于测定血清中的不完全抗体。不完全抗体可阻断完全抗体与抗原的凝集反应，使凝集试验呈假阴性。凝集试验阴性者可作此检查。1∶400 以上为阳性。

（5）皮肤试验：为细胞介导的迟发型变态反应，一般发生在起病 20d 以后。其方法是以布鲁菌抗原作皮内试验，阴性有助于除外布鲁菌感染。阳性仅反映过去曾有过感染。接种疫苗也可呈阳性，所以对有症状的阳性者可视为本病病人。

3. 分子生物学检测 以聚合酶链反应（PCR）为代表的分子生物学技术检测布鲁菌核酸，其特异性、敏感性均高于细菌分离和血清学诊断方法。但操作繁琐，费时，还不能完全取代经典的血清学诊断技术。

4. 其他 有骨关节损害者，可作 X 线、CT 等影像学检查；有心脏损害者可作心电图检查；有肝损害者可作肝功能检查等。

5. 鉴别诊断

（1）风湿性关节炎：表现有心肌炎、环形红斑、皮下结节等，血清中抗链球菌溶血素"O"凝集效价阳性。

（2）伤寒：多有表情淡漠，相对缓脉，玫瑰疹，血、尿、骨髓等伤寒杆菌培养及凝集反应阳性等。

（3）结核病：结核病多有肺部病灶，结核菌素试验阳性，X 线胸片可见结核病灶；血及骨髓细菌培养可供鉴别。

（4）疟疾：周期性寒战、发热、头痛、出汗和贫血、脾肿大为特征。血涂片查疟原虫。

（六）防制

对布鲁菌病的防控采取以“检疫、免疫、捕杀病畜”的综合性防制措施。在未发生布鲁菌病的牧场或农区养牛、羊、猪地区，保护好健康畜群。防止畜群移动，杜绝布鲁菌病的传入。同时针对疾病流行的三个环节采取相应措施。

1. 管理传染源　对牧场、乳厂和屠宰场的牲畜定期卫生检查。检出的病畜，及时隔离治疗，必要时宰杀。病畜的流产物及死畜必需深埋。对其污染的环境进行消毒。病畜乳及其制品必需煮沸消毒。皮毛消毒后还应放置3个月以上，方准其运出疫区。动物引种时必须进行布鲁菌病检疫，引入后隔离观察30d，确认健康后方能合群。病、健畜分群分区放牧，病畜用过的牧场需经3个月自然净化后才能供健康畜使用。疫区每年至少对易感家畜进行两次检疫。犊牛出生后，可以吃1周左右的母乳，然后送隔离舍喂消毒乳和健康母乳，待到6月龄时，间隔1.5个月，进行2次检疫，如均为阴性反应，可认为是健康，接种布鲁菌菌苗后，送入健康群中。羔羊应在断乳后隔离饲养，1个月内进行2次检疫，如有阳性，再继续检疫1个月。仔猪在断奶后隔离，2个月龄、4个月龄时各检疫1次。对检出的阳性反应家畜，应予以淘汰或送入病畜群中。

2. 切断传播途径　加强对畜产品的卫生监督，禁食病畜肉及乳品。防止病畜或患者的排泄物污染水源。对与牲畜或畜产品接触密切者，要进行宣传教育，做好个人防护，与病畜接触时如采样、疫苗接种、病畜在分娩生产时要穿防护服；特别注意防护与病畜和流产胎畜、胎衣、羊水的直接皮肤接触，对病畜和流产物必须进行无害化处理。污染的环境用10%的石灰乳或20%氯制剂进行消毒。

3. 保护易感人群及健康家畜　除注意防护外，重要措施是进行菌苗免疫。对接触羊、牛、猪、犬等牲畜的饲养员，挤奶员、兽医、屠宰人员、皮毛加工员及炊事员等，均应进行预防接种。人用19-BA菌苗及104M菌苗，免疫期均为1年，需每年接种一次，而多次接种又可使人出现高度皮肤过敏甚至病理改变。另外，接种后产生的抗体与自然产生的抗体无法鉴别，给诊断带来困难，因此近年主张不宜广泛使用。新近从牛型布鲁菌体中提取PI，进行了人群接种，表明免疫原性强，反应较轻，并有利于感染与免疫之鉴别。将来可能代替104M活菌苗，用于人群接种。对健康畜行预防注射，孕畜应在配种前进行，以免对孕畜引起流产。

4. 疫情处理　一旦发现暴发布鲁菌病疫情，应及时、如实上报畜牧兽医站、动物疫病预防控制中心等监管部门。

（七）治疗

应力求早期诊断、早期治疗，以防转成慢性。用药原则为：联合用药，剂量足，疗程够。一般联合两种抗菌药，连用2～3个疗程。治疗时要根据不同病情、病期、体质差异来进行。急性期或慢性急性复发的病人，一般多用抗菌类药物治疗，临床上常用四环素、链霉素、磺胺类药物，另外利福平与强力霉素联合治疗，中毒症状严重者，可短期应用肾上腺皮质激素。伴顽固性关节痛者，可应用免疫增强剂及免疫调节剂。对慢性有关节受累的病人或亚急性患者，可用菌苗等疗法。菌苗疗法也宜与抗菌药物同时应用。在布鲁菌病各期均可辨证施治，给予中草药治疗。

布鲁菌病预后良好。未经治疗者病死率为2%～3%。经抗菌药物治疗后，很少死亡。病死的主要原因是心内膜炎、严重的神经系统并发症、全血细胞减少症等。

第四节　炭　疽

炭疽（anthrax）又名偏次黄，是由炭疽杆菌引起的一种人兽共患的急性、热性、败血性传染病。发病快速，治疗不及时很快死亡，民间有“得了偏次黄，早上见面晚上亡”之说。炭疽系羊、牛、马等食草动物的传染病，人因接触病畜及其产品或食用病畜的肉类而发生感染。临床上炭疽杆菌主要引起皮肤炭疽、肺炭疽或肠炭疽等病。炭疽杆菌因其易于散播和致死率高等特点，常常被恐怖分子或战争狂人利用作为生物武器。

1876 年德国科学家罗伯特·科赫分离出炭疽杆菌。目前全球有 82 个国家有炭疽病例报告，主要分布在中东、非洲和拉丁美洲等发展中国家。据 WHO 估计，全球每年发生炭疽约为 2000～20000 例。1923 年，南非死于炭疽的动物约为 3 万～6 万。1979～1985 年，津巴布韦约报告 1 万病例，其中死亡 182 例。1979 年，俄罗斯曾发生吸入性炭疽和炭疽事件，至少 79 人感染，68 人死亡。2001 年，美国炭疽粉末信件事件，导致 2 例吸入性病例和 7 例皮肤炭疽病例，通过调查，又发现了另外 13 例病例，其中 9 例吸入性病例，4 例皮肤病例。我国情况：在中华人民共和国成立前，有暴发流行，现已经基本控制，但个别地区有散发。2005 年我国贵州、宁夏、辽宁、吉林发生人间炭疽，1 人死亡。炭疽是《中华人民共和国传染病防治法》规定的乙类传染病。人肺炭疽无论在疫情报告以及其控制措施，均按甲类传染病处理。

（一）病原学

炭疽杆菌（*Bacillus anthracis*）为革兰阳性粗大杆菌，长 5～10μm，宽 1～3μm，两端平切，排列如竹节，无鞭毛，不能运动。在人及动物体内有荚膜，炭疽杆菌繁殖体的抵抗力同一般细菌，于 56℃ 2 小时、75℃1min 即可被杀灭。在体外不适宜条件下形成芽孢。其芽孢抵抗力很强，在自然条件或在腌渍的肉中能长期生存，在土壤中可存活数十年，在皮毛制品中可生存 90 年，直接日光曝晒 100 小时、煮沸 40min、140℃干热 3 小时、110℃高压蒸气 10min、20%漂白粉和石灰乳浸泡 2d、5%石碳酸 24 小时才能将其杀灭。在普通琼脂肉汤培养基上生长良好。炭疽杆菌致病力较强。

炭疽杆菌主要有 4 种抗原：①荚膜多肽抗原，有抗吞噬作用。②菌体多糖抗原，有种特异性。③芽孢抗原，由芽孢外膜和皮质组成，是特异性抗原，具有免疫原性，有血清学诊断价值。④保护性抗原，为一种蛋白质，是炭疽毒素的组成部分。

炭疽杆菌受低浓度青霉素作用，菌体可肿大形成圆珠，称为“串珠反应”。这也是炭疽杆菌特有的反应。

（二）流行病学

散布于世界各地，夏秋发病，目前，炭疽在全球范围内已明显减少。

1. 传染源 患病的牛、马、羊、骆驼等食草动物是人类炭疽的主要传染源。猪可因吞食染菌青饲料；狗、狼等食肉动物可因吞食病畜肉类而感染得病，成为次要传染源。炭疽患者的分泌物和排泄物及病灶渗出物也具传染性。

2. 传播途径

（1）皮肤黏膜：由于伤口直接接触病菌而致病。也有因接触病畜的排泄物而受染，因接触带病菌的畜产品（如羊毛、皮革、兽骨）而发病者。病菌毒力强，可直接侵袭完整皮肤。

（2）呼吸道：吸入含炭疽杆菌或其芽孢的气溶胶、尘埃而感染，如在毛皮加工厂及牧场等地，较易发生。

（3）消化道：摄入被污染的食物或饮用水等而感染。

3. 易感性 人群普遍易感，但多见于农牧民、屠宰、皮毛加工，兽医及实验室人员。发病与否与人体的抵抗力有密切关系。青壮年因职业关系，与病畜及其皮毛和排泄物、带芽孢的尘埃等的接触机会较多，其发病率也较高。

4. 流行特征 炭疽世界各地均有发生，夏秋发病多。全年均有发病，夏季多雨季节或洪水泛滥之后，易造成炭疽蔓延，7～9 月为高峰，其他季节传播较慢。炭疽在我国一些边远地区及西部山区，仍有散发或小流行。近年来由于世界各国的皮毛加工等集中于城镇，炭疽也暴发于城市，成为重要职业病之一。

（三）发病机制

炭疽杆菌在宿主体内、完整尸体内保持繁殖体状态，不形成芽孢，一旦接触到有氧环境，会形成芽孢而难以彻底清除，污染环境。但在屠宰、解剖动物时，接触的主要是炭疽繁殖体。致病物质主要是荚膜和炭疽毒素，炭疽毒素包括保护性抗原、致死因子和水肿因子。在致病时，炭疽毒素的单一成分不能发挥作用，水肿因子或致死因子必须与保护性抗原结合，形成水肿毒素或致死毒素才具有活性。炭疽感染多为芽孢被动摄入，通过皮肤、黏膜接触、呼吸道吸入和胃肠道摄入而感染。当芽孢进入机体接触血液、淋巴液后，可在 20～40min 内从休眠状态复苏，通过激活、发芽和长出 3 个连续阶段形成繁殖体而增殖。进入机体后首先借其荚膜的保护，在皮肤和黏膜局部大量繁殖，释放炭疽毒素，使组织高度水肿、坏死和出血性浸润，形成原发性皮肤炭疽、肠炭疽和肺炭疽。皮肤炭疽因缺血及毒素的作用，真皮的神经纤维发生变化，故病灶处常无明显的疼痛感。当机体抵抗力降低时或病菌超过了局部淋巴结的吞噬能力，感染会继续蔓延到下一个淋巴结，一旦细菌从巨噬细胞内释放出来，免疫系统则不能对抗这种杆菌的增殖。病菌即迅速沿淋巴管或血管向全身扩散，殃及脑膜和全身，引起炭疽性脑膜炎、败血症等。炭疽杆菌的毒素可直接损伤血管的内皮细胞，使血管壁的通透性增加，导致有效血容量减少，微循环灌注量下降，血液呈高凝状态，出现 DIC 和感染性休克等，危及生命。

炭疽主要病理改变为各脏器、组织的出血性浸润、坏死和水肿。皮肤炭疽呈痈样病灶，皮肤上可见界限分明的红色浸润，中央隆起呈炭样黑色痂皮，四周为凝固性坏死区。镜检可见上皮组织呈急性浆液性出血性炎症，间质水肿显著，组织结构离解，坏死区及病灶深处均可找到炭疽杆菌。肠炭疽病变主要在小肠。肠壁呈局限性痈样病灶及弥散出血性浸润。病变周围肠壁有高度水肿及出血，肠系膜淋巴结肿大，腹膜也有出血性渗出，腹腔内有浆液性含血的渗出液，内有大量致病菌。肺炭疽呈出血性气管炎、支气管炎、小叶性肺炎或梗死区。支气管及纵隔淋巴结肿大，均呈出血性浸润，胸膜与心包亦可受累。脑膜炭疽的软脑膜及脑实质均极度充血、出血及坏死。大脑、桥脑和延髓等组织切面均见显著水肿及充血。蛛网膜下腔有炎性细胞浸润和大量菌体。败血症型炭疽患者，全身各组织及脏器均为广泛性出血性浸润、水肿及坏死，并有肝、肾浊肿和脾肿大。此外，炭疽杆菌本身可堵塞毛细血管，使组织缺氧缺血和微循环内血栓形成。

（四）临床表现

【人类】

潜伏期一般为 1～5d，也有短至 12 小时，长至 2 周。自然感染炭疽以皮肤炭疽为主，生物恐怖相关炭疽以肺炭疽为主。

1. 皮肤炭疽　最为多见，约占 95%～98%，可分炭疽痈和恶性水肿两型。患者通常有接触动物或动物产品史。病变多见于面、颈、肩、手和脚等裸露部位皮肤，致病的内生孢子通过皮肤的伤口进入皮下，皮肤的主要损害为非特异性的无痛瘙痒性斑疹或丘疹，经 24～36 小时后出现水疱，其中心可发生干性坏疽，周围水肿。由于组织出血坏死，形成典型的凹陷性黑痂，痂下有肉芽组织形成炭疽痈，四周有成群小水疱，水肿区继续扩大。发病 1～2 日后出现发热、头痛、局部淋巴结肿大及脾肿大等全身症状。继之水肿逐渐消退，黑痂脱落，愈合成疤。少数病例局部无黑痂形成而呈大块状恶性水肿，累及部位多为组织疏松的眼睑、颈、大腿等，患处肿胀透明而坚韧，扩展迅速，可致大片坏死。全身毒血症明显，病情危重，若治疗贻误，可因循环衰竭而死亡。如病原菌进入血液，可产生败血症，并继发肺炎及脑膜炎而死亡。

2. 肺炭疽　肺炭疽极少见，通常是由于吸入了污染动物的皮毛或制品中的内生孢子而发病，也可继发于皮肤炭疽。动物实验和临床资料提示，对肺炭疽的敏感度在个体上有广泛的差异。肺炭疽的病死率高，虽然肺是最初的接触部位，但肺炭疽不被认为是真正的肺炎。大部分病例中肺部没有感染，尸检资料表明可能在感染的入口处有坏死性出血性局限性肺炎。潜伏期大约为 10d，也有报道在接触 6 周后症状才开始出现。潜伏期的长短可能与炭疽孢子活力及数量有关。症状为原发性，可急性起病，轻者有胸闷、胸痛、全身不适、发热、咳嗽、咯黏液血痰。重者以寒战、高热起病，由于纵隔淋巴结肿大、出血并压迫支气管造成呼吸窘迫、气急喘鸣、咳嗽、发绀、血样痰等。肺部仅可闻及散在的细小湿啰音，或有胸膜炎体征。肺部体征与病情常不相符，X 线见纵隔增宽、支气管肺炎和胸腔积液。由于炭疽的毒素可引起肺出血、肺水肿、坏死，因中毒而发生呼吸循环衰竭而死亡。

3. 肠炭疽 多因食用未熟透的病畜肉而感染。肠炭疽是致死性的，可表现为急性肠炎型或急腹症型。急性肠炎型往往同食者相继发病，似食物中毒。即在食用炭疽杆菌污染的食物后 2～5d 发病，表现为急性肠胃炎，症状轻重不一，发病时突然恶心、发热、呕吐、腹痛、腹泻；有时呈急腹症表现，患者全身中毒症状严重，持续性呕吐及腹泻，且可排血水样便，腹胀、腹痛，有压痛或呈腹膜炎征象，常并发败血症和感染性休克，如不及时治疗常可导致死亡。

4. 脑膜炭疽 临床上见极少数，几乎是致死性的。炭疽杆菌可通过血液或淋巴系统进入中枢神经系统，引起炭疽脑膜炎。患者多为继发性，起病急骤，还有剧烈头痛、呕吐、昏迷、抽搐、癫痫发作和谵妄，脑膜刺激症状明显，症状开始出现后，神经系统的损害迅速恶化。病理检查表现为出血性脑膜炎，有广泛的水肿和炎细胞浸润，脑脊液常为血性。尸检可发现软脑膜有广泛的出血，其形态被称为“红冠帽”。

5. 败血症型炭疽 多继发于肺炭疽或肠炭疽，由皮肤炭疽引起者较少。可伴高热、头痛、出血、呕吐、毒血症、感染性休克、DIC 等。

不论哪一种类型的炭疽，没有得到正确的治疗，都会发展成败血症炭疽或肺炭疽，很容易引起死亡，还有可能在人与人之间传播。

【动物】

根据临床症状分最急性、急性、亚急性、慢性四种，最急性多见于牛、羊、鹿等动物，发病时突然昏迷，体温高达 42℃，沮丧、呼吸困难和抽搐，可见黏膜发绀，呈蓝紫色或有出血点，全身痉挛，死亡快，胃肠迅速膨胀。急性多见于牛、马等动物，因炭疽侵袭部位不同，多在侵袭部位发生局限性水肿。亚急性多见于圈养或野生猪、犬、猫等，多发生咽喉水肿和胃肠炎等。大部分病猪呈慢性发病过程，以颈部出现局限性炭疽痈为特征。

（五）诊断

炭疽依据流行病学调查、临床症状，结合实验室检查结果做出综合判定。如死因不明、急性死亡、死后天然孔出血、凝血不良等，疑似炭疽，在未排除炭疽前不得剖检死亡动物，防止炭疽杆菌遇空气后形成芽孢。

1. 病原学检查 取病灶渗出物、分泌物、呕吐物、痰、粪、血及脑脊液或末梢血等作涂片或培养，用瑞特或碱性亚甲蓝染色，发现成对或 2～4 个菌体相连的有荚膜的粗大杆菌，可确诊。亦可取分泌物、组织液或所获得的纯培养物接种兔、豚鼠、小白鼠等动物的皮下组织。注射处于 24 小时内出现典型水肿、出血，于 36～48 小时死亡，在动物血、组织液及各脏器中可找到病原菌。

2. 免疫学检测 琼脂扩散试验、间接血凝试验（IHA）、补体结合试验（CFT）及炭疽环状沉淀试验等有助于诊断。

3. 影像学检查

（1）肺炭疽：胸片显示出血性纵隔炎所致的纵隔增宽、纵隔及肺门淋巴结增大、胸腔积液、肺水肿、肺炎以及肺内积气。还可见纵隔脂肪的水肿。

（2）肠炭疽：腹部透视或 CT 可显示肠腔明显积气、积液、肠壁增厚和腹水。腹水常为血性或脓性。亦可见出血性肠系膜淋巴结炎所致的淋巴结肿大。

（3）脑膜炭疽：CT 表现为灰白质交界区的出血病灶，增强扫描示弥散性的软脑膜强化。CT 和 MRI 显示出血位于深部灰质、脑室以及天幕上下的蛛网膜下腔，但脑实质不强化。

4. 其他　结合患者职业、工作和生活情况，如与食草动物密切接触的农民、牧民，以及皮毛、皮革加工工人，或在疫区生活，或在敌人可能施放生物战剂的环境中停留者；参考临床各型的特征，作出临床诊断。血象检查：白细胞计数大多增高，一般 10×10^9～20×10^9/L，少数可高达 60×10^9～80×10^9/L，分类以中性粒细胞为主。

5. 鉴别诊断

（1）皮肤炭疽需与痈、蜂窝组织炎、恙虫病、皮肤白喉、土拉杆菌病及腺鼠疫等进行鉴别。

（2）肺炭疽早期一般与上呼吸道感染相似，至急剧出现呼吸障碍，其中毒症状远较大叶性肺炎严重，肺部 X 线检查有助于区别，但需与肺鼠疫相鉴别。

（3）肠炭疽常以急腹症或急性胃肠炎的症状出现，应与急性菌痢及急腹症等加以鉴别。

（4）脑膜炭疽需与蛛网膜下腔出血及其他化脓性脑膜炎相鉴别。

（六）防制

1. 管理传染源　对可疑病人要隔离和治疗，尤其是肺炭疽患者要及时、就地隔离并报告。分泌物、排泄物及病人用过的敷料、剩余的食物、病室内垃圾，均应烧毁。尸体火化，对可疑病畜、死畜必须同样处理，禁止食用或剥皮。病人应隔离至创口愈合，痂皮脱落或症状消失，分泌物或排泄物培养 2 次阴性（相隔 5d）为止。来自疫区或从疫区运出的牲畜均要隔离 5d，把住牧畜收购、调运、屠宰和畜产品加工各环节的监督关。

2. 切断传播途径　对可疑污染的皮毛原料应消毒后再加工。畜牧收购、调运、屠宰加工要有兽医检疫。防止水源污染，加强饮食、饮水监督。必要时封锁疫区。对病人的衣服、用具、废敷料、分泌物、排泄物等分别采取煮沸、漂白粉、环氧乙烷、过氧乙酸、高压蒸气等消毒灭菌措施。用 Ascoli 沉淀试验检验皮毛、骨粉等样品，对染菌及可疑染菌者应予严格消毒。畜产品加工厂须改善劳动条件，加强防护设施，工作时要穿工作服、戴口罩和手套。

3. 保护易感者　加强卫生宣教，养成良好卫生习惯，防止皮肤受伤，如有皮肤破损，立即涂搽 3%～5%碘酒，以免感染。健畜和病畜宜分开放牧，对接触病畜的畜群进行减毒活疫苗接种。对从事畜牧业、畜产品收购、加工、屠宰业等工作人员和疫区人群，每年接种炭疽杆菌减毒活菌苗 1 次。目前采用皮上划痕法，每次用菌苗 0.1ml，滴于上臂外侧皮肤，划一“井”字即可。四联菌苗（炭疽杆菌、土拉杆菌、鼠疫杆菌和布鲁菌）也已证明有效。密切接触者应留验 8 日，必要时早期应用青霉素、四环素等，对疑似患者可采取同一措施。

（七）治疗

炭疽治疗原则是严格隔离，早诊断，早治疗，杀灭机体内细菌。

1. 病原治疗　炭疽杆菌对青霉素类药物非常敏感，系首选药物。对肺炭疽、肠炭疽及脑膜炭疽或并发败血症者，同时合用链霉素或庆大霉素、卡那霉素，疗程在 2～3 周以上。对青霉素过敏者可改用庆大霉素或红霉素。炭疽并非无药可治，但常因症状不典型被当做感冒或一般疾病而未得到及时治疗，使病情延误而死亡。

2. 支持及对症疗法　患者应严密隔离，卧床休息。污染物或排泄物严格消毒或焚毁。多饮水及予以流食或半流食，对呕吐、腹泻或进食不足者给予适量静脉补液。对有出血、休克和神经系统症状者，应给予相应处理。对皮肤恶性水肿和重症患者，可应用肾上腺皮质激素。皮肤病灶切忌按压及外科手术，以防败血症发生。局部用 1∶2000 高锰酸钾液洗涤，并敷以抗生素软膏。

炭疽的预后视临床类型、诊断与治疗是否及时而不同。皮肤炭疽的病死率已降低为 1%左右，但位于颈部、面部并发败血症，或属于恶性水肿型的皮肤炭疽预后较差，死亡率达 20%～25%。肠炭疽的急腹症型、肺炭疽、脑膜炭疽、败血症型炭疽等，由于病情发展迅速而又难以及早确诊，故病死率可高达 80%～90%，患者常于发病后数日内死亡。

第五节 结 核 病

结核病（tuberculosis）是由结核分枝杆菌群引起的人和多种动物共患的一种慢性消耗性传染病。是人类历史上最悠久的疾病，长期肆虐人类。19 世纪美国波士顿作家哈尔姆斯把结核病称为“白色瘟疫”。1882 年德国科学家 Koch 从痰液中发现了人型结核分枝杆菌，1901 年又鉴别出人型及牛型结核菌，近年来又不断发现非典型抗酸菌。结核分枝杆菌群（mycobacterium tuberculosis complex）主要包括人结核分枝杆菌、牛分枝杆菌、禽分枝杆菌、非洲分枝杆菌、卡耐提分枝杆菌、田鼠分枝杆菌等。其中牛型、人型和禽型结核分枝杆菌均可以感染人兽，是人兽共患病的常见病原。人体许多器官、系统均可感染结核杆菌，其中以肺结核最为常见。90%以上的肺结核是通过呼吸道传染的。结核病在家畜中最常见于奶牛，其次是猪。

2014 年 WHO 统计，全球感染结核菌的人口数量约为 17 亿，其中 80%集中在位于东南亚、西太平洋、非洲地区的国家，中国、印度的潜伏性结核菌感染者最多，其次是菲律宾。2015 年有 140 万人死于结核病。2014～2015 年期间，虽然结核病发病率以 1.5% 的速度缓慢下降，但 2015 年结核病仍然排在全部死亡原因中的前十名。根据 WHO 统计，2015 年全世界新增结核病例 1040 万，其中成年人中，男性 590 万（57%），女性 350 万（34%），儿童 100 万。新发病例中有 120 万（11%）艾滋病患者。印度、印度尼西亚、中国、尼日利亚、巴基斯坦和南非这六个国家，占新发病例总数的 60%。

我国是全球 22 个结核病高负担国家之一，WHO 评估，目前中国结核病年发病人数约为 130 万，占全球发病人数的 14%，位居全球第二位。早前的调查显示，我国大约有 5.5 亿人感染过结核菌；每年报告肺结核发病人数约 100 万，始终位居全国甲乙类传染病的前列。结核病年死亡人数 5.4 万；肺结核年死亡人数 5.2 万。由于艾滋病在世界各地蔓延，患者免疫力降低，容易继发结核病。发展中国家在艾滋病感染和病人中，主要并发结核菌感染，双重感染患者约 2 万；每年新发耐多药肺结核患者约 10 万人。农村活动性肺结核患病率和涂片阳性率分别为 393/10 万、116/10 万，比城市分别高 1.0 倍和 0.7 倍。近年来，我国艾滋病感染者和病人呈急剧上升趋势，结核病与艾滋病是相互促进病变进展并导致死亡的并发病，是《中华人民共和国传染病防治法》规定的乙类传染病。

（一）病原学

1. 形态与染色 结核分枝杆菌（*M.tuberculosis*）原为人型结核分枝杆菌，形如细长略带弯曲的杆状，两端钝圆，平均长为 1.5～4.0μm，宽 0.2～0.6μm，呈单个或分枝状排列，菌体内有 2～3 个或更多的浓染小颗粒。在陈旧培养物中或药物治疗后，可变为 L 型，呈丝状、球状、串珠状等多形性。在结核性脓肿和痰标本中，有时可见非抗酸性革兰阳性颗粒，称莫赫颗粒，亦为 L 型。此颗粒在体内或经培养后，可转变为典型的结核分枝杆菌。

牛分枝杆菌（*M.bovis*）原为牛型分枝杆菌，对牛和其他家畜有致病性。牛分枝杆菌为细长、直或微弯的多形性革兰阳性杆菌，比结核分枝杆菌稍短、粗，染色纯一。单在或成对、或呈 V、Y、人字形排列，间或成丛，但在陈旧的培养基上或在干酪样坏死的组织中则有分支，排列偶成簇。牛分枝杆菌能引起牛、马、猪的进行性和致死性结核病。人对牛分枝杆菌也易感，特别是儿童，绝大多数病例受侵害部位为淋巴结和腹腔器官，肺部受侵害的不常见。

禽分枝杆菌（*M.avium*）原称禽型结核分枝杆菌，能感染所有品种的家禽和鸟类，也能引起猪的结核，对牛也有一定的致病力。该菌短而小，为1～3μm，呈多形性，如球状、杆状等。多数细菌的末端呈钝圆形。

结核分枝杆菌无芽孢、无荚膜、无鞭毛，不能运动。革兰染色阳性，但较难着色，因能抵抗3%盐酸乙醇的脱色作用，故称为抗酸菌。常用的抗酸染色方法为齐尼二氏（Ziehl-Neelson）染色法，用此法染色时结核分枝杆菌染成红色，非抗酸菌染成蓝色。

2. 菌体成分与作用　结核分枝杆菌无内毒素，也不产生外毒素和侵袭性酶类，其致病作用主要靠菌体成分，包括脂质、蛋白质、多糖、核酸。①脂质：脂质占菌体干重的20%～40%，占胞壁干重的60%，主要是磷脂、脂肪酸和蜡质。磷脂能刺激单核细胞增生，并可抑制蛋白酶的分解作用，使病灶组织溶解不完全，形成干酪样坏死。脂肪酸能抑制中性粒细胞游走和吞噬作用，引起慢性肉芽肿。具有脂肪酸的结核杆菌毒株，在液体培养基中能紧密粘成索状，故称为索状因子。蜡质D为胞壁中的主要成分，能引起迟发型变态反应，并具有佐剂作用。②蛋白质：结核菌素与蜡质D结合，能引起较强的迟发型变态反应。其他蛋白质可引起机体产生相应的抗体，但无保护作用。③多糖质：可使中性粒细胞增多，引起局部病灶细胞浸润。④核酸：是结核分枝杆菌的免疫原，刺激机体产生特异性细胞免疫。

3. 培养特性　结核分枝杆菌属于专性需氧菌。主要营养要求是甘油、天门冬氨酸或谷氨酸，以及无机盐类如磷、钾、硫、镁和少量的铁等。结核分枝杆菌生长速度很慢，尤其是初代分离。繁殖一代需18～24小时，分离培养需经2～4周才可见米黄色菜花状菌落生长。在改良罗氏培养基上培养需4～6周。最适生长温度为37～37.5℃，最适pH：结核分枝杆菌为6.5～6.8、牛分枝杆菌为5.9～6.9、禽分枝杆菌为7.2。在不适宜条件下，如闭合病灶及巨噬细胞内结核杆菌代谢不活跃，生长繁殖缓慢或停滞，但同时不易被抗结核药所杀灭，而成为日后复发之根源。分枝杆菌可发生形态、菌落、毒力、免疫原性和耐药性等变异。

4. 抵抗力　结核分枝杆菌抵抗力较强。黏附在尘埃上保持传染性8～10d，在干燥痰内可存活6～8个月。其中禽分枝杆菌在土壤中生存和保持其毒力可达4年之久。结核分枝杆菌对湿热敏感，在液体中加热62～63℃ 15min或煮沸即被杀死。日光照射数小时可被杀死。75%乙醇内数分钟死亡。5%苯酚在无痰时30min可杀死结核分枝杆菌，有痰时需要24小时；5%来苏儿无痰时5min杀死结核分枝杆菌，有痰时需要1～2小时。结核分枝杆菌对链霉素、异烟肼、利福平、环丝氨酸、乙胺丁醇、卡那霉素、对氨基水杨酸等敏感。

5. 变异性　长期使用抗结核药容易产生耐药性。一方面在繁殖过程中，结核分枝杆菌由于染色体上基因突变，出现极少量天然耐药菌（自然变异），另一方面是药物与结核菌接触后，有些菌发生诱导变异，逐渐能适应在含药环境中继续生存。近年来对多种药物耐药结核菌日渐增多，成为临床上很难治愈的病例。

（二）流行病学

目前结核病仍是世界上发病率最高，也是引起人类死亡的主要疾病。1993年，WHO史无前例的宣布“全球结核病紧急状态”，1998年又重申遏制结核病的行动刻不容缓。在我国结核病仍然是一个严重的公共卫生问题，疫情之严重不容忽视。

1. 传染源　病人、病畜、病禽，尤其是通过各种途径向外排菌的开放性的结核病人、病畜、病禽是结核病的传染源，其痰液，粪、尿、乳汁和生殖道分泌物中都可带菌，菌体排出体外污染空气、饮水、食物、饲料和环境而播散传染。

2. 传播途径

（1）呼吸道感染：最为多见，在肺结核病变中或空洞中，存在大量繁殖的结核菌。这些结核菌随着被破坏的肺组织和痰液，通过细支气管、支气管、气管排出体外。含有大量结核菌的痰液，通过咳嗽、打喷嚏、大声说话等方式经鼻腔和口腔喷出体外，在空气中形成气雾（或称为飞沫），较大的飞沫很快落在地面，而较小的飞沫快速蒸发，成为含有结核菌的微滴核，并长时间悬浮在空气中。如果空气不流通，含菌的微滴核被健康人吸入肺泡，就可能引起感染。

（2）消化道感染：饮用未经消毒含有牛型结核菌的牛奶后，会发生肠系膜淋巴结肿大。

（3）皮肤感染：多为病理解剖工作者工作时，因手部皮肤损伤而发生，使感染部位淋巴结肿大。

（4）其他：宫内感染结核病传染途径为胎盘或吸入羊水感染，多于出生后不久发生粟粒性结核病或生殖器结核。

3. 易感性 人类普遍易感。人受染后是否发病，与受染菌的数量、毒力、机体的非特异性及特异性抵抗力高低有关。营养状态、精神紧张、体力消耗、长期应用皮质激素治疗、肿瘤化疗、免疫抑制疗法、糖尿病等各种因素，均可降低机体抵抗力，易于受染发病或使结核扩散和病情加重。动物易感，约有 50 多种哺乳动物、鱼类，25 种鸟和禽类可患结核病，易感性因动物种类和个体不同而异。其中结核分枝杆菌主要感染人及与人密切接触的动物，如宠物、家畜及动物园动物。牛分枝杆菌的宿主广泛，可感染人、牛、猪、狮、虎、鹿、獾等几十种温血动物。畜禽中牛最易感，特别是乳牛，黄牛、牦牛、水牛；其次是家禽；猪亦可患病，羊极少发病，单蹄动物发病的罕见。野生动物中猴、鹿、水貂较多见，狮、豹等动物也有发病。有的动物是其储存宿主，可感染并传播病原。

4. 流行特征 结核病多呈散发，无明显的季节性及地区性，但一般认为春季易发病，潮湿地带也易传染。禽结核发病率可能与气候有关，而与禽的品种、年龄关系不大。目前全球结核病疫情有两大特点：发展中国家结核病疫情居高不下，发达国家结核病呈上升趋势。而我国的结核病总体上呈现“三高一低”的现象，即患病率高、死亡率高、耐药率高和年递减率低。

（三）发病机制

人体初次感染结核菌时，结核菌被细胞吞噬，经淋巴管被带到肺门淋巴结，少量结核菌可进入血循环向全身播散，但不一定伴有明显的临床症状，成为隐性菌血症。若大量结核菌进入血循环，可引起包括肺在内的全身粟粒性结核，如脑、骨、肾结核等。肺内结核菌也可沿支气管播散到其他肺叶。当大量痰结核菌被吸入消化道，也可引起肠结核、腹膜结核等。肺结核可局部扩散，直接蔓延到胸膜引起结核性胸膜炎。

结核病的免疫主要为细胞免疫，表现在淋巴细胞的致敏和吞噬细胞作用的增强。入侵的结核杆菌被体内吞噬细胞吞噬后，将其进行处理，并将其抗原递呈给 T 淋巴细胞，致使淋巴细胞活化、致敏，在表面产生抗体样受体，当致敏淋巴细胞再次接触抗原（结核杆菌或结核菌素）后，则发生母细胞转化，从而释放出淋巴因子，包括趋化因子、巨噬细胞激活因子等。前者可使巨噬细胞聚集在结核杆菌周围，后者激活巨噬细胞。激活了的巨噬细胞具有细胞免疫能力，能抵抗结核杆菌在细胞内生长，并产生足够的水解酶和杀菌素，能吞噬和杀灭大部分结核杆菌，巨噬细胞的激活可阻止结核病灶的继续发展，也阻止外源性结核杆菌的再感染。但巨噬细胞吞噬大量结核菌而随之死亡，此为渗出性反应。渗出性反应中心，结核菌与巨噬细胞持续进行斗争，细胞与周边组织一起陷入坏死，但不液化，形成干酪样凝固性坏死，即干酪变性。干酪病灶形成了不适应结核菌发育的环境，结核杆菌在其中以冬眠状态长期存在。这种干酪坏死灶，由于某些原因受到大量多核白细胞浸润，坏死灶内的酶活性加强，凝固坏死开始分解，血浆渗出，转变为不含水分的液化物质，即液化溶解。局部的巨噬细胞和淋巴细胞受到抗原刺激而活化、肿大形成类上皮细胞。类上皮细胞融合可形成多核的朗罕巨细胞（Langhans giant cell），类上皮细胞周围干酪化，形成层状排列，即肉芽肿，使病灶局限化。不久在细胞周围出现网状纤维变为胶原纤维，与其外围的非特异胶原纤维合并形成结缔组织被膜，即增殖期。随着病变的稳定和陈旧化，包围干酪病灶的纤维层开始收缩，中央干酪区失去水分逐渐减小，外围胶原纤维粗大致密，收缩形成纤维瘢痕组织，甚至可形成钙化。结核病灶是以上渗出、液化、空洞形成、增殖、硬结、纤维化、钙化等不同成分的混合病灶。在病变进展时期以渗出、液化、空洞、播散占主导地位，病变好转则以硬结、纤维化占主导地位。总之，入侵结核菌的数量、毒力和人体免疫、变态反应的高低，决定着感染后结核病的发生、发展与转归。人体抵抗力处于劣势时，结核病容易发生发展；反之，感染后不易发病，即使发病也比较轻而且容易痊愈。

在结核杆菌感染时，细胞免疫与迟发型变态反应同时存在，此可用科赫现象（Koch's phenomenon）说明：①给健康豚鼠注射一定量结核杆菌，注射部位缓慢地出现溃疡，深而不易愈合，邻近淋巴结肿大，细菌扩散至全身，此时结核菌素测试为阴性。②用相同等量的结核杆菌注入曾感染已康复的豚鼠皮下，即迅速发生溃疡，但溃疡浅而易愈合，邻近淋巴结不肿大，细菌也很少扩散，结核菌素测试为阳性。③在康复的豚鼠皮下注射大量结核杆菌，则引起注射局部及全身严重的迟发型变态反应，甚至导致动物死亡。上述三种现象表明，首次感染出现的炎症反应，溃疡深而不愈合，细菌扩散，说明机体尚未建立起抗结核免疫力；再次感染发生的炎症反应则偏重于免疫预防，溃疡浅而愈合，细菌不扩散，说明机体对结核杆菌已具有一定的细胞免疫力，表现出对机体有利的一面，而溃疡迅速形成，则说明在产生免疫的同时有迟发型变态反应；用过量的结核杆菌进行再次感染，则引起剧烈的迟发型变态反应，是对机体不利的一面。人类的原发性肺结核，继发性肺结核，严重而恶化的肺结核，相当于科赫现象的三种情况。

人体对结核菌的自然免疫力（先天免疫力）是非特异性的，接种卡介苗（BCG）或经过结核菌感染后所获得的免疫力（后天性免疫力）具有特异性，能将入侵的结核菌杀死或严密包围，制止其扩散，使病灶愈合。获得性免疫强于自然免疫，但二者对防止结核菌的保护作用都是相对的。自然感染结核杆菌和接种卡介苗后，小儿可产生免疫力，同时出现变态反应，表现为结核菌素反应（OT或 PPD）阳性。一般认为中等度的变态反应时动物的抵抗力最强；变态反应过弱时说明机体反应性差及细胞免疫功能低下；机体变态反应过于强烈，尤当病灶内结核杆菌量多和毒力大时，由于淋巴细胞毒和炎症因子的作用，可加剧炎症反应及组织破坏和损伤。局部结核病灶发生干酪样坏死，可为结核菌播散创造条件，对机体不利。因此，强阳性结核菌素反应的小儿，在不利条件下，易发生活动性结核病。

（四）病理变化

结核病的基本病理变化包括 3 种类型：渗出性病变、增生性病变和坏死性（变质性）病变。

1. 渗出性病变 多见于结核性炎症早期，主要与免疫功能低下、感染结核菌量多和毒力强以及机体处于较强的超敏反应状态有关。病理表现为浆液性或浆液纤维素性炎，局部组织小血管扩张、充血，浆液、中性粒细胞和淋巴细胞向血管外渗出。渗出液主要成分为浆液和纤维蛋白，细胞分类初期以中性粒细胞为主，以后为巨噬细胞所代替。在大单核细胞内常可见到吞入的结核菌。本阶段如治疗及时合理，病变可以完全消散吸收。

2. 增生性病变 常发生在感染菌量少、菌毒力低、免疫反应较强的情况下。主要表现为结核结节，为结核病特征性的病变，结核由此得名。开始时可有短暂的渗出阶段。当巨噬细胞吞噬并消化了结核菌后，形成类上皮细胞。类上皮细胞聚集成团，中央可有朗罕巨细胞出现。在其外围常有较多的淋巴细胞聚集，以及少量反应性增生的成纤维细胞，形成典型的结核结节。结核结节的中心常为干酪样坏死。单个结节肉眼不易区别，当 3～5 个结节融合在一起时，则为粟粒大小灰白色或灰黄色。类上皮细胞是增生性病变的主要成分，是由巨噬细胞在结核分枝杆菌的菌体脂质的作用下转化而成，而朗罕巨细胞则由类上皮细胞相互融合而成，其体积较大，且大小不一，细胞核为数个至上百个不等，呈花环状或马蹄形排列在细胞质的一侧，这与其他多核巨细胞形态有所不同。结核结节中不易找到结核菌。

3. 坏死性病变 常发生在渗出或增生性病变的基础上。当菌量多、毒力强、机体抵抗力低下或变态反应强烈时，结核病灶可出现以坏死为主的病理变化。由于坏死组织中含有结核分枝杆菌的脂质、巨噬细胞所产生的细胞内脂质，使这种坏死组织不液化，呈淡黄色，均匀细腻，呈细颗粒状，形态似奶酪，故称干酪样坏死。镜检可见一片凝固的、染成伊红色的、无结构的坏死组织。干酪样坏死灶中含有结核杆菌，以冬眠的形式生存。干酪样坏死灶的结局可以钙化或骨化，周围纤维组织增生，形成纤维包裹而使病灶稳定；也可在某些因素作用下出现液化，结核分枝杆菌大量繁殖，导致病变渗出、扩大和向宿主其他组织器官扩散，形成空洞性结核。

由于机体免疫功能、细菌数量和毒力、治疗规范与否以及感染部位的不同，上述 3 种病变可同时存在于一个肺部病灶中。

（五）临床表现

【人类】

结核病是一种多系统、多器官受累的肉芽肿性疾病。常侵犯肺、双侧肺门淋巴结，临床上 90% 以上有肺的病变，其次是皮肤和眼的病变，浅表淋巴结、肝、脾、肾、骨髓、神经系统、心脏等几乎全身每个器官均可受累。

人感染结核杆菌后不一定发病，仅于抵抗力低下时出现症状。结核早期或轻度肺结核，可无任何症状或症状轻微而被忽视，若病变处于活动进展阶段时，可出现以下症状：发热，表现为午后低热，多在下午 4～8 时体温升高，一般为 37～38℃之间，病人常常伴有全身乏力或消瘦，夜间盗汗，女性可导致月经不调或停经。

1. 按照病变部位分类

（1）肺结核：最常见的早期症状是咳嗽、咳痰，有空洞的患者则咳出脓痰或咯血；胸痛、气短或呼吸困难等。

（2）皮肤结核：最常见为结节性红斑，多见于面颈部、肩部或四肢。也有冻疮样狼疮、斑疹、丘疹等。有时发现皮下结节。侵犯头皮可引起脱发。大约有 30%左右的病人可出现皮肤损害。

（3）眼结核：可有虹膜睫状体炎、急性色素层炎、角膜-结膜炎等。可出现眼痛、视力模糊、睫状体充血等表现。

（4）泌尿生殖器结核：由肾乳头溃疡开始，以后破溃到肾盂并播散到输尿管及膀胱。早期无症状或症状很轻。累及膀胱时出现尿频、尿急、尿痛。

（5）骨、关节结核：胸、腰椎结核可有局部疼痛、脊椎变形，脊柱运动受限，出现脓肿或截瘫，腰椎部的脓肿可在腹股沟处形成疝气样肿物。

（6）肠结核：可有腹泻、便秘或交替性便秘、腹痛等。

（7）颈淋巴结核：见颈部淋巴结肿大，初期可移动。

2. 按照 2001 年《中华人民共和国卫生行业标准》，将结核病分为以下 5 种：

（1）原发型肺结核（代号：Ⅰ型）。原发型肺结核为原生结核感染所致的临床病症。包括原发复合征及胸内淋巴结结核。

（2）血行播散型肺结核（代号：Ⅱ型）。此型包括急性血行播散型肺结核（急性粟粒型肺结核）及亚急性、慢性血行播散型肺结核。

（3）继发型肺结核（代号：Ⅲ型）。可出现以增殖病变为主、浸润病变为主、干酪病变为主或以空洞为主等多种病理改变。

（4）结核性胸膜炎（代号：Ⅳ型）。为临床上已排除其他原因引起的胸膜炎。在结核性胸膜炎发展的不同阶段，有结核性干性胸膜炎、结核性渗出性胸膜炎、结核性脓胸。

（5）其他肺外结核（代号：Ⅴ型）。其他肺外结核按部位及脏器命名，骨结核、结核性脑膜炎、肾结核、肠结核等。

【动物】

1. 牛结核病 主要是由牛分枝杆菌所致的传染病。结核分枝杆菌、禽分枝杆菌也可以引起发病。临床通常呈慢性感染，以肺结核、乳房结核、肠结核和淋巴结核最为常见。活动性结核病牛表现极度消瘦，站立时背拱起，腹壁蜷缩，两前肢外展，两后肢伸向腹下。病牛病初有短促干咳，随着病程的进展变为湿咳，咳嗽加重、频繁，尤其是清晨饮水和运动后；并有淡黄色黏液或脓性鼻液流出。呼吸次数增加，甚至呼吸困难。胸部听诊有磨擦音，叩诊有浊音区。产奶减少，体表淋巴结肿大。乳房结核表现为乳房淋巴结肿大，硬结，无热无痛，泌乳量下降，乳汁变稀，严重时乳腺萎缩，泌乳停止。肠结核多见于犊牛，出现消化不良，食欲缺乏，顽固性下痢和迅速消瘦；粪便常带血或脓汁。

2. 猪结核病　猪对牛、禽、人型分枝杆菌均有易感性。主要通过消化道感染。多表现为淋巴结核，常见于颌下、咽和颈等淋巴结形成表面凹凸不平、无热无痛的硬块。主要临床症状为消瘦、咳嗽、气喘和腹泻等。若感染牛型结核，多呈进行性发展，常导致死亡。

3. 禽结核病　主要是由禽分枝杆菌经消化道、呼吸道感染。主要危害鸡和火鸡，成年鸡和老鸡多发。多为肝、脾、肠结核，病初无明显症状，后期才表现精神萎靡，食欲缺乏或废绝，羽毛松乱，呆立不活泼，冠萎缩，冠髯苍白比正常薄。呈渐进性消瘦，胸骨突出如刀，贫血。产蛋下降，甚至停止。皮肤结核常见于眼睛周围的皮肤，皮下发生粟粒大或豌豆大结节，当结节破溃后形成溃疡。关节受侵，一侧翅下垂和跛行，以跳跃态行走。肠道受侵时，有顽固性腹泻，最后因衰竭或因肝脾突然破裂而死亡。

（六）诊断

根据流行病学、临床症状、病原学检查、免疫学检查、影像学检查等做出诊断，其中病原学诊断较为可靠。

1. 病原学检查

（1）涂片染色：利用痰或分泌物（脓）、渗出液进行涂片检查，若镜检找到抗酸性杆菌，可能是结核杆菌，但通常应报告：“查到抗酸性杆菌”，因标本中可能混杂有非致病性抗酸杆菌，单凭形态染色不能确定是结核杆菌，需进一步分离培养鉴定。如标本中结核杆菌量少，杂菌和杂质多时，直接涂片不易检出，应浓缩集菌后，再涂片染色镜检，以提高检出率。

（2）分离培养：是病原学诊断的金标准，可以进行分枝杆菌群别、种别的鉴定，还可以进行体外药敏试验，故培养法是结核病患者必查项目之一。

（3）动物试验：常用动物为豚鼠及小白鼠，可进行结核杆菌的检出及种别鉴定。目前除科研及特殊需要，临床上不常用。

2. 免疫学检测　检测血中特异性抗体有助于鉴别活动性结核病和非活动性结核病，并可用于抗结核药物的疗效评估。目前免疫学诊断包括细胞免疫和体液免疫的检测。

（1）细胞免疫检测

1）结核菌素试验（PPD）：本试验是常用的结核病辅助诊断方法。在左前臂屈侧作皮内注射，经 48～72 小时测量皮肤硬结直径，判断结果。结核菌素试验阳性反应仅表示结核感染，并不一定患病。我国城市成年居民的结核感染率在 60%以上，故用 5IU 结核菌素进行检查，其阳性结果意义不大。但如用 1IU 作皮试呈强阳性者，常提示体内有活动性结核灶。结核菌素试验对婴幼儿的诊断价值比成年人大，因为年龄越小，自然感染率越低；3 岁以下强阳性反应者，应视为有新近感染的活动性结核病。结核菌素试验阴性反应除提示没有结核菌感染外，还见于以下情况：在应用糖皮质激素等免疫抑制剂者，或营养不良及麻疹、百日咳等病人，结核菌素反应也可暂时消失；严重结核病和各种危重病人，由于人体免疫力连同变态反应暂时受到抑制，对结核菌素无反应，或仅为弱阳性，待病情好转，又会转为阳性反应；其他如淋巴细胞免疫系统缺陷（如淋巴瘤、白血病、结节病、艾滋病等）病人和老年人，其结核菌素反应也常为阴性。

2）淋巴细胞亚群分析：可采用流式细胞仪法和抗碱性磷酸酶法，分析 T 淋巴细胞亚群。由于 T 淋巴细胞亚群分析为非特异性，在结核病诊断上的意义不大，一般用于病情监控、疗效评估等。

（2）体液免疫检测：主要有 CFT、IHA、沉淀试验、吞噬指数试验等方法。可以检测患者血清、脑脊液、胸腹水中特异性抗原、抗体或抗原抗体复合物，操作简便、快速，但是敏感性低。

3. 影像学检查 肺结核的常见 X 线表现有：①纤维钙化的硬结病灶：斑点、条索、结节状，密度较高，边缘清晰；②浸润性病灶：云雾状、密度较淡、边缘模糊；③干酪性病灶：密度较高、浓度不一；④空洞：有环形边界的透光区。肺结核病灶一般在肺的上部、单侧或双侧，存在时间较长，常有多种性质不同的病灶混合存在和肺内播散迹象。

4. 分子生物学技术

（1）PCR 技术：近年来，随着分子生物学技术的飞速发展，PCR 技术已被广泛用于结核病的实验室诊断。

（2）DNA 探针技术：分固相和液相两种，已被广泛应用于结核病的诊断，而且可同时进行菌种鉴定与分类。

5. 其他 结核病人血象一般无异常。严重病例可有继发性贫血。急性粟粒型肺结核可有白细胞总数减低，或类白血病反应。纤维支气管镜检查对于发现支气管结核、了解有无肿瘤、吸取分泌物、解除阻塞或作细菌及脱落细胞检查，以及摘取活组织做病理检查等，均有重要价值。

6. 鉴别诊断

（1）肺癌：中央型肺癌常有痰中带血，肺门附近有阴影，与肺门淋巴结结核相似。周围型肺癌呈球形、分叶状块影，有时需要与结核球鉴别。

（2）肺炎：有轻度咳嗽、低热的支原体肺炎、病毒性肺炎和过敏性肺炎（嗜酸粒细胞肺浸润症）等，在 X 线上有肺部炎症征象，与早期浸润型肺结核相似。

（3）肺脓肿：浸润型肺结核伴空洞，需与肺脓肿相鉴别。

（4）慢性支气管炎：老年慢性支气管炎症状酷似慢纤洞型肺结核，但前者 X 线仅见肺纹理加深或正常；后者 X 线则显示结核病灶，痰结核菌阳性。

（5）支气管扩张：有慢性咳嗽、咳痰和反复咯血史，需与慢性纤维空洞型肺结核相鉴别。

（七）防制

1. 控制传染源 开展健康教育活动，提高人们对结核病的认识，养成良好的卫生习惯；医务人员负责疫情报告，隔离并治疗结核病患者，对活动性结核病患者应安排在隔离区，接受合理的诊治和护理。患者的医疗垃圾和生活垃圾设专人处理，并作焚烧处理。

2. 切断传播途径 做好患者的隔离消毒工作，让患者居住在通风良好的病房，保持室内干燥。患者使用的餐具、寝具要单独使用。对餐具进行消毒处理，牛奶加工应严格消毒或煮沸。

3. 保护易感人群 接种卡介苗。卡介苗是活的无毒力牛型结核菌疫苗。接种卡介苗可使人体产生获得性免疫力。接种对象是未受感染的人，主要是新生儿、儿童和青少年。已受结核菌感染的人，如结核菌素试验阳性者不必接种，否则有时会产生科赫现象。

卡介苗并不能预防感染，但能减轻感染后的发病和病情，新生儿和婴幼儿接种卡介苗后，比没有接种过的同龄人群，结核病发病率减少 80%左右，其保护力可维持 5～10 年。卡介苗的免疫是活菌免疫，接种后，随活菌在人体内逐渐减少，免疫力也随之减低，故隔数年对结核菌素反应阴性者还须复种。

动物的结核病治疗意义不大，应采取加强免疫，净化种群、培育健康种群等综合性防制措施。对奶牛群应每年进行两次牛结核病检疫。

（八）治疗

人类结核病控制策略的核心，是发现和治愈涂片阳性的肺结核病人。治疗原则：早期、联合、适量、规律、全程。目前常用的杀菌药为利福平、异烟肼；灭菌药为吡嗪酰胺、链霉素；抑菌药为乙胺丁醇、对氨柳酸钠、氨硫脲；乙（丙）硫异烟胺、环丝氨酸、卡那霉素、卷曲霉素等适用于耐药的病人。

病畜一经诊断或检疫后立即淘汰，价值较高的种畜可用链霉素、异烟肼和对氨柳酸钠等药物治疗。

第六节　鼻　　疽

鼻疽（malleus）是由鼻疽假单孢菌引起的人兽共患病。主要感染马、驴、骡等动物。人对鼻疽十分易感，主要是接触感染动物所致。鼻疽的体征是在鼻腔、喉头、气管黏膜或皮肤形成特异的鼻疽结节、溃疡或瘢痕，在肺脏、淋巴结或其他实质性器官也可产生鼻疽结节。马多呈慢性，驴、螺呈急性。

鼻疽是一种很古老的疾病，1837 年 Royer 首先描述了人类鼻疽。1882 年从死于鼻疽病的马体中首次检出致病菌，1985 年将此菌定名为鼻疽病杆菌。20 世纪以前，鼻疽病在人和动物中流行很广泛，遍及世界各国。第一次世界大战期间，马的鼻疽曾严重流行于欧洲及巴尔干半岛，曾将大量患病的马匹处死，才得以控制。近来许多国家已基本消灭鼻疽，但在以马为生产工具的一些国家或地区（亚洲和南美洲），由于防治措施不力，马的鼻疽感染率仍较高（10%以上），危害仍十分严重，因而人的感染机会亦存在。在各国马鼻疽（glanders）属于进出口马属动物必须检疫的主要动物病。马鼻疽也被列入《中华人民共和国进境动物检疫病名录》，见附录 3。鼻疽在国内仍不同程度地分布于各养马地区，主要在内蒙古、新疆、黑龙江、吉林、青海、宁夏等地。

（一）病原学

鼻疽假单胞菌（*Pseudomonas mallei*）属杆菌，长 2～5μm、宽 0.3～0.8μm、两端钝圆、不能运动、不产生芽孢和荚膜，组织涂片菌体着色不均匀时，浓淡相间，呈颗粒状，很似双球菌或链球菌形状。革兰染色阴性，需氧和兼性厌氧菌，发育最适宜温度为 37℃，最适 pH6.4～7.0。在甘油肉汤培养时，肉汤呈轻度混浊，在管底可形成黏稠的灰白色沉淀，摇动试管时沉淀呈螺旋状上升，不易破碎。老龄培养物可形成菌环和菌膜。

鼻疽假单胞菌抵抗力较强，在室温下存活数月到 1.5 年，在潮湿的马厩内可生存 20～30d，一般化学消毒剂 1h 能将其杀死。55℃ 10min、80℃ 5min 可被杀死；在直射阳光下 24h 可被灭活；对金霉素、土霉素、四环素、新霉素、氯霉素及磺胺类药物敏感。

（二）流行病学

1. 传染源　马、骡、驴、羊、猫、犬、骆驼、家兔、雪貂等都能感染鼻疽假单胞菌。特别是开放性及活动性的病畜，分泌物里含有大量的病原菌。

2. 传播途径

（1）接触传播：直接接触是人感染的主要途径。由于皮肤外露或损伤部分直接接触到病马的分泌物或排泄物而受感染，尤其是饲料、医疗接触或屠宰病畜、处理病畜尸体时，鼻疽假单胞菌经皮肤或黏膜破损处侵入人体。

（2）呼吸道传播：当病畜咳嗽或打喷嚏时，可通过气溶胶感染健康的家畜、实验人员、兽医及饲养员。也可因清理病畜排泄物或打扫马厩时，吸入含病菌的尘埃而感染。新分离的病菌，致病力较强，可使实验室工作人员吸入感染。

（3）消化道传播：是家畜间鼻疽病传播的主要方式。因家畜饮食被污染的水、饲料或牧场的草而感染。人经饮水或进食受感染者较为少见，但有因吃食马肉而受感染的报告。

3. 易感性　鼻疽在马群中缓慢、延续地传播，没有明显的季节性。人鼻疽病常为散发，往往与人的职业有明显关系。本病多发生于兽医、饲养员、骑兵及屠宰工人中，多数为男性，年龄多在

20～40 岁之间。

（三）临床表现

【人类】

鼻疽的潜伏期一般为 1～14d。临床上可分为急性期和慢性期两种类型，但以前者多见。

1. 急性期 患者体温高达 40℃，呈弛张热型，发热时伴有恶寒、多汗、头痛、全身疼痛、乏力、呕吐、腹泻和食欲减退。在感染部位形成炎性硬结，化脓变软，破裂后，可使患者鼻内流出大量的脓性鼻涕，鼻中隔及鼻甲骨下端形成溃疡。或肺、皮肤发生病变，有些患者有肺炎，X 光检查肺部呈云雾状病变，患者有胸痛、咳嗽和咳痰，有时痰中带血。有的患者有膝关节炎。如细菌进入血流，可产生菌血症和脓毒血症。

2. 慢性期 最为常见，病程长，数月至数年，临床症状不明显，多由急性转化而来。全身症状较轻，有低热、全身不适、头痛和关节痛等。局部症状与急性期相似。

【动物】

根据马鼻疽的临床症状，一般可分为 4 种病型：鼻腔型、皮肤型、肺脏型、无症状携带者。前 3 种类型一般可以互相转化，且鼻腔型和皮肤型常呈开放性，持续向外排菌。鼻腔型主要症状是鼻黏膜潮红，鼻炎，鼻孔流出浆液性或黏液性鼻液，上呼吸道出现结节或溃疡。一侧或两侧鼻腔流出灰白色黏性鼻汁。严重时病变蔓延整个鼻腔，分泌物增多，有的造成鼻中隔穿孔，流出脓性或血性腐臭分泌物，形成鼻漏、鼻腔狭窄、呼吸困难，最后衰竭死亡。皮肤型主要发生于四肢、胸侧及腹下，以后肢较多见，主要是皮肤形成结节、脓疱、溃疡。肺脏型是鼻疽最常见的临床表现形式。出现鼻出血或咳出带血黏液，干性无力短咳，呼吸次数增加，肺部啰音。

（四）诊断

急性型鼻疽可以根据临床症状、流行病学作出初步诊断。慢性型和隐性型的诊断需要病原学、免疫学检查等。

1. 病原学检查 取皮肤脓液或者鼻腔分泌物涂片，亚甲蓝、姬姆萨、瑞特等染色，可见两极浓染的杆菌，此法只限于确诊开放性鼻疽和病畜尸体的诊断，对于慢性鼻疽生前不实用，操作繁琐，实际检疫很少用。

2. 免疫学检测 ①变态反应试验：是用鼻疽菌素作点眼或眼睑皮内试验，病畜呈脓性结膜炎和眼睑肿胀的阳性反应，非病畜呈阴性反应。②血清学检查：包括 CF、凝集反应、IHA、ELISA、IFA、乳胶凝集试验（LAT）等方法。

3. 其他 鼻疽的临床表现较复杂，常不易诊断。有与患病的马类接触，或实验室中曾处理过致病菌等流行病史；分泌物、穿刺液及血液培养，血清学检查，鼻疽菌素皮内试验，感染物豚鼠接种等检查，均有助于鼻疽的诊断。

（五）防制

鼻疽目前尚无有效疫苗，应采取综合性措施进行控制。

消除传染源，首先要消灭马类间鼻疽的流行。应用鼻疽菌素滴眼试验，可以鉴别出感染和未感染的马匹，根据检测结果，将马属动物群分为患病群、疑似感染群和假定健康群三类。隔离观察疑似感染群、假定健康群，经 6 个月观察，不再发病方可解除隔离。已证明受感染的马类，不论其有无症状，均应在不放血条件下立即处死，并深埋。对污染的马厩杂物用含氯石灰等彻底消毒。污染的垫料及粪便等，采取堆积泥封发酵、高温等方法处理后方可使用。对从事马匹工作的人，进行预防知识的教育，对患者应特别注意排泄物及污染物的消毒。对从事鼻疽假单胞菌检验的实验室工作者，必须注意无菌操作与消毒。对可疑受染者医学观察 3 周。发现病人时，应在严格条件下进行治疗，痊愈后方能出院。

（六）治疗

有效的治疗药物有金霉素、土霉素、四环素、链霉素及磺胺类药物。此外，环丙沙星、氧氟沙星等喹诺酮类、头孢他啶和亚胺培南等均对鼻疽假单胞菌有较强的抑菌作用。

急性鼻疽预后差，未经有效治疗者病死率高于 90%。慢性或亚临床型其治愈率可达 30%～50%。近年来应用抗生素治疗后，病死率有明显下降。

（张鹏霞）

第七节　类　鼻　疽

类鼻疽（malioidosis）又名伪鼻疽，是由类鼻疽杆菌引起的一种地方性人兽共患传染病。临床特征是急性败血症，鼻腔和眼部有脓性分泌物，皮肤、肺、肝、淋巴结等处形成结节和脓肿。类鼻疽杆菌广泛分布于热带和亚热带地区的土壤、滞水中，农民在田间劳作的过程中，通过皮肤黏膜感染引起类鼻疽病。

类鼻疽的病原菌最早是在 1912 年，从缅甸 38 例类似鼻疽的病人中分离获得，3 年后将其归入假单胞菌属（*Pseudomonas*）。20 世纪 90 年代初，日本学者将该菌重新分类，将原假单胞菌属中的 DNA 群Ⅱ中的几个种列入一个新属：伯克菌属（*Burkholderia*）。

类鼻疽病的疫区在降雨量充沛的热带地区，雨季易流行。流行区主要在南北纬度 20°之间，如东南亚、澳洲北部。我国的疫源地为海南、广西、广东、福建。20 世纪 50 年代、70 年代，侵越法军和美军分别报道了 100 例、347 例类鼻疽病，由此引起东南亚地区对类鼻疽的重视。泰国 1955 年报道第一例，到 1966 年仅报道 3 例，而 1970～1985 年，全国报告病例 800 例，是前 20 年的数百倍。新加坡 1985 年以前无病例报告，1985～1995 年，报告了 90 例。澳大利亚 1989～1994 年间报道 106 例。1989 年我国广东发现人的类鼻疽 2 例，为我国大陆首次报道，至今已报道 58 例，2005 年 7 月台湾省南部洪水出现后，台南及高雄县市 4 家医院共通报 17 名类鼻疽感染个案，其中已有 7 人死亡，死亡率接近 3.8%。

除上述流行区外，南美洲的巴西和非洲的毛里求斯近年都有本土病例出现。而欧洲各国出现的病例都是到疫区旅游后发生。泰国东北部是类鼻疽病高发区，此区域土壤中检获类鼻疽杆菌样本数、每个样本中菌落数均明显高于其他区域，说明土壤中类鼻疽杆菌存在和含量，与其在各地区的流行程度呈正相关。

（一）病原学

类鼻疽杆菌（*Burkholderia pseudomallei*）呈卵圆形或长链状，大小 1.2～10μm，0.4～0.5μm。与鼻疽假单胞菌的致病性、抗原性和噬菌体敏感性均类似。为革兰染色阴性需氧菌，在 25～27℃生长良好，最适 pH6.8～7.0。在培养过程中散发出特殊的土霉味。用亚甲蓝染色常见两极浓染，有端鞭毛 6～8 根，无芽孢，无荚膜，在血琼脂上生长良好，缓慢溶血。可产生 2 种不耐热毒素，即坏死性毒素和致死性毒素，可使豚鼠、小鼠、家兔感染而致死。此菌产生的内毒素，耐热，具有免疫原性。

类鼻疽杆菌有 2 种类型的抗原，1 型具有耐热及不耐热抗原，主要存在于亚洲；2 型仅具有不耐热抗原，主要存在于澳洲和非洲。

类鼻疽杆菌在水和土壤中可存活 1 年以上，在自来水中可以活 28～44d。加热 56℃10min 可将其杀死，常用的各种消毒剂也可将其迅速杀灭。对多种抗生素有天然耐药性，对四环素、强力霉素、氯霉素、卡那霉素、磺胺敏感。

（二）流行病学

类鼻疽分布于热带、亚热带地区。澳大利亚、缅甸、越南、新加坡、马来西亚、柬埔寨、印度尼西亚、菲律宾、泰国、伊朗、印度、斯里兰卡、马达加斯加、新几内亚、上沃尔特、尼日尔、厄瓜多尔、巴拿马和中国的香港地区、加勒比地区、阿鲁巴岛均有类鼻疽报道。

1. 传染源　类鼻疽杆菌侵袭动物的范围极其广泛。野鼠、家鼠、豚鼠、兔、猫、狗、绵羊、猪、野山羊、家山羊、牛、马等，还有非人灵长类、骆驼、树袋鼠和鹦鹉都可以自然感染。家畜中以猪和羊易感。细菌可随感染动物的迁移而扩散，并污染环境，形成新的疫源地。类鼻疽杆菌能使包括海洋动物在内的哺乳动物以及某些鸟类感染。实验动物中的金黄地鼠和豚鼠敏感，小白鼠不敏感。类鼻疽杆菌系自然腐生菌，广泛分布于热带和亚热带泥土、积水、池塘和多种农作物中，可在外界环境中自然生长，故类鼻疽杆菌污染的土壤和水是主要的传染源。

2. 传播途径

（1）直接接触：破损的皮肤直接接触含有致病菌的水或土壤，这是本病传播的主要途径；

（2）呼吸道：吸入含有致病菌的尘土或气溶胶。

（3）消化道：食用被污染的食物。

（4）媒介昆虫传播：实验证明，类鼻疽杆菌能在印度客蚤和埃及伊蚊的消化道内繁殖，并保持传染性达 50d 之久。

（5）人与人之间传播：已有报道可通过家庭密切接触、性接触等传播。

3. 易感性　人群普遍易感，任何年龄均可患病。呈地方性流行，隐性感染可能相当普遍。新近进入疫区、糖尿病、酒精中毒、脾切除、艾滋病毒感染等为易患因素。男性患者多于女性患者，可能与职业有关。

4. 流行特征　类鼻疽的病原菌主要分布于南北纬 20°之间的热带地区，美洲的巴西、秘鲁、加勒比地区，非洲中部及马达加斯加，东南亚和澳大利亚北部。以东南亚地区为高发区。水土环境中病原分离率较高，如越南为 3.3%，马来西亚水田为 10.4%，澳大利亚昆士兰为 1.6%，泰国有的地区高达 78.1%。我国地域广大，从南到北的调查表明，类鼻疽疫源地分布于海南，广东、广西南部的边缘热带和南亚热带地区。类鼻疽一般散发，也可呈暴发流行，流行区人群隐性感染率为 15%～30%，家畜如马和猪的隐性感染率可分别达到 9%～18%和 35%，人群中极少有健康带菌者。类鼻疽全年均有发生，无明显季节性。

类鼻疽杆菌是一种环境性的腐生菌，其生存与温度、湿度、雨量、水土的性状等有着密切的关系。经调查雨季和洪水泛滥往往造成猪类鼻疽流行。

（三）发病机制

类鼻疽杆菌具有几种毒素：①不耐热的外毒素，包括坏死性毒素与致死性毒素；②耐热的内毒素及几种组织溶解酶。这些毒素在发病中的真正作用尚不明确。现已查明约 70%发展为败血型者，病前多有糖尿病、肾病、结核病、吸毒或酗酒史，这些消耗性疾病，也能使亚临床型感染者转为败血型。提示免疫功能缺陷是败血型类鼻疽发生的基础。急性败血型类鼻疽的致病菌，可以扩散至全身各器官，尤以肺、肝、脾和淋巴结最严重，肺部损害通常由于血行播散所致，有时亦可由于肺部吸入含致病菌的气溶胶而直接感染。病变主要为多发性小脓肿的形成，脓肿内有坏死组织、中性粒细胞和大量致病菌，有时小脓肿融合成空洞可造成肺出血。慢性类鼻疽以肺部及淋巴结病变最突出，中心呈现由中性粒细胞组成的坏死灶，周边有肉芽肿形成，病灶内致病菌稀少。

（四）临床表现

【人类】

潜伏期一般为 3～5d，有的在感染后数月、数年，甚至长达 20 年后发病。类鼻疽在临床上有隐匿型、急性败血症型、亚急性型、慢性型4种表现。

1. 隐匿型 有相当数量的人群，类鼻疽杆菌感染后临床症状不明显，血清中可检测出特异性抗体，这种现象在东南亚国家（泰国、越南、马来西亚）人群中约占6%～8%，此型一般不会发展为显性类鼻疽，但当有糖尿病等诱因存在时，仍有机会发病。据报道，20世纪60年代，在越南战争的美军中，有9%的亚临床型病例回国后相继发病，其中潜伏期最长者为26年，故有“越南定时炸弹（vietnamese time bomb）”之称。

2. 急性败血症型 最严重，常发生于糖尿病患者，约占60%。细菌随血液散布到肺、肝、脾、肾、淋巴结、脑、骨、前列腺、皮下等器官组织，形成多发性脓肿。表现有寒战、高热、气喘、肌痛，以及不同部位脓肿出现的相应症状和体征。特别以肺脓肿最为多见，好发于肺上叶并可累及胸膜，此时患者多有咳嗽，胸痛，咯血性和脓性痰，胸部可闻及干，湿性啰音及胸膜摩擦音，并有肺实变及胸膜腔积液的体征，肺部病灶融合成空洞，其他尚有腹痛，腹泻，黄疸，肝脾肿大及皮肤脓疱等，当菌血症仅累及单个器官时，可发生非弥散性脓毒性感染。如不及时治疗，病死率可高达90%，即使用抗生素治疗，仍有30%的死亡率。只有少数是暴发性病例。

3. 亚急性型 病程数周至数月。多数是急性感染消退后形成多处化脓性病灶的症状与体征。糖尿病、肾病、结核病、吸毒或酗酒者，这些消耗性疾病也能使亚临床型感染者转为败血症型。临床症状不明显，潜伏期长，血清中可检测出特异性抗体。

4. 慢性型 病程数年或数十年，是由急性型或亚急性型迁延而来，是一种慢性消耗性疾病，常由于脓肿溃破后造成瘘管，长期不愈，典型病例以肺上叶空洞性病变为主，类鼻疽常被临床误诊为肺结核病。

【动物】

病猪体温升高，精神沉郁，呼吸增数、咳嗽，运动失调或跛行，四肢肿胀，尿色黄并混有淡红色纤维素样物。

病山羊体温升高，食欲减少或废绝。病羊常因肺脏发生脓肿和结节而呈现呼吸困难、增数，咳嗽，消瘦，有时跛行。若腰椎有化脓性病变时，则后躯麻痹，呈犬坐姿势。发生化脓性脑膜脑炎时，则出现神经症状。此外，公山羊的睾丸，母山羊的乳房也常出现顽固性结节。

牛无明显症状，但血清学检测阳性率较高。当脊髓形成化脓灶和坏死灶时，可出现偏瘫或截瘫等症状。

犬除一般症状外，可发生睾丸炎、附睾炎，一肢或多肢水肿而呈现跛行。

马常呈慢性或隐性经过，无明显临床症状。

（五）诊断

类鼻疽的临床症状复杂多样，国外有似百样病之称，所以根据临床症状难以确诊。需要结合病原学检查、免疫学检测、影像学检查等综合诊断。

1. 病原学检查 从污染的环境或临床标本中找到类鼻疽杆菌，是诊断本病的金标准。用病料直接涂片染色镜检，再经酶标抗体或荧光抗体检测阳性，即可作出诊断；也可作病原菌分离培养，将疑似类鼻疽病例的痰、伤口和直肠拭子标本用选择性培养基培养，尿液通过离心浓缩增加细菌量来提高检出率。但从临床标本中分离培养类鼻疽杆菌仍需要较长时间，极易延误医院的治疗。

2. 免疫学检测

（1）间接血凝试验（IHA）：是目前广泛使用的检测方法，但实际应用中其敏感性和特异性较低，特别受疫区人群背景抗体的干扰，容易产生假阳性，需要根据当地类鼻疽流行情况确定诊断临界值。

（2）酶联免疫吸附试验（ELISA）：检测血清中的IgM和IgG抗体，具有较高的敏感性和特异性。全菌、脂多糖、胞外多糖是ELISA检测中的常用抗原。

（3）免疫层析试验（ICT）：简单、快速，不需要专门仪器设备，非专业人员按照说明书即可操作，适合突发事件疾病的快速诊断及病原菌的检测。

（4）间接荧光抗体试验（IFA）：敏感性为 45%～66%。IFA 需要荧光显微镜和专业技术人员，限制其在流行地区，尤其是经济落后地区的推广应用。

3. 影像学诊断 胸部 X 线或 CT 检查可显示肺炎、肺化脓症（空洞）、化脓性胸膜炎等征象。X 线检查常显示遍及全肺的、不规则的结节状阴影或空洞。

4. 其他 还有流行病学调查、血常规、PCR 技术检测、动物试验等。

5. 鉴别诊断

（1）急性期：与伤寒、疟疾、葡萄球菌败血症和葡萄球菌肺炎相鉴别。

（2）慢性型：与肺结核、真菌、梅毒、鼻疽、布鲁菌病、绿脓杆菌病、鼻疽鉴别。

（3）亚急性型：与结核病相鉴别。

（六）防制

发现类鼻疽病人后应立即进行隔离治疗，对可疑感染者进行医学观察 2 周。在接触有积水的泥水前，保护好擦伤的皮肤或伤口，在可能染菌的尘土条件下工作，应戴好防护口罩。接触病人和病畜时应注意防护，接触后作皮肤消毒。对其排泄物和脓性分泌物需彻底消毒。

疫源地应进行终末消毒，并需采取杀虫和灭鼠措施。从疫源地进口的动物应进行严格检疫。一旦发现异常情况，应立即报告。开展卫生宣传教育，使群众了解有关防病知识。

（七）治疗

急性败血症型类鼻疽的治疗比较困难。目前最敏感的药物是亚胺培南，其次是舒巴坦-氨苄青霉素和克拉维酸-羧噻吩青霉素。中等感染时常需联合使用两种抗菌药物，疗程 30d。非播散性败血症的死亡率较低，常用抗菌剂治疗有效。强力霉素和复方新诺明可用于亚急性和慢性类鼻疽的长期治疗。有脓肿者宜作外科切开引流，对内科治疗无效的慢性病例，可采用手术切除病变组织或器官。

未经治疗的急性败血症型类鼻疽，其死亡率在 90%以上，随着近几年来诊断技术和抗菌药物的不断改进，病死率已下降至 30%左右。亚急性型或慢性型类鼻疽死亡率较低，治疗后可下降至 10%或更低。

第八节 破 伤 风

破伤风（tetanus）是由破伤风梭菌经伤口感染引起的一种急性中毒性人兽共患病。又名强直症，俗称“锁口风”。新生儿破伤风又称“四六风”“脐风”“七日风”等，是由于破伤风梭菌侵入脐部产生毒素，从而引起以牙关紧闭和全身肌肉强直性痉挛为特征的急性严重感染性疾病。其主要原因是用未经严格消毒的剪刀剪断脐带，或接生者双手不洁，或出生后不注意脐部的清洁消毒，致使破伤风梭菌自脐部侵入所致。随着我国城乡新法接生技术的应用和推广，破伤风的发病率已明显降低。但在偏远山区，农村及由私人接生者仍可发生。

WHO 统计，2008 年全球有 5 万名新生儿死于新生儿破伤风，比 20 世纪 80 年代减少了 92%。2011 年中国仅报告了 785 例新生儿破伤风，仅有 15 个县报告的新生儿破伤风发病率未低于 1 例/千活产儿。经 2012 年 10 月核实调查，WHO 证实，中国已消除了孕产妇及新生儿破伤风。截至 2012 年 11 月，有 31 个国家尚未消除孕产妇和新生儿破伤风。破伤风是《中华人民共和国传染病防治法》规定的乙类传染病。

（一）病原学

破伤风梭菌（*Clostridium tetani*）属梭状芽孢杆菌属，又称强直梭菌、破伤风梭菌，广泛存在于自然界。菌体呈细长杆状，为一种大型厌氧性杆菌，长4～8μm，宽0.3～0.5μm。多数菌株有周鞭毛，能运动，不形成荚膜。破伤风梭菌在动物体内外均可形成芽孢，菌体呈细长杆状，培养24小时，几乎所有菌体都产生芽孢。芽孢起初位于菌体近端，以后逐渐膨大为球形并移至顶端，使细菌呈典型的鼓槌状或球拍状。细菌培养早期表现为革兰染色阳性，但24小时后往往变成阴性。芽孢不着色。破伤风梭菌为专性厌氧菌，可在普通琼脂平板上成长，在血琼脂上产生溶血环。最适宜的生长温度为37℃，pH 7.0～7.5，营养要求不高，在普通琼脂平板上培养24～48小时后，可形成直径1mm以上不规则的菌落，中心紧密，周边疏松，似羽毛状，易在培养基表面迁徙扩散。在血液琼脂平板上有明显溶血环，偏酸偏碱均不发育。

破伤风梭菌无侵袭力，在动物体内或在培养基内均可产生几种破伤风外毒素，最主要的毒素有两种：溶血毒素和痉挛毒素。溶血素可破坏血细胞和其他一些细胞，造成创口局部溶血和组织损伤，形成缺氧环境，有利于细菌生长，但与致病性无太大关系。痉挛毒素即破伤风毒素，是破伤风梭菌致病的主要因素。痉挛毒素是最强烈的细菌毒素之一，仅次于肉毒梭苗毒素。毒素与神经细胞结合，一方面引起过度兴奋，造成肌肉的持续紧张强直和腺体的过多分泌，另一方面形成许多高度敏感的兴奋灶，稍受刺激便发出兴奋冲动，从而产生阵发性的剧烈痉挛等症状。痉挛毒素是一种蛋白质，由十余种氨基酸组成，不耐热，可被肠道蛋白酶破坏，故口服毒素不起作用。破伤风梭菌繁殖体与普通细菌抵抗力无太大差别，一般消毒药均能在短时间内将其杀死，65～68℃经5min即可灭活，但芽孢抵抗力强，在无光照射的土壤中可存活几十年，能耐煮沸60min、干热150℃1小时，5%苯酚10～15小时。需高压消毒，用碘酒等含碘的消毒剂，或其他消毒剂如环氧乙胺才能将其杀灭。对青霉素敏感，磺胺类有抑菌作用。

（二）流行病学

破伤风分布于世界各国，呈散在性发生。破伤风梭菌广泛存在于自然界，于人、畜粪便和土壤中，尤其是施肥的土壤、腐臭淤泥中。感染常见于各种创伤，如动物断脐、去势、手术、断尾、穿鼻、产后感染及动物咬伤等。人偶有因注射或手术时消毒不严，或在较差的环境条件下进行拔牙、穿耳等小手术而感染发病的病例。在临诊上有1/3～2/5的病例查不到伤口，可能是创伤已愈合或可能经子宫、消化道黏膜损伤感染。也有用不洁的泥土、香灰、纸灰包扎伤口而直接受染者。在家庭和卫生条件很差的场所接生，可造成新生儿脐带受染而发生破伤风。人群对破伤风普遍易感，各年龄组均有发病。但以青壮年男性，尤其以农民为多，显然与受伤机会较多和环境受破伤风梭菌污染严重有关。

各种家畜均有易感性，其中以单蹄兽最易感，猪、羊、牛次之，犬、猫仅偶尔发病，家禽自然发病罕见。实验动物中豚鼠、小鼠均易感，家兔有抵抗力。破伤风无明显的季节性，幼龄动物的感受性更高。

（三）发病机制

破伤风梭菌无侵袭力，不侵入血循环，仅在局部伤口生长繁殖。当破伤风梭菌芽孢侵入局部伤口后，如同时有需氧菌合并的化脓感染，组织创伤严重造成的局部血循环不良，或有坏死组织及异物存留，形成局部的厌氧微环境，则极有利于破伤风梭菌繁殖。细菌大量增生，并产生大量痉挛毒素，引起发病。破伤风痉挛毒素通过运动终板吸收，沿外周神经纤维间的空隙上行到脊髓前角神经细胞，上达脑干，或通过淋巴、血液到达运动神经中枢。正常情况下，当屈肌运动神经元受刺激兴奋时，冲动亦同时传入抑制性中间神经元，使之释放抑制性递质，如甘氨酸和γ-氨基丁酸，从而抑制相应的伸肌运动神经元，使伸肌松弛，与屈肌收缩相互协调。同时，屈肌运动神经元的兴奋状态，还受抑制性神经元的负反馈抑制，使之不会过度兴奋。痉挛毒素与中枢神经系统有高度的亲和力，能与神经组织中神经节苷脂结合，封闭脊髓抑制性突触，阻止抑制性神经递质的释放，使上下神经元之间的正常抑制性冲动不能传递，由此引起神经兴奋性异常增高和骨骼肌痉挛的强直症状。下行性破伤风的强直性痉挛，起始于头、颈部，随后逐渐波及躯干和四肢，上行性破伤风最初在感染周围的肌肉出现强直症状，然后扩延到其他肌群。此外，痉挛毒素还能抑制神经肌肉接头处的神经突触的传递，使乙酰胆碱聚集于胞突结合部，不断频繁向外周发放冲动，导致持续性的肌张力增高和肌肉痉挛，临床上出现牙关紧闭，角弓反张。患者的交感神经抑制过程亦同时受到损伤，产生各种交感神经过度兴奋的症状，如心动过速、体温升高、血压上升等。血中可同时测得儿茶酚胺水平升高，并随病情改善而下降。破伤风梭菌不侵犯血循环及其他器官，因此，其病理改变亦无特异性。多数器官损害由严重肌肉痉挛性抽搐、缺氧或继发感染引起。如脑水肿、肺部炎症改变、内脏器官的充血和出血。

（四）临床表现

【人类】

破伤风潜伏期长短与伤口所在部位、感染情况和机体免疫状态有关，通常为 7～8d，可短至 24 小时或长达数月、数年。潜伏期越短者，预后越差。约 90%的患者在受伤后 2 周内发病，新生儿破伤风的潜伏期为断脐带后 5～7 小时，偶见患者在摘除体内存留多年的异物后，出现破伤风症状。

病人先有乏力、头晕、头痛、咬肌紧张酸胀、烦躁不安、打呵欠等前驱症状。这些症状一般持续 12～24 小时，接着出现典型的强烈肌收缩，最初是咀嚼肌，随后为面部表情肌，颈、背、腹、四肢肌，最后为膈肌。肌强直的征象为张口困难和牙关紧闭，腹肌坚如板状，颈部强直、头后仰，当背、腹肌同时收缩，因背部肌群较为有力，躯干因而扭曲成弓，形成角弓反张或侧弓反张。阵发性肌痉挛是在肌强直基础上发生的，且在痉挛间期肌强直持续存在。相应的征象为蹙眉、咧嘴苦笑（面肌痉挛）；喉头阻塞、吞咽困难、呛咳（咽肌痉挛）；通气困难、发绀、呼吸骤停（呼吸肌和膈肌痉挛）；尿潴留（膀胱括约肌痉挛）。强烈的肌痉挛，可使肌断裂，甚至发生骨折。患者死亡原因多为窒息、心力衰竭或肺部并发症。

上述发作可因轻微的刺激，如光、声、接触、饮水等而诱发，也可自发。轻型者每日肌痉挛发作不超过 3 次；重型者频发，可数分钟发作一次，甚至呈持续状态。每次发作时间由数秒至数分钟不等。

病程一般为 3～4 周，如积极治疗，不发生特殊并发症者，发作的程度可逐步减轻，缓解期平均约 1 周。但肌紧张与反射亢进可持续一段时间；恢复期还可出现一些精神症状，如幻觉、言语及行动错乱等，但多能自行恢复。

新生儿破伤风早期症状为哭闹、口张不大、吸吮困难，如用压舌板压舌时，用力愈大，张口愈困难，压舌板反被咬得越紧，称为压舌板试验阳性，有助于早期诊断。随后牙关紧闭，面肌紧张，口角上牵，呈苦笑面容，伴有阵发性双拳紧握。上肢过度屈曲，下肢伸直，呈角弓反张状，呼吸肌和喉肌痉挛可引起青紫窒息。任何轻微刺激（声、光、轻触、饮水、轻刺等）即可诱发痉挛发作，痉挛发作时患儿神志清楚为破伤风的特点。经及时处理能度过痉挛期者，其发作逐渐减轻，发作间隔时间延长，能吮乳。完全恢复约需 2～3 个月。病程中常并发肺炎和败血症。

【动物】

单蹄兽病初咀嚼和吞咽缓慢，运动障碍，步态僵硬，随后发生全身强直。在头部，因咬肌痉挛，轻则采食和咀嚼缓慢，重则开口困难，甚至牙关紧闭；咽肌痉挛使吞咽困难，唾液不能下咽而表现流涎，并不断发生吸啜音，口臭，因耳肌、动眼肌、鼻肌及咽喉肌等的痉挛，使两耳竖立、眼睑半闭、瞬膜外露、瞳孔放大、鼻孔开张呈喇叭状。颈部肌肉强直，表现头颈伸直或颈部向上方反曲，背部强直，表现为弓背弓腰或弯向一侧，或角弓反张，尾根高举、腹肌强直、便秘、尿潴留。应激性增高，音响、强光及触摸等轻微刺激均可使病畜惊恐不安、痉挛和大量出汗，体温升高、心博亢进。黏膜发绀、呼吸浅表增数、气喘和喘鸣。

牛常因断脐、断角、去势或带鼻环而感染，反刍停止，常发生瘤胃臌气，腰背弓起、运动不灵活，症状较轻，应激性增高不明显，病死率亦较低。

羊常因断脐、断尾、去势或剪毛等外伤感染，病初常表现不自主卧地或起立，后期才出现破伤风的特殊症状，应激性增高，病死率高。

猪常因去势而感染，一般先从头部肌肉开始痉挛，叫声尖细、瞬膜外露、牙关紧闭、流涎、应激性增高，四肢僵硬，全身痉挛呈角弓反张，卧地不起，呼吸困难，病死率高。

（五）诊断

主要根据临床症状，有无创伤病史，或接生过程消毒不严史，或分娩过程新生儿局部外伤未经消毒史，即可确诊。如果病人无临床症状，即使伤口处找到破伤风梭菌也不能作为诊断的依据。一般不需要作微生物检验，仅在必要时才进行实验室检查。取创伤渗出物或坏死组织镜检，取样做厌氧菌培养，也可取培养滤液 0.1ml，接种小白鼠。

鉴别诊断：破伤风需与化脓性脑膜炎、脑炎，手足搐搦症、马钱子中毒、癫痫、狂犬病及肌肉风湿等鉴别。

1. 化脓性脑膜炎　多有化脓性原发病灶。虽有角弓反张和颈项强直等症状，但无阵发性痉挛，病人有剧烈头痛、高热、喷射性呕吐等，神志有时不清，脑脊液检查有压力增高，白细胞计数增多等。

2. 狂犬病　有被疯狗、猫咬伤史，以吞咽肌抽搐为主，咽肌应激性增强，病人听见水声或看见水，咽肌立即发生痉挛、剧痛，喝水不能下咽，并流大量口涎。

（六）防制

1. 自动免疫　在婴儿阶段注射的“三联”疫苗，就含有破伤风类毒素，按国家规定的疫苗接种程序进行。共注射 3 次，1 年后应强化注射 1 次，以后每隔 5 年强化注射 1 次。接受全程预防注射者，一旦受伤，只需再注射一针破伤风类毒素，就可起到免疫保护作用。

2. 被动免疫　受伤后 24 小时内注射破伤风抗毒素（TAT）。凡伤口深大，伤口污染明显，伤口未能及时清洁处理或钉子扎伤、匕首伤、枪弹、竹木刺等异物伤，且异物残留者以及动物咬伤，均应及时注射常规剂量 1500 单位。有条件的单位，也可注射人体破伤风免疫球蛋白，目前认为该药最有效而安全。

（七）治疗

采取综合治疗措施，包括清除毒素来源，中和游离毒素，控制和解除痉挛，保持呼吸道通畅和防治并发症等。患者入院后，应住隔离病室，避免光、声等刺激；避免骚扰患者，减少痉挛发作。

1. 伤口处理　应在抗毒素治疗后，彻底清创伤口内的坏死组织、异物等，清创后伤口不必缝合包扎，用青、链霉素创口周围注射，或予以甲硝唑控制感染。对于新生儿的脐部或创口，及时进行彻底的消毒或清创，是治疗新生儿破伤风的重要措施。

2. 抗毒素的应用　早期使用破伤风抗毒素或人破伤风免疫球蛋白。

3. 对症及支持疗法　交替使用镇静、解痉药物，控制痉挛；防治各种并发症；必要时专人护理，防止意外；严格无菌技术，防止交叉感染。

破伤风的平均病死率为 20%～30%，如经早期确诊和恰当治疗，一般预后良好。仅在恢复期明显消瘦，或全身肌肉发僵而活动不便，一般经 2～3 个月逐渐恢复，不留任何后遗症。重型患者的病死率可高达 70%。新生儿、老年患者及静脉吸毒者罹患破伤风预后较差。

第九节 大肠杆菌病

大肠杆菌病（colibacillosis）是由大肠杆菌（又名大肠埃希菌，*Escherichia coli*）的某些致病性血清型菌株引起的疾病。大肠杆菌分布在自然界，大多数是不致病的，主要附生在人或动物的肠道里，为正常菌群，少数的大肠杆菌具有毒性，可引起疾病。尤其对婴儿、幼畜、幼禽，常引起严重腹泻和败血症，大肠杆菌有三种抗原结构，即菌体（O）抗原、包膜（K）抗原和鞭毛（H）抗原。迄今已确定O抗原173种，K抗原103种，H抗原60种。O抗原是对大肠杆菌进行分型的基础，其中一些特殊的血清型具有致病性，可引起人类感染性腹泻。

目前引起人类感染性腹泻的大肠杆菌又可被分为5类，致病性大肠杆菌（EPEC）、肠产毒性大肠杆菌（ETEC）、肠侵袭性大肠杆菌（EIEC）、肠出血性大肠杆菌（EHEC）、肠黏附性大肠杆菌（EAEC）。

肠出血性大肠杆菌因能引起人类的出血性肠炎而得名。该菌包括几种血清型，分离出的主要致病菌株为 O_{157}∶H_7。肠出血性大肠杆菌肠炎是由肠出血性大肠杆菌（*enterohemorrhagic E. coli*，EHEC）感染引起的感染性腹泻，为人兽共患性疾病。临床上可见无症状感染、轻度水样腹泻、出血性结肠炎、溶血性尿毒综合征、血栓性血小板减少性紫癜等。经证实 EHEC O_{157}: H_7是导致该病流行的主要致病株菌。

EHEC O_{157}: H_7是在美国病人粪便中分离的一种肠道新病原体。自美国 1982 年首次暴发流行以来，世界上许多国家均相继发生了大肠杆菌病的流行。发病较多的国家主要有美国、加拿大和日本等。1996 年日本发生了世界上规模最大、涉及上万人的暴发流行，不到 2 周内有 11 人死亡。1997 年，WHO 在日内瓦召开了“预防和控制 EHEC 感染”的专家会议，将大肠杆菌 EHEC O_{157}∶H_7病列为新的食源性疾病。我国于 1986 年分离出 EHEC O_{157}∶H_7，表明我国也有大肠杆菌病暴发流行的潜在危险性。

大肠杆菌病已经成为全球性的公共卫生问题，对人们的健康构成了巨大威胁。

（一）病原学

EHEC O_{157}∶H_7属于肠杆菌科、埃希菌属。革兰染色阴性，无芽孢，有鞭毛，动力试验呈阳性。其鞭毛抗原可丢失，动力试验阴性。在普通培养基上能形成光滑型菌落，最适生长温度为 30～42℃，繁殖迅速，其生长周期为 37℃，0.49 小时；42℃，0.64 小时。

EHEC O_{157}∶H_7可产生大量的 Vero 毒素，故又称之谓 Vero 毒素型大肠杆菌（*Verotoxin E.coli*，VTEC）。EHEC O_{157}∶H_7对人的致病力较强，感染剂量较低，感染载体含菌 10 个/g 以上即可能引起感染。其致病力主要取决于是否有产毒能力。按照抗原性和免疫性等方面的不同，EHEC O_{157}∶H_7可以产生两种 Vero 毒素，分别称为志贺样毒素 1（SLT1）和志贺样毒素 2（SLT2）。两种毒素均由 1 个 A 亚单位和 5 个 B 亚单位组成，其生物学活性相似，前者具有细胞内毒性，是 EHEC O_{157}∶H_7 引起临床表现的病理基础；后者具有细胞结合特性，能与具有特定细胞受体的细胞结合。主要区别在于，SLT1 与志贺毒素在蛋白质结构上只有一个氨基酸的差异，能被抗志贺毒素血清完全中和；SLT2 不被抗血清中和，其毒力非常强，在致病方面起着重要的作用。SLT1 和 SLT2 具有不同的免疫性和理化特性，两者无交叉反应。都不耐热，70℃以上可灭活。

EHEC O_{157}∶H_7具有较强的耐酸性，pH2.5～3.0，37℃可耐受 5 小时；耐低温，能在冰箱内长期生存；在自然界的水中可存活数周至数月；不耐热，75℃ 1min 即被灭活；对氯敏感，被 1mg/L 的余氯浓度杀灭。在-20℃可存活 9 个月；对含氯消毒剂十分敏感，在有效氯含量 0.4ppm 以上的水体中难以存活。

（二）流行病学

1. 传染源 EHEC O_{157}∶H_7感染的病人、带菌者和家畜、家禽等都可传播大肠杆菌病。动物作为传染源的作用尤其重要，较常见的动物有牛、鸡、羊、狗、猪等，也有从鹅、马、鹿、白鸽的粪便中分离出 EHEC O_{157}：H_7 的报道。其中以牛的带菌率最高。患病或带菌动物往往是动物来源食品污染的根源。如牛肉、奶制品的污染大多来源于带菌牛。带菌鸡所产的鸡蛋、鸡肉制品也可造成传播。带菌动物在其活动范围内，也可通过排泄的粪便污染当地的食物、草场、水源或其他水体及场所，造成交叉污染和感染。

2. 传播途径

（1）食源性传播：主要通过污染的食物而感染。在世界各地报告的大肠杆菌病暴发流行中，约有 70%以上与进食可疑食物有关。动物来源的食物，尤其是在动物屠宰过程中，更易受到寄生在动物肠道中的细菌污染。另外，其他食品，如蔬菜、水果等被污染也可造成暴发。食品污染可发生于生产、加工、包装、运输和储存等各个环节。

（2）水源性传播：1989 年在美国密苏里州发生的一起暴发流行，共发病 240 多人。调查表明，该起暴发可能为水源性，是由于饮用水被污染所致。1989 年 12 月在加拿大某镇也发生了一起大肠杆菌感染暴发，发病率 11.6%。经证实也为水源性暴发，系因天气寒冷，供水管道堵塞，导致市政供水系统受污染。除了饮用水受到污染可造成感染外，其他被污染的水体如游泳池、湖水及其他地表水等都可造成传播。

（3）接触性传播：在动物与动物之间、动物与人之间和人与人之间通过密切接触后，都可传播发病。

3. 易感性 儿童 5～9 岁、老人 50～59 岁明显高于其他年龄组，最小 3 个月，最大 85 岁。农场动物牛、羊、猪、鸡、马、鹿、鸽子、海鸥等均可为携带者。

4. 流行特征 大肠杆菌感染有明显的季节性，7～8 月为发病高峰。先散发病例，继而小型暴发，然后才可能发生暴发流行。EHEC O_{157}：H_7 所致的感染性腹泻，男女均可感染，感染的病死率约为 0～10%。

（三）发病机制

1. 黏附 EHEC O_{157}：H_7 进入人体后，主要侵犯小肠远端和结肠、肾脏、肺、脾脏和大脑。引起肠黏膜水肿、出血、液体蓄积、肠细胞水肿、坏死及肾脏、脾脏与大脑的病变。主要依靠其产生的志贺样毒素、溶血素和对上皮细胞的黏附力，引起病变。大肠杆菌对上皮细胞的黏附力，是许多肠道病原菌的共同特征。

2. 毒素 EHEC O_{157}：H_7 从口腔侵入人体，到达肠腔后，借助菌毛黏附在肠绒毛的刷状缘上，B 亚单位与肠上皮细胞糖脂受体 GB3 结合黏附，A 亚单位具有毒素活性，进入细胞并抑制蛋白质合成，损害肠上皮细胞，主要是盲肠与结肠，肉眼可见肠黏膜弥散性出血、溃疡。除肠上皮细胞，GB3 受体还广泛存在于血管内皮细胞、肾和神经组织细胞，损害血管内皮细胞，红细胞和血小板而导致溶血性尿毒综合征。

研究发现，几乎所有的 EHEC O_{157}：H_7 菌株，都含有一个分子量为 60～70MDa 的大质粒，认为其与细菌的致病力密切相关，但还没有得到实验证明。也有报道认为，EHEC O_{157}：H_7 可借助一种新的基因，产生名叫“希加”的毒素对人体致病。毒素可破坏人的红细胞导致溶血，也可吸附于肾脏，堵塞毛细血管从而可引起肾脏和脑功能障碍，导致病情恶化。目前对溶血素的具体致病机制还不清楚。

（四）临床表现

【人类】

潜伏期 1～14d，常见为 4～8d。轻者不出现任何症状和体征，或仅出现轻度腹泻。部分病人有发热或上感症状，发热为自限性，一般 1～3d 消退。多数患者 5～10d 内痊愈。重者可引起出血性肠炎。少数患者，尤其是儿童和老人，可出现肾溶血性尿毒综合征、血栓性血小板减少性紫癜等并发症。

1. 出血性肠炎 在肠出血性大肠杆菌感染中较为常见。典型表现为右下腹剧烈疼痛、腹泻，早期可为水样便，随后鲜血便或鲜血样便，常伴低热。病程 7～10d，有时可延长达 12d。部分患者感染后 1 周发生溶血性尿毒症征群。乙状结肠镜检查见肠黏膜充血、水肿、肠壁张力低下。钡灌肠 X 线检查可见升结肠、横结肠黏膜下水肿。

2. 肾溶血性尿毒综合征（hemolytic-uremic syndrome，HUS） 是由一系列不同病因、不同病理机制作用引起的多因素疾病。除肠出血性大肠杆菌外，许多细菌和病毒都可引起肾溶血性尿毒综合征，如痢疾杆菌、伤寒杆菌、肺炎链球菌、立克次体样微生物、EB 病毒、柯萨奇病毒等。本症主要表现为急性肾衰、血小板减少症和微血管异常溶血性贫血。临床症状和体征为血尿、少尿、无尿、皮下黏膜出血等。在感染的人群中，儿童和老人最易患肾溶血性尿毒综合征，其病死率可高达 10%～30%。

3. 血栓性血小板减少性紫癜 临床特点与肾溶血性尿毒综合征很相似，但神经系统症状及发热更明显。病情发展迅速，90d 内有 70%的病人死亡。多数患者具有 5 种症状，即发热、血小板减少症、微血管异常溶血性贫血、肾功能异常（血尿、蛋白尿、急性肾衰）和神经系统症状（头痛、轻瘫、昏迷、间歇性谵妄）。

【动物】

家兔感染大肠杆菌病后，与人的症状极其相似，出现腐蚀性和坏死性小肠结膜炎、弥散性肾小球性肾炎、肾小管坏死，以及小血管与毛细血管中的纤维蛋白性血栓。

（五）诊断

1. 病原学检查

（1）收集标本：要在腹泻刚开始时采集标本，如粪便、肛拭子、直肠拭子，时间越早越好。即刻进行接种培养，否则要立即冷藏，或者冷冻−70℃保存。冷藏标本需在 1～2 小时内检测，标本不能冷藏后再冷冻。

（2）分离和鉴定：常规分离到大肠杆菌后，可用生化反应鉴定 EHEC O_{157}：H_7。

2. 免疫学检测 ①酶联免疫吸附法（ELISA）：以 EHEC O_{157}：H_7 多克隆双抗体夹心法直接检查粪便悬液中的 EHEC 抗原，快速而特异。②免疫荧光法（IFA）：应用荧光标记 EHEC O_{157}：H_7 抗体，对可疑粪便直接涂片染色，在荧光显微镜下直接观察被结合的病原菌，2 小时内可完成，但特异性欠佳。③免疫磁珠法（MACS）：以 EHEC O_{157}：H_7 抗体包被磁珠，在人标本增菌液内捕获 EHEC O_{157}：H_7。将磁珠分离冲洗后再行培养，可提高早期诊断率。

3. 分子生物学检测 PCR 技术可直接检测标本中的病原，特异、敏感、快速，可在 3～4 小时内出结果。多重 PCR 可同时检测病原及多个毒力基因。

（六）防制

1. 切断传播途径 加强对家畜、家禽、肉产品、奶类和水源的管理。要从食物链的每个环节，即从农牧业生产活动、副食品的加工以及在工厂及家庭条件下的制备过程，采取严格控制措施。重点应加强对冷冻食品的管理，防止食品被污染。

2. 管理传染源 EHEC O_{157}：H_7 感染的主要原因是带菌动物和患者，目前对动物传染源尚无较好的方法进行控制，但确诊的患者应进行隔离，在解除隔离治疗前应进行粪便检查，连续 3 次阴性方可解除隔离。

3. 个人预防 强调改变生食的习惯，不吃生或半生不熟的食物，尤其不吃半生牛肉，不饮生奶。蔬菜、水果及其他食物应充分冲洗，或用合适的方法消毒。不饮生水，饭前便后要洗手。

（七）治疗

目前尚无特殊治疗药物。治疗原则是缩短病程，缓解病情，预防血小板减少性紫癜和溶血性尿毒症综合征的发生，防止把病原菌传播给密切接触者。应强调纠正脱水等支持疗法及对症处理。因多数抗生素刺激或诱导细菌产生或释放志贺样毒素，增加发生溶血性尿毒症综合征的概率，故严格控制和慎重使用抗生素。

原则上也不使用止泻药、抑制肠蠕动的药物，因这些药可延长志贺样毒素在肠道的滞留时间。

（苏菊香）

第十节　沙门菌病

沙门菌病(salmonellosis)是由沙门菌属细菌引起的人和动物的一类疾病的总称。1885年Salmon分离到猪霍乱杆菌，由于Salmon发现沙门菌属细菌的时间较早，在研究中的贡献较大，遂定名为沙门菌属。故以后凡是属于该菌属的细菌均以其命名，称沙门菌属。沙门菌可由人传给动物，也可由动物传给人，引起人兽共患病，可使怀孕母畜流产。据统计，世界各国细菌性食物中毒中，沙门菌引起的食物中毒常列榜首。我国内陆地区也以沙门菌为首位。临床上多以败血症和肠炎为特征。

沙门菌对人、畜，尤其是幼畜、幼禽危害严重。有些菌株主要在生长猪以及母猪的肠道内繁殖，感染猪可连续数周甚至数月从粪便中排出病原体，而不表现任何症状。但在屠宰的时候，猪肠道中的沙门菌可能污染胴体，导致人类食物中毒，对公共健康构成潜在威胁。

（一）病原学

沙门菌属（*Salmonella*）隶属肠杆菌科，是一个庞大的家族，已发现近一千种。为革兰阴性短小杆菌，大小0.7～1.5μm×2.0～5.0μm，无芽孢，无荚膜，有动力，除鸡白痢沙门菌和鸡伤寒沙门菌外，大多有周身鞭毛。属需氧或兼性厌氧菌，营养要求不高，在普通培养基上即能生长，最适温度为37℃，pH为6.8~7.8。

还原硝酸盐为亚硝酸盐，利用葡萄糖产气，能利用柠檬酸盐为唯一碳源，不发酵蔗糖、水杨苷、肌醇、苦杏仁苷；精氨酸、赖氨酸脱羧酶阳性；苯丙氨酸、色氨酸脱氨酶阴性；不产生尿素酶，脂酶和脱氧核糖核酸酶。

沙门菌属细菌抗原结构相当复杂，抗原结构按菌体“O”抗原成分，可分为A、B、C、D等50个群；按鞭毛“H”抗原分型，目前共发现2463个血清型，其中与人关系密切者约50个菌型。在我国至少已检出255个菌型，分属于35个群或亚群。

沙门菌属细菌对干燥、腐败、日光等因素具有一定的抵抗力，在外界条件可以生存数周或数月。对于化学消毒剂的抵抗力不强，一般常用消毒剂和消毒方法均能达到消毒目的。对热抵抗力不强，60℃1小时或65℃经15～20min可被杀死。在水中能存活2～3周，粪便中可活1～2个月，可在冰冻土壤中过冬。

（二）流行病学

沙门菌在自然界分布极其广泛，猫、狗、啮齿动物、鸟类、家畜和人的周围环境里均可见到。

1. 传染源　储存宿主、患病动物、带菌动物与患者均是传染源，主要是人和家畜的粪便。但人几乎没有长期健康带菌者，传染源多来自病兽、家禽、野生动物。猪、牛、羊、鸡、鸭、啮齿类、狼及鸟类均可作为储存宿主。在水、土壤、昆虫、一些厂房设施的表面、动物粪便中均已发现沙门菌。

2. 传播途径

（1）食源性传播：通过未经彻底消毒的食物感染是主要的传播方式。沙门菌在各种食品内可以大量繁殖，因此进食被病菌污染的食品或未煮透的肉类、内脏、蛋类等即可引起感染；牛奶、羊奶也可被沙门菌污染。生、熟食品未严格分开也是常见的原因。若水源或集体灶食物污染则可致暴发流行。亦可通过带菌的蟑螂、鼠或苍蝇污染用具或食物而传播。

（2）水源性传播：动物和人的粪便污染水源，饮用此种污水可发生感染。供水系统被污染，亦可引起流行。

（3）接触性传播：与病人直接接触或通过染菌用具传播。此种传播方式见于医院中，以婴儿室、儿科病房较为常见。感染可通过医务人员的手或污染的医疗用具传播。

3. 易感性 人群对沙门菌普遍易感，幼儿和老年以及慢性疾病患者，感染严重，尤以 1 岁以内婴幼儿易于感染。有慢性消耗性疾病患者，如艾滋病、系统性红斑狼疮、白血病、淋巴瘤、肝硬化等，发病率高，症状严重。

4. 流行特征 沙门菌病呈全球性分布，近年来发病率明显上升，加之沙门菌特别是鼠伤寒沙门菌，可通过质粒介导而对多种抗生素耐药，已成为流行病学中一个值得重视的问题。全年均可发病，但多发生于夏秋季，有起病急、潜伏期短、集体发病等流行特征。病后免疫力不强，可反复感染。

（三）发病机制

沙门菌致病性的基因由致病岛编码，致病岛一般位于染色体的几个区域。致病岛 1 介导沙门菌对肠上皮细胞的侵袭，致病岛 2 介导细菌在巨噬细胞内的生存，致病岛 3 使细菌能在低镁环境中生存。

沙门菌细胞壁里的脂多糖，由低聚糖苷和脂质 A 成分组成。脂质 A 成分具有内毒素活性，在肠道大量繁殖，从而引起发热，血小板减少，肝糖消耗增高，低血糖症，局部微绒毛变性、黏膜固有层充血、水肿和点状出血等炎症反应。分泌物增加，并使肠蠕动增快，产生呕吐、腹泻等胃肠炎症状。如沙门菌直接侵犯肠内集合淋巴结和孤立淋巴滤泡，经淋巴管可达肠系膜淋巴结及其淋巴组织，并大量繁殖，可发生类伤寒型。细菌偶可进入血循环引起菌血症、败血症及局部化脓性感染灶。

（四）临床表现

【人类】

潜伏期长短不一，最短者如食物中毒仅数小时，但多数为 1~3 小时。

1. 胃肠型 可分 3 种临床表现：①急性胃肠炎：以集体暴发食物中毒最为常见，其病原多为鼠伤寒、肠炎沙门菌等。潜伏期 5 小时至 2 日，主要症状为恶心、呕吐、腹绞痛、稀水样便并有发热、寒战、头痛，但病程多为 2~3 日。感染剂量为 15~20 个菌。②痢疾型：以结肠炎表现为主，发热、脓血便或黏液便，伴有里急后重，初诊常诊断为急性菌痢，甚至个别诊断为中毒型菌痢。除病原菌培养阳性外，发热一般较志贺菌属所致时间长 1~2 日。③肠炎型：以黏液便腹泻为主，多见于婴幼儿、营养不良、免疫功能较差的病人，较少发热，但腹泻及大便排菌时间较长，约占胃肠型的 25%。

2. 伤寒型 比较少见，临床表现以持续发热为主，并伴有肝、脾大。

3. 败血型 表现为弛张热伴有寒战、恶心、头痛、尿蛋白阳性，亦可有腹泻，比伤寒型多见。部分病例因机体免疫功能不全，特别是新生儿的肠道免疫球蛋白缺少，黏膜防御功能尚差，病原菌容易侵入血液循环，并引起肺炎、脓胸、心包炎、肾盂肾炎、骨髓炎、关节炎、化脓性脑膜炎，甚至大血管的夹层动脉炎。由于上述各种局灶性感染易被忽视，且一般抗菌药在局部达不到有效浓度，常致病程迁延，婴幼儿病死率较高。

4. 局部化脓感染型 多见于 C 组沙门菌感染。于发热阶段或热退后出现一处或几处局部化脓病灶。似支气管肺炎、肺脓肿、胸膜炎、心内膜炎、肋软骨局部脓肿及肋骨骨髓炎等较为多见，亦可发生脑膜炎、脾脓肿及胆囊炎等化脓性病灶。

【动物】

1. 猪 最常见的血清型是鼠伤寒沙门菌，有时会导致仔猪腹泻，更是导致人类食物中毒的主要原因。猪发生此病多以亚急性和慢性为主，临床表现与肠型猪瘟症状相似。病猪体温升高 40.5～41.5℃，精神不振、寒战、喜钻垫草、堆叠一起，眼有黏性或脓性分泌物，上下眼睑常被粘着。病猪食欲缺乏，初便秘后下痢，粪便淡黄色或灰绿色，恶臭，很快消瘦。

2. 牛 多发于犊牛，病初体温升高 40~41℃，昏迷，食欲废绝，脉搏频数，呼吸困难，体力迅速衰竭，24 小时后排出灰黄色液状粪便，混有黏液和血丝，黏膜充血和发黄，腹痛剧烈，腕和跗关节可能肿大，有的还有支气管炎和肺炎症状。

一般于病状出现后 5~7d 内死亡。

3. 禽 病雏多虚弱，精神不佳，羽毛竖立，垂翼，常排出白色下痢便，并玷污肛门周围，腹部胀满，呈败血症而死。部分耐过的雏鸡呈关节炎、眼球炎或神经症状。

4. 犬 食欲缺乏、精神沉郁、被毛粗乱、体温升高、呼吸困难、咳嗽、打喷嚏，眼有黏性分泌物，角膜混浊，呕吐、腹痛，粪便淡黄色、带血，恶臭，机体脱水，消瘦，最后死亡。

（五）诊断

根据流行病史和临床症状，只能对沙门菌病做出初步诊断。确诊需及时取呕吐物、血、骨髓、尿、粪或脓液，进行细菌学检查，分离培养，鉴定菌种。此外，一些血清学诊断技术可用于沙门菌病的辅助诊断，如快速酶促反应及代谢产物的检测（辛酯酶）、LAT、IFA、IHA、ELISA 等。PCR 扩增法、核酸探针等分子生物学技术，也已应用于沙门菌病的诊断，敏感性及特异性高，检测准确和灵敏。

【鉴别诊断】

胃肠炎型沙门菌感染 应与急性细菌性痢疾、急性出血坏死性小肠炎、葡萄球菌性食物中毒、变形杆菌食物中毒等相鉴别。

伤寒型、败血症型 应与副伤寒和其他细菌引起的败血症相鉴别。

（六）防制

1. 控制传染源 加强食品卫生检测及管理，对病畜、禽及污染食品，要消毒处理。防止院内感染，特别是产房、儿科和传染病病房，应彻底消毒，床垫、被褥应高压密闭环氧乙烷消毒。严格隔离，防止病人污染环境，必要时病房应停诊处理。保护婴幼儿及免疫力低下病人不受感染。医院污水要按要求消毒，粪便要经无害化处理。加强海关检疫以防止新的沙门菌菌群输入。对发热病人监测，原因不明的发热 3d 以上的病人和疑似病人进行登记，以早期发现病人。带菌者监测：恢复期病人，病后 1 和 3 个月，检粪便 3 次，每次间隔 1～2d，历年的病人，每年粪检 3 次，发现慢性带菌者。

2. 切断传播途径 在动物中，猪是主要的传染源，加强饲养管理。日常用具要经常清洗消毒，注意灭鼠灭蝇。严禁给犬、猫喂病死动物的肉。最好以煮熟的食物喂饲动物。发现患病动物及时隔离治疗。对动物圈舍、活动场所、食具可用 2%～3%烧碱溶液、10%漂白粉乳剂、5%氨水等消毒液消毒。对接触动物的所有人、动物预先要接种沙门菌疫苗，增强免疫力。如鸡沙门菌病的预防可采用碳水化合物预防法，即在鸡出壳后喂服乳糖来提高肠道酸度，创造不利于沙门菌生长的环境。羊可接种由鼠伤寒沙门菌、都柏林沙门菌所制菌苗。

3. 保护易感人群 提倡母乳喂养，以加强婴儿的肠道被动免疫，防止沙门菌感染。在人工授精时应注意手臂和器械消毒。食用肉类一定要充分煮熟，饲养人员、兽医、屠宰、动物检疫人员、肉品加工生产人员以及其他经常与畜禽及产品接触的人员，应注意卫生消毒工作。人食物中毒的治疗一般应用头孢类药、樟脑酊或氢化可的松，严重脱水者静脉滴注葡萄糖盐水。大多数患者可于数日内恢复健康。

（七）治疗

1. 常规支持及对症疗法

2. 抗生素治疗

（1）应用原则：①胃肠炎型不必使用抗菌药，口服补充液体与电解质即可；②痢疾型可给短程抗菌药治疗；③败血症或伤塞型应采用抗菌药充分治疗，直到症状控制及病原完全被清除以后，一般不少于 7～10d；④婴儿及免疫功能不全者，应注意及时发现败血症及局部感染并予以治疗。1岁以内婴儿主要由于分泌型免疫球蛋白 A（sIgA）、分泌型免疫球蛋白 M（sIgM）缺乏，应特别强调母乳喂养。切勿反复大量使用抗菌药治疗，否则不但达不到清除病菌的目的，还可影响发育。

（2）抗菌药物：根据药敏结果选用药物。沙门菌特别是鼠伤寒沙门菌，多重耐药者多。氟喹诺酮类药物、第三代头孢菌素对沙门菌均有很强的抗菌活性。但对儿童使用氟喹诺酮类药物意见不一，以慎用为宜。目前对非伤寒、副伤寒沙门菌的抗菌治疗：①败血症及其肠外感染可用氟喹诺酮类、庆大霉素、氯霉素等；②对鼠伤寒、免疫功能缺陷、婴儿、医院内感染等，选用第三代头孢菌素，如头孢曲松、头孢噻肟等；剂量应合理，如脑膜炎需较大剂量第三代头孢菌素，新生儿以周龄计算，疗程应不短于 2 周；③对骨髓炎、脓胸、关节炎等局部感染，除抗菌药外，应同时行外科引流治疗。

3. 预后 胃肠炎型的预后一般良好，病死率很少超过 1%，平均为 0.3%左右。猪霍乱沙门菌败血症的死亡率可高达 20%。沙门菌性脑膜炎，特别是婴幼儿，病死率亦较高。婴儿、免疫缺陷者，特别是肠外感染，治疗比较困难，如脑膜炎病死率高达 43%～87.5%。

第十一节 猫 抓 病

猫抓病（cat scratch disease，CSD）又称猫抓热，是由巴尔通体引起的以皮肤原发病变和局部淋巴结肿大为特征的一种自限性传染病。最早由巴黎大学儿科医师 Rober Debre 于 1931 年描述，认为猫抓病与猫的抓伤密切相关。1950 年，对这种猫抓伤后出现的区域性浅表淋巴结肿大性疾病，命名为猫抓病。1983 年确定了猫抓病是一种细菌感染性疾病。1988 年，从猫抓病患者的淋巴结中分离出病原菌，并体外培养成功。因多数患者发病前数日有猫咬、猫抓或猫舐的接触史，故称其为猫搔病、猫抓热。随着养猫、狗等宠物人数的增多，猫抓病的发病率有明显增加的趋势。据报道，美国估计每年发病人数约 2.2 万例，全球每年猫抓病的发病人数超过 4 万。

（一）病原学

巴尔通体（*Bartonella*）为纤细、多形态的棒状小杆菌，革兰染色阴性，是一种营养条件要求苛刻的需氧杆菌，属于变形菌属的 α2 亚群。巴尔通体嗜血性强，主要寄生于红细胞内。将红细胞裂解后可进行培养，在培养基中生长缓慢。目前已知巴尔通体包括 19 个种及亚种，证明对人类有致病性的巴尔通体主要有五日热巴尔通体（*B.quintana*）、汉赛巴尔通体（*B.henselae*）、克氏巴尔通体（*B.clarridgeiae*）、伊丽莎白巴尔通体（*B.elizabethae*）、杆菌样巴尔通体（*B.bacilliformis*）。猫抓病主要是由汉赛巴尔通体和克氏巴尔通体感染所致。随着深入广泛的研究，将会有更多新的病原被发现。

（二）流行病学

猫抓病广泛分布于全世界，传染源主要是带菌的猫，尤其是 1 岁以内的幼猫。病原体存在于猫的口咽部，猫受感染后，可形成菌血症，并通过猫身上的跳蚤在猫群中传播。据报道宠物猫的感染率高达 40%。

巴尔通体从猫到人类的传播途径，主要是被猫抓伤或咬伤，也有可能是通过跳蚤和虱子的叮咬传播。据调查，90%以上的患者有与猫密切接触史，75%的患者有被猫抓伤史。少数病例没有与猫接触史，可通过皮肤损伤或刺伤而感染。人与人之间不传染。

猫抓病主要见于儿童和青少年，2～14 岁多发，男性略多于女性，猫抓病患者的病例呈家庭集中分布。猫抓病具有明确的季节性，7 月～次年 1 月的病例比其他月份高。

（三）发病机制

巴尔通体的致病力与其菌体固有成分，以及合成释放的各种蛋白因子有关。菌体表面的菌毛有利于细菌黏附宿主细胞，Ⅳ型分泌系统（一种能分泌细菌毒力因子的多蛋白）和合成入侵蛋白、变形蛋白、红细胞膜内陷诱导蛋白，改变宿主细胞结构，侵入细胞，释放溶血素，损伤内皮细胞、上皮细胞、红细胞、白细胞，合成血管生成因子，促进血管内皮细胞的增生和血管的增殖。机体感染汉赛巴尔通体后，产生抗体，通过非经典补体激活途径作用于病原体，产生体液免疫。另外，树突细胞诱导机体产生细胞免疫应答，释放 CXCL8 趋化中性粒细胞聚集，释放 CXCL13 促进 B 细胞活化、单核细胞增生，引起猫抓病的病理改变和皮肤的变态反应。

活检的淋巴结有广泛病变。病理学变化主要表现在：病程早期，显微镜下观察，可见淋巴结内组织细胞及淋巴细胞增生，生发中心扩大。中期可见增生的组织细胞逐渐演变为类上皮细胞，并集聚成团，形成肉芽肿结构。在疾病晚期，则形成特征性的肉芽肿性微脓肿，其中央为中性粒细胞及细胞核碎片，周围为呈栅栏状排列的类上皮细胞，其间偶见少量多核巨细胞。在肉芽肿外围常见较多淋巴细胞、浆细胞、免疫母细胞及成纤维细胞，并可见淋巴滤泡增生及小血管增生。HE 染色见不到病原体，Warthin-Starry 染色可见到黑色、大小不一、多形性的短小棒状杆菌，位于坏死灶、微脓肿或组织细胞内。

（四）临床表现

【人类】

猫抓病的临床表现，因病变部位及个体免疫力的不同而具有多样性，分为典型猫抓病和非典型猫抓病。

1. 典型猫抓病　被猫抓伤 2 周后，初期在抓伤部位可出现 3～4mm 红斑、丘疹、硬结或小脓疱，此处活检可在真皮内见肉芽肿改变；皮损后 4 周或更长时间，局部引流区淋巴结肿大，此时皮肤病变可完全愈合，仅在皮肤表面留有灰白色纤维性瘢痕。有些患者皮肤病变不明显，往往自述无原因淋巴结肿大，好发部位为肘部、踝上、腋下、颈部、耳后或腹股沟，多为单个肿块，可蔓延至二级淋巴结肿大。肿块 2～7cm 大小，多数无红肿，轻度触痛，大约 4～8 周后消失。有些可形成脓肿或破溃。少数患者合并有全身症状，表现为发热、乏力、头痛、关节酸痛等。

2. 非典型猫抓病　大约 5%～15%的患者，出现淋巴结外组织器官的受累表现，并可累及全身多个器官、系统。

（1）眼病型：主要表现帕里诺眼腺综合征（parinaud oculoglandular syndrome，POGS）、视网膜视神经炎、视网膜脱落、黄斑病、脉络膜炎、葡萄膜炎、视网膜血管闭塞等在内的一个广泛的眼科疾病谱，值得注意的是，这些眼部病变往往是单眼受累，感染途径主要是手-眼接触感染。

（2）脑病型：绝大多数为儿童。脑炎是最常见的表现形式，脊髓炎、脊神经根炎、多发性神经炎也有报道。神经系统症状通常在发热、浅表淋巴结肿大 2 周后出现癫痫发作、头痛、精神状态改变、谵妄、昏迷等。脑脊液检查提示，淋巴细胞和蛋白含量轻度增多。CT 提示无异常或局灶的低密度病变。

（3）肝脾型：患者常常伴有不明原因的发热和腹痛，可有肝、脾、浅表和腹腔淋巴结的肿大。多数病人出现发热，腹部超声或 CT 扫描显示，在肝脏和脾脏上可见多个低回声、低密度病灶。

（4）肌肉骨骼猫抓病：膝、腕、踝、肘关节是最常受累的部位。关节病组所有患者都有区域性淋巴结肿大。

【动物】

猫感染后，在最初的几天内，最常出现发热症状，并可持续 2d 到数周。感染部位会出现局部炎症，并出现淋巴结炎。有的猫会出现中枢神经功能紊乱。怀孕的母猫会出现繁殖性能紊乱。不同的巴尔通体会出现不同的临床症状。自然感染的猫更容易患有淋巴结炎、齿龈炎、口腔炎和泌尿道炎。巴尔通体也可以引起心内膜炎。

（五）诊断

1. 病原学检查

（1）涂片检查：采集可疑患者有病变的皮肤、淋巴结或结膜活检标本，制成涂片，用 Arthin-Starry 银染色方法进行染色，在显微镜下可清晰地观察到巴尔通体。

（2）分离培养：从受染的猫身上采集血进行培养，则较容易发现巴尔通体。巴尔通体是一种生长缓慢的脆弱微生物，在培养皿中为一种灰白色不透明的细小黏聚性菌落，培养 60 天无此菌生长方可定为阴性。

2. 免疫学检测 该检查方便快捷，创伤少，是目前诊断猫抓病的主要方法。

（1）间接免疫荧光抗体试验（IFA）：测定患者血清中的汉赛巴通体特异性抗体，其效价≥1∶64 为阳性。病程早期及 4～6 周以上两份血清效价有 4 倍以上增长，对诊断也有意义。本试验简便、快速、灵敏及特异性较好，是确诊猫抓病最易推广应用的方法。

（2）酶联免疫吸附试验（ELISA）：检测抗汉赛巴通体 IgM 抗体，敏感性强，特异性较好，有临床诊断价值。

3. 分子生物学技术 近年来采用 PCR、巢式 PCR 或 PCR 原位杂交技术，从淋巴结活检标本、脓液中检出汉赛巴通体 DNA，阳性率可达 96%。但这种特异性及敏感性高的方法实验条件要求较高，难以作为临床常规检查。

4. 其他 是否有与猫接触史。白细胞总数减少，淋巴结化脓时白细胞计数轻度升高，中性粒细胞计数增多，血沉加快。

5. 鉴别诊断 猫抓病需与淋巴结结核、组织细胞坏死性淋巴结炎、淋巴结肉芽肿、结节病、布鲁菌病、恶性或良性淋巴瘤、川崎病等鉴别。

（六）防制

要特别注意宠物卫生。不要和宠物过分亲密接触，避免被咬、抓伤，尤其在春季动物发情时，尽量少刺激动物，以免造成不必要的伤害，父母要教育孩子不要玩猫、狗等宠物。有幼儿的家庭最好不要养宠物，以免孩子染上猫抓病及体癣等宠物病。

（七）治疗

猫抓病在临床治疗中缺乏病原分离数据，因此治疗仍存在争议，尚无定论。对于重症或免疫功能低下患者，为防止感染进行性加重，应使用抗生素治疗 2 周以上。临床推荐应用利福平、红霉素、多西环素、阿奇霉素及庆大霉素等，首选药物庆大霉素。但一般病例尚无应用抗菌药物的指征。

猫抓病为自限性疾病，病死率在 1%以下。一般经 6—8 周可自愈。除严重脑病者外，应用抗菌药物治疗及局部处理多能治愈，但淋巴结肿大于 5cm 时可持续 1—2 年。

第十二节 土拉杆菌病

土拉杆菌病（tularemia）是由土拉弗郎西斯杆菌引起的人和多种动物共患的热性传染病，主要感染野生啮齿动物，并可传染给其他动物和人类，尤其在野兔中流行，故又名野兔热、兔热病。

1911 年，McCoy 在美国加利福尼亚州土拉县研究黄鼠时，首次分离到了此病原体，根据其地区而暂命名为土拉杆菌（bacterium tularensis）。1914 年报道了首例眼部感染土拉杆菌病病例，传播媒介为牛虻，所以称之为“牛虻热”。1921 年 Francis 证实了“牛虻热”是由土拉杆菌引起的疾病，从而将此菌感染引起的人类疾病命名为土拉杆菌病。为了表彰和纪念 Francis 的突出贡献，将土拉杆菌按细菌命名法规改定为土拉弗朗西斯菌。此后，世界各地报道大量土拉菌病病例，给畜牧业、公共卫生组织造成严重的经济损失和人身危害。

土拉杆菌病主要分布在北半球。如美国、加拿大、墨西哥、委内瑞拉、法国、比利时、荷兰、芬兰、波兰、捷克、俄罗斯、罗马尼亚、匈牙利、土耳其、日本等国。1957 年，我国在内蒙古通辽地区从黄鼠体内首次分离出土拉菌，之后相继在黑龙江、西藏、青海、新疆、山东等地也发现有土拉杆菌病存在。

（一）病原学

土拉弗郎西斯杆菌（*Francisella tularensis*）无鞭毛，不能运动，不产生芽孢，是革兰阴性球杆菌，在培养物中呈球状、杆状、豆状、精虫状和丝状等，一般为杆状，宽 0.2—1μm，长 1—3μm。在组织内可形成荚膜。未经处理的菌体涂片着色不良，经 3% 盐酸乙醇固定的标本，用石炭酸龙胆紫或姬姆萨染色极易着色。土拉杆菌为专性需氧菌。最适宜生长温度为 36—37℃，pH6.8—7.2。在普通培养基上不能生长，只有加入胱氨酸和血液等营养物后，才能生长繁殖。最常用的培养基为凝固卵黄培养基。

菌型可分为两种类型：美洲变种（A 型），能分解甘油，对家兔毒力强；欧洲变种（B 型），不分解甘油，对家兔毒力弱。土拉杆菌具有三种抗原：①多糖抗原，可使恢复期患者发生速发型变态反应；②细胞壁及胞膜抗原，有免疫性和内毒素作用；③蛋白抗原可产生迟发型变态反应。

土拉杆菌在自然界生存力较强，但对理化因素抵抗力不强，加热 55～60℃ 10min 即死亡，在日光直射下只能存活 20—30min，普通消毒剂可灭活，但对低温、干燥的抵抗力较强。在尸体中能生存 100 多天。

（二）流行病学

根据资料，我国土拉杆菌病疫源地的地理特征、范围大约在北纬 30°—48°、东经 84°—124°、海拔 950～2400m 的森林地带。

1. 传染源 自然界百余种野生动物，其中啮齿类、食肉动物、食虫动物和两栖类动物等均曾分离出土拉杆菌，但主要传染源是野兔、其次是啮齿动物和羊，其他野生动物、家畜、家禽感染后也可成为传染源。尚未见人传人的报告。

2. 传播途径

（1）直接接触：狩猎野兔等，剥皮割肉，或接触病死动物的血、肉、排泄物，带菌的昆虫压碎后的体液，病菌通过皮肤、黏膜、结膜而侵入人体。

（2）昆虫叮咬：作为媒介的吸血昆虫有蜱、蚊、蚋、斑虻。

（3）消化道：吃了未煮熟的含菌兔肉或被鼠粪污染的食物和饮水而受染。

（4）呼吸道：病鼠的排泄物使草垛带菌，农民打谷、簸扬、运送干草时，引起尘土飞扬而使病菌吸入。

3. 易感性 不同年龄、性别和职业的人群均易感。猎民、屠宰、肉类皮毛加工、鹿鼠饲养、实验室工作人员及农牧民，因接触机会较多，感染及发病率较高。土拉杆菌病隐性感染较多，病后可有持久免疫力，再感染者偶见。

4. 流行特征 本病一年四季均可发生，但家畜、家禽等动物感染土拉杆菌病，多发生在春末夏初或秋末冬初，呈地方性流行，这可能与当地啮齿动物及其体外寄生虫的孳生繁殖时期有关。

（三）发病机制

土拉杆菌所导致的人体免疫主要是细胞免疫，在感染后 2～4 周形成。近来认为中性粒细胞尤其重要，该细胞对土拉杆菌成为"细胞内生长菌"有阻碍作用。

病原菌自皮肤破损处侵入人体后，于 1～10 日内局部形成红斑或丘疹、皮损扩大并形成溃疡，细菌即循淋巴管侵入附近淋巴结，并引起炎症。土拉杆菌属细胞内生长菌，细菌被吞噬细胞吞噬后，不一定被杀灭，且可从淋巴结中逸出，进入血液循环而引起菌血症，并侵入全身脏器，其中肝、脾、深部淋巴结、骨髓等网状内皮系统摄菌尤多。

病原菌由呼吸道吸入后，可被肺泡内的巨噬细胞所吞噬，若在肺泡内不被消灭，则病原菌繁殖，周围可出现炎症反应，伴肺泡壁坏死，纵隔淋巴结常肿大。肉眼可见散在的斑片状支气管肺炎，某些可相互融合。肺内结核样肉芽肿的形成较其他部位为少。

病理变化可见局部淋巴结充血、肿胀，镜检可发现浆液性浸润和淋巴组织增生，病灶中心有坏死和化脓，称为原发溃疡。随着病情进展或慢性化，肝、脾和淋巴结发生继发性炎症，表现为结核样肉芽肿形成。肉芽肿由上皮细胞构成，周围有淋巴细胞、浆细胞和中性粒细胞包围，中心往往发生坏死和化脓。但肉芽肿无出血现象，是区别于鼠疫的重要标志。

（四）临床表现

【人类】

潜伏期 1～10d，平均 3～5d。大多急剧起病，突然出现寒战，继以高热，体温达 39～40℃，伴剧烈心痛，乏力，肌肉疼痛和盗汗。热程可持续 1～2 周，甚至迁延数月。肝脾肿大、有压痛。由于土拉杆菌的侵入途径较多，临床表现多样化。

1. 溃疡腺型 最多见，约占 75%～80%，主要特点是皮肤溃疡和痛性淋巴结肿大。病原菌入侵 1～2d 后，在侵入部位发生肿胀与疼痛，继而出现丘疹、水疱和脓疱。脓疱破溃后形成溃疡，边缘隆起有硬结感；有时有黑色痂皮。依溃疡部位不同，发生相应处的淋巴结肿大。

2. 腺型 仅表现为局部淋巴结肿大而未见皮损，约占 5%～10%。腺肿以腋下或腹股沟多见。

3. 胃肠型 主要表现为腹部阵发性钝痛，伴恶心、呕吐，颈、咽及肠系膜淋巴结肿大，偶致腹膜炎。

4. 肺型 出现上呼吸道卡他症状，咳嗽、气促、咳痰及胸骨后钝痛，肺部仅可闻及少许干性啰音。肺部阳性体征少，胸部 X 线显示支气管肺炎。偶见肺脓肿、肺坏疽和肺空洞。肺门淋巴结常有肿大。轻症病人的病程可长达 1 个月以上，重者伴有严重毒血症状。

5. 伤寒型 约占 5%～15%，起病急，剧烈头痛，寒战、高热、体温可达 40℃以上，热程 1～2 周，大汗，肌肉及关节疼痛，肝脾肿大，常有触痛。偶有瘀点、斑丘疹和脓疱疹。

6. 眼腺型 少见，表现为眼结膜充血、发痒、流泪、畏光、疼痛、眼睑严重水肿、角膜溃疡及严重的全身中毒症状。

7. 咽腺型 病原菌经口侵入，可致扁桃体及周围组织水肿发炎，并有小溃疡形成，偶见灰白色坏死膜，患者咽痛不明显，但可致颈、颌下淋巴结肿大和压痛。

【动物】

1. 兔 兔感染后病原菌很快进入血管系统，不表现临床症状而迅速发生败血症死亡。一些病例病程长，呈高度消瘦和衰竭，常发生鼻炎，体表淋巴结肿大、化脓，体温增高 1～1.5℃。

2. 羊 自然发病绵羊居多。病程 1～2 周，病羊卧地不起，脉搏增数，呼吸浅快。体温升高，持续 2～3d 后转为正常，后肢发软或瘫痪，眼结膜苍白，体表淋巴结肿大，随后发生麻痹，神志昏迷，不久死亡。

3. 马　症状轻重不一，一些病例不易觉察。母马可发生流产，流产多发生在孕期4～5月。驴感染后体温升高1～2℃。

4. 牛　症状不显著，有麻痹症状。其血液能使豚鼠感染发病。妊娠母牛常发生流产。犊牛发病呈全身虚弱、腹泻、体温升高，一般呈慢性经过。

5. 猪　自然发病多为小猪。体温升高 1～2℃，精神萎顿，厌食，呈腹式呼吸，伴有咳嗽，病期7～10d，死亡者少。

（五）诊断

流行病学资料注意职业特征，特别是有野兔接触史及相关职业等均有重要参考意义，昆虫叮咬史也很重要。临床表现如皮肤溃疡、单侧淋巴结肿大、眼结膜充血溃疡等有一定诊断价值。确诊有待细菌分离和阳性免疫反应，凝集效价逐次增高较一次增高更有意义。

1. 病原学检查

（1）涂片检查：用肝、脾、肾组织和血液在载玻片上做成压印触片，用梅-格-姬染色（May-Grunwald-Giemsa stain），可见土拉杆菌的特征性形态。

（2）细菌培养：取濒死动物的心脏血、肝和脾作为分离材料。在含有兔血、胱氨酸（或半胱氨酸）、葡萄糖琼脂培养基上培养2—4d后，形成细小、灰白色、透明菌落，周围有绿色带。也可在鸡胚绒毛尿囊或卵黄囊内生长。

2. 免疫学检测

（1）凝集试验：由于土拉杆菌与布鲁菌有共同凝集素，故应注意非特异性反应。阳性血清用布鲁菌抗原吸收后，效价不得低于 1∶20。

（2）酶联免疫吸附试验（ELISA）：具有快速、敏感、简便、易于标准化等优点，能检测血清中的浓度为10^4 cfu/ml的细菌。

（3）免疫胶体金技术（ICGT）：操作简单适用、样品处理便捷，无需专业人员操作，按说明书即可观察结果迅速。

（4）变态反应试验：与结核菌素试验相同。动物用0.2ml土拉杆菌素注射于尾根皱褶处皮内，24小时后检查，如局部发红、肿胀、发硬、疼痛者为阳性。但有少数病畜不发生反应。

3. 鉴别诊断　需与鼠疫、炭疽、鼠咬热等皮肤病灶和淋巴腺肿大鉴别。

（1）鼠疫：淋巴结肿大为最先出现的病变，腹股沟淋巴结最先累及，依次为腋下，颈部淋巴结，常有较重的全身症状。淋巴结肿痛显著，可软化，化脓，易破溃，脓液中找到鼠疫杆菌可确诊。鼠疫溃疡的疼痛远较土拉杆菌病为剧。

（2）炭疽：淋巴结肿大较轻，无痛。炭疽溃疡则有突出的黑色焦痂，周围组织水肿显著，而疼痛则极轻微。

（3）鼠咬热：由鼠类咬伤所至的急性传染病，病原为小螺菌，感染后出现高热，局部硬结性溃疡，局部淋巴结肿大，有压痛、皮疹等。

此外，土拉杆菌病还应与恙虫病、伤寒、类鼻疽、皮肤型孢子丝菌病、传染性单核细胞增多症等相区别。

（六）防制

1. 控制传染源　在林区和山地农区严禁猎捕食用野兔，在重点控制野兔的同时，防鼠、灭鼠。改善井水卫生条件，防止水源和食品被兔、鼠排泄物污染；食用兔肉时应充分煮熟，菜板、刀具应做到生熟分开，防止交叉污染，经常进行杀虫。厩舍进行彻底消毒。病人及病畜及时隔离治疗，对发病畜群的全部家畜进行检疫，将阳性家畜隔离、观察、治疗，直至全部家畜为阴性。消毒处理好传染源的分泌物和排泄物。

2. 加强健康教育 建议有关部门通过各种可行的宣传途径，如电视台、广播、报纸、板报、杂志等，进行科普宣传，提高对土拉杆菌病的认识。

3. 保护易感人群 作好个人防护，在狩猎、处理野兔、毛皮加工等人员操作时应戴胶皮手套；对于接触可能被污染的谷草、牧草时，应戴口罩避免呼吸道传播感染；进入疫源地时最好穿“五紧服”，扎紧衣领、袖口、裤脚，暴露部位涂抹驱避剂等，防止蜱及其他吸血昆虫叮咬。

4. 预防接种 目前使用的为冻干减毒活菌苗，接种后免疫力保持 5 年以上，故通常每 5 年接种 1 次。接种后无反应者，1 个月后补接种。

（七）治疗

1. 支持疗法和对症疗法 饮食应含足够热量和适量蛋白质。局部溃疡无需特殊处理，肿大淋巴结若无脓肿形成，不可切开引流，宜用饱和硫酸镁溶液作局部湿敷。

2. 病原疗法 治疗土拉杆菌病以链霉素效果最好，土拉杆菌对氨基糖苷类、四环素类、氯霉素等均很敏感。对卡那霉素、庆大霉素也敏感，可试用之。

土拉杆菌病如不经治疗可致 4～8 周的长期发热，恢复期缓慢延长，病死率各型不同，可达 5%～30%。经特效治疗后已很少死亡，病死率不足 1%，预后一般良好。

第十三节 猪 丹 毒

猪丹毒（swine erysipelas）是由猪丹毒杆菌引起的一种急性、热性人兽共患传染病。俗称“打火印”“钻石皮肤病”或“红热病”。主要发生于猪，临诊症状表现为急性型的败血症全身变化、亚急性型的特征性疹块变化以及慢性型的关节炎、心内膜炎和皮肤坏死等。人和多种动物也可感染，人被感染后，可发生类似丹毒的损害，称为“类丹毒”。1878 年 Koch 从试验小白鼠体内分离到一种被称为“小白鼠败血性杆菌”后，猪丹毒才被确认为一种传染性疾病。1885 年研究者从患病猪的皮肤血管中分离到同样的细菌，此后公认为本菌为猪丹毒的病原菌。1909 年从人的患病皮肤中分离到本菌，并证明可引起人的类丹毒。猪丹毒在我国最早发现于四川，1946 年以后，其他各省相继有所报道，是威胁我国养猪业的一种重要传染病。

（一）病原学

红斑丹毒丝菌（*Erysipelothrix rhusiopathiae*）为丹毒丝菌属（*Erysipelothrix*），俗称猪丹毒杆菌，也叫丹毒丝菌，是一种革兰阳性无芽孢小杆菌，菌体平直或长丝状，大小 0.2～0.4μm×0.8～.2.5μm，不运动，不产生芽孢，无荚膜。在感染动物的组织抹片或血涂片中，细菌呈单一、成双或丛状。在白细胞内一般成丛存在，在陈旧的肉汤培养物内和慢性病猪的心内膜疣状物中，多呈长丝状，有时很细并成丝。为微需氧或兼性厌氧菌，在普通培养基上即能生长，最适 pH 为 7.2～7.6，生长温度为 5～42℃，最适温度为 30～37℃。

在血液或血清琼脂培养基上，因菌株来源不同，可有光滑（S）、粗糙（R）和中间型（I）三个类型。从急性病猪分离的菌落为 S 型，培养 24h 其菌落纤细、针尖大呈露珠样、毒力很强；从慢性病猪和带菌猪分离的菌落为 R 型，菌落较大，表面粗糙，边缘不整，菌株毒力很低；中间型菌落 I 型呈金黄色，毒力介于光滑型和粗糙型之间。

根据猪丹毒杆菌细胞壁上的肽聚糖抗原分为 25 个血清型及 N 型（无特异抗原），其中Ⅰ、Ⅱ两型相当于迭氏（Dedtie）的 A、B 型。不同血清型猪丹毒的抗原结构、免疫原性和致病性均有不同程度的差异。Ⅰ型菌的致病力较强，可作为攻毒菌种；Ⅱ型菌的免疫原性较好，可作为制苗的菌种，而弱毒株的血清型最为复杂。我国从各地分离的猪丹毒菌株经血清学鉴定，致病的绝大多数是Ⅰ型和Ⅱ型。

猪丹毒杆菌表面有一层蜡样物质，因此对各种外界因素抵抗力很强，在盐腌或熏制的肉内能存活3～4个月，在土壤内能存活35d，在干燥状态下可存活3周，尸体内细菌可存活250d以上，露天放置77d的肝脏，深埋1.5m 31d的尸体仍有活菌。对热较敏感，55℃15min、70℃经5～10min死亡。但在大块肉中，必须煮沸2.5h才能致死。一般化学消毒药对猪丹毒杆菌有较强的杀伤力，但猪丹毒杆菌耐酸性较强。猪丹毒杆菌在体外对磺胺类药物不敏感，对青霉素极为敏感，对链霉素中度敏感。

（二）流行病学

1. 传染源 病猪和带菌猪是猪丹毒的主要传染源。细菌主要存在于带菌动物扁桃体和其他淋巴组织中。猪丹毒杆菌在自然界广泛存在，已知从50多种哺乳动物、几乎半数的啮齿动物和30种野鸟中分离到猪丹毒杆菌，并能在富含有机质的碱性土壤中长期生存和繁殖，对环境的抵抗力较强。

2. 传播途径 易感猪主要经消化道和皮肤创伤感染发病，吸血昆虫也能传播猪丹毒。猪主要是通过被污染的饲料、饮水等经消化道感染，还可通过拱食土壤感染。经研究发现，蚊虫吮吸病猪的血液后，蚊虫体内也会带有猪丹毒杆菌。

3. 易感性 主要感染猪，各种年龄和品种的猪均易感，多见于育成猪或架子猪，随着年龄的增长，易感性逐渐降低。以3～6月龄猪最为多发。其他家畜如牛、羊、狗、马和禽类包括鸡、鸭、鹅、火鸡、鸽、麻雀、孔雀等也有病例报告。

猪丹毒是一种职业病，多发生于兽医、屠宰加工人员及渔民等。有接触患病的猪、羊、兔、鸟、鱼等动物或病畜生肉、皮毛的病史，同时伴有皮肤外伤的职业工作者易感染。多见于青壮年，男性多于女性。病后无长期免疫性，有人一年之内患病3～4次。

4. 流行分布 猪丹毒呈世界性分布。在我国北方地区具有明显的季节性，以7～9月的夏秋季节多发，其他月份则零散发生；环境条件改变和一些应激因素，如饲料突然改变、气温变化、疲劳等，都能诱发猪丹毒。猪丹毒常呈散发性或地方性流行，有时暴发流行。我国是猪丹毒流行较广泛的国家。

（三）临床表现

【人类】

通常在皮肤损伤时易被感染，感染部位多发生于指部或手部，感染3～4d后，感染部位肿胀、发硬、暗红、灼热、疼痛，但不化脓，肿胀可向周围扩大，成为一片边界清楚的紫红色斑状肿块，边缘部分稍高起，不化脓，也不破溃，可有水疱。潜伏期约1～5d，皮损以手部多见，临床上分为三型。

1. 局限型 是临床上最多见的一型。损害与丹毒相似，仅限于手指或手及足背，多为单侧性，在病菌侵入部位发生疼痛，呈局限性红斑或紫红斑，边缘轻度水肿，表面有水疱或大疱，境界明显，可向周围扩延，中央部分消退，边缘微隆起而成环状，局部有灼热感或瘙痒。手指如被波及，常因肿胀及按痛，不能自由屈伸。少数患者伴有淋巴结炎或淋巴管炎、病损不化脓，消退后也不脱屑，可遗留色素沉着斑。如不治疗，一般在2～4周内可自然痊愈。

2. 全身型 少见，开始于手指端，以后沿手臂向其他部位蔓延，皮损形态与局限型相同，但呈弥散性或全身性分布，也有呈环状、地图状或奇异形状者，伴有关节痛、发热等症状。

3. 败血症型 罕见，全身出现盘状红斑或紫斑，伴有关节痛和心内膜炎，全身反应严重，如不积极治疗，患者约3个月左右死亡。

大多数患者经3周自然痊愈，有些病人在皮疹消退后不久，在原处或附近未患病处又发生皮疹。全身型少见，败血症更少见，可致死亡。

【动物】

猪丹毒的潜伏期多为3～5d，短者也有1～2d，长者可达8d以上。根据临床病程的长短，可分为急性败血症型、亚急性疹块型和慢性型。

1. 急性败血症型 少数猪在没有任何临床表现的情况下，突然死亡，病程极短。多见于疾病流行初期，多数病例有明显的症状：体温突然升高，达42℃以上；发病初期，粪便干硬，带有黏液，后期粪便稀软或发生腹泻；呼吸和心跳均加快；发病1～2d后或在死亡前，弥散性皮肤发红，尤其是鼻、耳、胸、腹部，初呈淡红色，颜色逐渐加深；哺乳仔猪和刚断奶仔猪发生猪丹毒时，往往为最急性经过，突然发病，表现神经症状，很快死亡，病程一般不超过1d。

2. 亚急性 症状比急性型轻，特征是在皮肤上出现规则的疹块，病初时，在背部、胸部、颈部和四肢外侧的皮肤上，出现大小和数量不等的疹块，界限清楚，多呈菱形和方形，偶见圆形。色泽初期为淡红色，随后变成紫色至紫黑色。疹块部皮肤坚硬，多扁平，稍隆起。也有的疹块联合成片。经数日后疹块颜色消退，原来凸起的疹块出现下陷，表面结痂。轻者脱痂自愈，重者在疹块表面形成浆液浸润性疱疹，疱疹液干涸后形成硬痂，剥脱后留下疤痕。多转为慢性型，有的转为败血症，病程为7～14d。

3. 慢性型 多由急性和亚急性转变而来，主要表现为慢性疣状心内膜炎、皮肤坏死和多发性非化脓性关节炎，单纯慢性型病例较少。心内膜炎，有轻度咳嗽，呼吸快而短促；听诊时有心杂音、节律不齐、心动过速；可视黏膜呈紫色，四肢和胸部有水肿；被毛粗乱，一般情况下不能治愈，最终死亡。非化脓性关节炎，表现为四肢关节炎的炎性肿胀。初始时，关节肿胀，有热痛。后期病腿僵硬，疼痛，行动困难。皮肤坏死，多是由于细菌的繁殖阻塞了皮下的毛细血管，引起血液循环障碍所致，在背、肩、耳、蹄和尾部等处可见。

病理变化：①急性败血症型：胃、十二指肠、回肠，整个肠道都有不同程度的卡他性或出血性炎症；脾肿大，呈典型的败血脾；肾淤血、肿大，有"大紫肾"之称；淋巴结充血、肿大，切面外翻，多汁，肺脏淤血、水肿。②亚急性疹块型：充血斑中心可因水肿压迫呈苍白色。③慢性型：心内膜炎，在心脏可见到疣状心内膜炎的病变，二尖瓣和主动脉瓣出现菜花样增生物。关节炎，关节肿胀，有浆液性、纤维素性渗出物蓄积。

（四）诊断

1. 病原学检查

（1）涂片镜检：临床上疑似猪丹毒病者，可从耳静脉采血或切开疹块挤出血液和渗出液做涂片。对急性死亡病例的尸体，可做血、脾、肝、肾及淋巴结等脏器的涂片。检查时要注意多观察一段时间，因猪丹毒杆菌在血液中数目极少。

（2）培养观察：利用所取样品接种于鲜血琼脂斜面或接种于肉汤中，于37℃恒温箱培养24h，进行细菌形态学鉴定。

（3）动物接种试验 将病料加少量灭菌生理盐水，制成乳剂直接注射，也可用培养24h的肉汤培养物注射。小白鼠皮下注射0.2ml，鸽子肌注1ml，均在接种后2～5d内死亡，并可从其心血及脾、肝、肾等脏器中分离到猪丹毒杆菌。

2. 免疫学检测 主要应用于流行病学调查和鉴别诊断，常用方法有凝集反应试验、免疫荧光试验（IFA）、酶联免疫吸附试验（ELISA）和沉淀反应试验等。

3. 其他 PCR诊断技术可以对猪丹毒做出特异、快速的诊断。

4. 鉴别诊断 注意与丹毒、蜂窝织炎、多形红斑等鉴别。

（五）防制

1. 免疫接种 定期预防注射，以提高猪群的抗病力。给种公、母猪进行猪丹毒氢氧化铝甲醛苗免疫，每年春秋两次。育肥猪 60 日龄时，进行一次猪丹毒氢氧化铝甲醛苗或猪三联苗免疫一次即可。

2. 强化防疫管理　平时要防范带菌猪的引入，加强饲养管理，屠宰厂、交通运输、农贸市场检疫工作，对购入新猪隔离观察 21d，对圈舍、用具定期消毒。发生疫情隔离治疗、消毒。对发病猪群应及早确诊，及时隔离病猪并作治疗，全猪群紧急免疫接种。对病死猪及内脏等下水进行高温处理。

（六）治疗

早期治疗效果好，首选青霉素。也可用四环素、红霉素、麦迪霉素治疗；皮损局限者，以大剂量青霉素肌肉注射，或于病灶周围以青霉素与盐酸普鲁卡因混合作环状封闭。局部禁用水洗。全身型或发生败血症者，除用青霉素外，可内服磺胺类药，或注射免疫血清。

败血症型如不积极治疗，患者约 3 个月左右死亡。局限型病程约 3～4 周，愈后易复发。

第十四节　军团菌病

军团菌病（legionellosis）是由嗜肺军团杆菌所致的急性呼吸道人兽共患传染病，以肺部感染伴全身多系统损伤为主要表现，也可表现为无肺炎的急性自限性流感样疾病，具有分布广、易造成流行和不易诊断的特点。军团菌病的传播流行与使用中央空调、淋浴设施等有密切关系。1976 年美国费城退伍军人协会会员中，曾暴发急性发热性呼吸道疾病，是已知的军团菌病首次暴发；221 人感染疾病，其中死亡 34 人。由于大多的死者都是军团成员，因此称为军团病或退伍军人症。此后，军团病在全球共发生过 50 多次，近几年在欧洲、美国、澳大利亚等国家和地区均有流行。1977 年确认军团菌病的病原体为嗜肺军团杆菌。目前已有多个国家和地区有军团菌病的报道。1982 年我国首次发现军团菌肺炎，1989 年北京、1994 年上海也出现了军团菌病例。2015 年 7 月，纽约布朗克斯区暴发军团菌病，不到 1 个月时间，已经确诊 86 例感染者，死亡 7 人。WHO 及一些发达国家已将军团病纳入法定传染病管理之列。军团菌病流行致死率高达 30%，散发致死率甚至高达 69%。军团菌病在公共卫生上意义重大，备受各方面的关注。

（一）病原学

嗜肺军团杆菌（*legionella pneumophila*，LP）为染色浅淡、革兰阴性多形性短小杆菌，是一种人类单核细胞和巨噬细胞内寄生菌。

已经确认的军团菌达 48 个种属和 70 个血清型，均能自环境中分离，其中 19 种和人类疾病有关。军团菌病约 90%是由嗜肺军团菌所致。嗜肺军团菌有 15 个血清型，其中以 LP1 血清型最常见，LP6 次之。我国已定型者有血清 LP1、LP3、LP5、LP6、LP9 型。嗜肺军团杆菌大小为 2～5μm×0.3～0.9μm，偶见丝状体（8～20μm），无芽孢，革兰染料染色困难，Giensa 染色呈红色，有些可见鞭毛。

嗜肺军团杆菌需氧和 2.5%二氧化碳，pH6.0～7.0、温度为 35℃时生长最好，而在普通培养基中不生长，需在加有半胱氨酸和焦磷酸铁的 Mueller-Hinton 培养基中生长，亦可在炭酵母浸液琼脂中生长。

嗜肺军团杆菌广泛分布于自然界，嗜肺军团杆菌喜水、存活时间长，对外界环境抵抗力强，在蒸馏水中可存活 2～4 个月，在自来水中可存活 1 年左右。目前已知嗜肺军团杆菌可寄生于天然淡水和人工管道水中，也可在土壤中生存。一般来说，当水温在 31～36℃之间，水中又含有丰富有机物时，嗜肺军团杆菌可长期存活，当水温升高到 60℃以上，嗜肺军团杆菌则不易生存。城市中的军团菌病主要由孳生在空气加湿器、蓄水系统、空调系统等潮湿环境中的嗜肺军团杆菌引起。嗜肺军团菌对热和常用化学消毒剂敏感。

（二）流行病学

1. 传染源　嗜肺军团杆菌多存在于河流、湖泊等天然淡水和中央空调冷却塔、喷泉等人工水环境中，也可在土壤中长期存活，国内报道的军团菌肺炎有两种，即社区获得性感染和医院获得性感染，国外还报告有与旅游相关性军团菌肺炎。

2. 传播途径 人感染嗜肺军团杆菌的途径主要是经呼吸道，吸入污染的气溶胶或被污染的饮用水、淋浴喷头水等引起的。嗜肺军团杆菌污染的水由于多种原因变成感染性气溶胶悬浮在空气中，嗜肺军团杆菌的菌体微小，人在正常呼吸时，会将含有嗜肺军团杆菌的气溶胶同时吸入呼吸道内。发现自由生活的阿米巴是嗜肺军团杆菌的宿主，嗜肺军团杆菌在阿米巴等原虫细胞内的寄生，增强了其在环境中的存活能力、传播能力和致病性，在接触感染的阿米巴原虫时而感染。若此时人抵抗力降低或毒力增强，就可能导致军团菌病的发生和流行。

3. 易感性 ①老人、幼儿；②嗜烟酒者；③免疫缺陷者；④透析或器官移植患者；⑤肿瘤和糖尿病患者；⑥原有肺部其他疾病的患者等。通过健康人群 LP1 型抗体水平的调查，阳性者可达10%～15%，提示可能有隐性感染存在。来自社区感染的军团菌病病例多为吸烟者、嗜酒者及建筑工地居民。医院内感染的军团菌病病例多发生在肾透析、脏器移植、恶性肿瘤、白血病、接受免疫抑制剂的病人，以及气管炎或肺气肿患者。死于医院内感染的肺炎患者中，大约有 5%～10%是由嗜肺军团杆菌感染所致。

4. 流行特征 军团菌病呈世界性分布，已有数十个国家有军团菌病报告，或呈散发，或呈点状暴发流行。一年四季均可发病。但以夏秋季多见。

（三）发病机制

嗜肺军团杆菌的致病性与其能侵入靶细胞、并在细胞内生存繁殖密切有关。当人吸入直径小于5μm 的颗粒，细菌可直接进入人呼吸系统的细支气管和肺泡，通过其外膜孔蛋白、菌毛等菌体表面结构，成功黏附于靶细胞（巨噬细胞、单核细胞及肺泡上皮细胞等），并诱导靶细胞的吞噬作用。在进入靶细胞后，嗜肺军团杆菌通过各种毒力因子的介导作用，干扰吞噬体的磷脂双层结构，阻止吞噬体与溶酶体的融合，在靶细胞中存活并繁殖。另一方面，嗜肺军团杆菌在胞内生长繁殖时，可产生和释放各种毒素和酶，逃避吞噬细胞的杀伤，并引起肺组织的损伤。如其分泌的磷酸酶可抑制激活的吞噬细胞产生超氧阴离子，并影响细胞内第二信使的形成，从而抑制吞噬细胞的活化；蛋白激酶能催化靶细胞的磷脂酰肌醇和微管蛋白的磷酸化作用，进而影响吞噬细胞活化和杀菌功能；蛋白酶能灭活白细胞介素-2 和裂解 T 细胞表面的 CD4，从而干扰 T 细胞活化及其免疫功能。此外，吞噬细胞在吞噬嗜肺军团杆菌时的胞吐作用及细胞的裂解，可使其内的一些酶类和氧化代谢产物释出细胞外，引起组织的广泛损伤。肺部感染后嗜肺军团杆菌合成的毒素、酶可经支气管、淋巴管及血行播散到其他部位，造成肺外多系统的损伤。

（四）临床表现

【人类】

临床上军团菌病有两种表现形式：肺炎型和庞堤阿克热型。

1. 肺炎型 潜伏期一般为 2～10h。前驱症状：乏力、头痛、全身肌肉酸痛，于 1～2h 内突然发热，可达 40℃以上，起初为干咳，半数患者转成非脓性黏稠痰或略带脓性痰，少数患者有胸痛，呼吸困难，肺部可闻及细湿啰音。患者有恶心、呕吐及腹泻等消化道症状，不同程度意识障碍，多数病例体温于 8～10 日后下降，肺炎等全身症状随之好转。但重症病例可发生心、肝、肾功能损害，甚至功能衰竭致死，亦可迁延并发肺脓肿等。

2. 庞堤阿克热型 为嗜肺军团杆菌感染的轻型。潜伏期为 1～3d，发热起病，伴头痛、肌痛、食欲缺乏、畏寒、恶心、干咳等。部分咽喉干痛，病程 3～5d 自愈，恢复较顺利。X 线胸片无肺炎阴影。

【动物】

国内外研究表明，猪、牛、羊等动物均检出嗜肺军团杆菌的特异性抗体，我国新疆从羊羔肺组织中分离到一株嗜肺军团杆菌。动物的临床资料和数据缺乏。

（五）诊断

军团菌病仅凭其临床表现，很难与其他病原所致肺部感染鉴别，必须进行病原学和免疫学检查，方可确诊。

1. 病原学检查

（1）染色法：取气道分泌物可作Giemsa染色、镀银染色检查。缺点是其特异性不稳定，且需肺活检，对组织损伤大。

（2）分离培养法：培养分离获得嗜肺军团杆菌菌株是确定嗜肺军团杆菌感染的金标准，病人唾液、痰、胸水、血液、气管抽吸物、尸检或活检组织以及环境因素如水、土壤等均可用于分离细菌。缺点是：易受标本采集质量、操作技术的影响，阳性率不一致；费时较长，培养基不易制作，价格较贵，对于进行环境中嗜肺军团杆菌的样本量较大的分布调查，其应用受到很大的限制。

2. 免疫学检测

（1）血清特异性抗体检测：常用的检测方法有，间接血凝试验（IHA）、微量凝集试验、酶联免疫吸附试验（ELISA）、试管凝集试验（IHA）等。早期主要是特异性IgM抗体，而血清IgG抗体出现晚。嗜肺军团杆菌抗体检测中，双份血清抗体效价呈4倍增长。实测血清效价时，间接荧光法达1∶128或以上为阳性。

（2）直接免疫荧光法：用荧光标记的抗体作用于患者呼吸道分泌物等标本，于显微镜下检查具特异荧光的抗原抗体复合物。此法具有快速、特异性高的优点，主要用于检测嗜肺军团菌。缺点是检测法敏感性低。

（3）尿中嗜肺军团杆菌抗原检测：尿中嗜肺军团杆菌抗原在有症状后1d就可检出，并持续几天或几周。尿抗原检测原理是检测嗜肺军团杆菌细胞壁上的具有热稳定性的脂多糖，主要应用于非典型肺炎患者。优点是在军团菌病患者的尿中抗原出现早，本检测方法可为早期诊断治疗提供依据；简便、快速、特异性高、操作简单；标本容易获得，对患者没有创伤。缺点是对除Lp1型以外的其他型检测敏感性很低，且检测试剂盒昂贵，不利于推广应用。

3. 影像学检查　肺炎型X线胸片初次检查仅累及单侧，表现边缘模糊圆形阴影或片状支气管肺炎像，后可进展为大片状阴影，密度加深，可累及大叶、多叶或双侧，可伴少量胸腔积液。

4. 分子生物学检测

（1）核酸探针技术：根据嗜肺军团杆菌核酸序列合成一段寡核苷酸，并用其作为探针进行标记。探针与待测标本中的核酸杂交，以鉴定标本中有无嗜肺军团杆菌感染。

（2）PCR及其相关技术：PCR和探针杂交技术相结合，可在一定程度上提高检测的特异性和敏感性，但操作过于复杂繁琐。PCR与ELISA方法相结合检测嗜肺军团杆菌，技术操作简单且节省时间。利用PCR技术不仅可以检测嗜肺军团杆菌，还可以给其分型。

5. 鉴别诊断　军团菌病需与大叶性肺炎、支气管肺炎、病毒性肺炎、支原体肺炎、立克次体病、鹦鹉热、菌痢、鼠疫肠炎等加以鉴别。

（六）防制

早发现、早治疗，采取以预防为主的综合措施进行控制。重点对公共场所水管网以及其他可能导致有嗜肺军团杆菌增殖、传播的固定设施，在设计、维修和管理上，制定相应的易于定期消毒清洗的操作实施方法。其次是卫生部门加强对区域内土壤、动物的嗜肺军团杆菌监测工作，重点加强水源监测管理等。定期冲洗供水管道，用含氯消毒剂消毒。对家居使用的空调机，经常清洗空气滤网。在使用空调器的密闭空间，一定要注意定期开窗通风。家庭用的热水管道、淋浴器、加热器等有可能存留水体的地方，注意进行定期清洗。加强锻炼身体，提高机体抵抗能力，保护易感人群等。

（七）治疗

特效治疗以红霉素为首选药物。若口服效果欠佳，应予静脉滴注，疗程 3 周。一般用药后 48h 内体温下降，全身和呼吸道症状好转。如疗程不足 2 周，有复发或恢复期延长的可能。若红霉素疗效不满意，或病情严重，加用利福平，顿服或分次口服。

此外，支持疗法和对症治疗亦非常重要。维持水和电解质的平衡、呼吸衰竭时人工呼吸器的应用、休克时血管活性药物和其他抗休克措施、急性肾衰竭时的透析疗法，均为重要的治疗措施。

嗜肺军团杆菌病未经适当治疗病死率一般为 15%—20%，多死于呼吸衰竭。若并发急性肾衰竭时，病死率上升至 53%。医院内感染的病死率较高，可达 60%。经特殊治疗者，病死率下降为 5% 左右。病愈者除少数可遗留轻微失语和记忆力减退外，可完全康复。

第十五节　链球菌 2 型病

链球菌 2 型病（streptococcus type 2）是由猪链球菌引起的一种急性、热性传染病。猪链球菌又分许多生物型，其中致病型主要为猪链球菌 2 型，可引起急性出血性败血症、心内膜炎、脑膜炎、关节炎、哺乳仔猪下痢和孕猪流产等危害，同时可引起相关人员的发病与死亡，是一种重要的人兽共患病。

链球菌 2 型病分布广泛，我国最早于 1949 年报道，1963 年开始在广西部分地区流行，随之蔓延到全国各省。荷兰在 1968 年首次报道了人感染脑膜炎的病例，到 1984 年已有 30 人感染。英国、德国、日本、新加坡、克罗地亚、泰国也相继有人-猪链球菌病的报道，200 多人因感染猪链球菌死亡，1984～1993 年香港也有 25 人感染。1998～1999 年连续 2 年在江苏省南通地区，猪群中链球菌 2 型病大面积暴发流行，发病猪不分品种、年龄、性别均易感染，发病猪占同群猪的 26.38 %，病死率达 47.21 %，造成 1.4 万多头猪死亡。另外，在猪发病后，又传染给了人，造成当地 30 多人患病，10 多人死亡。

（一）病原学

猪链球菌（*Streptococcus suis*）是兼性厌氧菌，为圆形球菌，呈单个、成对或数个排列的短链，也可排列成串珠状长链。一般无鞭毛，培养早期形成荚膜，除 D 群某些菌株外，不运动，不形成芽孢。有的菌株在病料中或含血清的培养基内，能形成菌膜。革兰染色一般为阳性，老龄培养物则多为阴性。用 Jasmin 等特殊方法染色，可见其荚膜。致病链球菌在含血清和鲜血的培养基上生长良好。一般常用鲜血琼脂培养观察溶血现象。但在无氧时溶血明显。培养最适温度为 37℃。菌落细小，直径 1～2mm，圆形，透明，发亮，光滑，中央隆起，边缘整齐。致病性链球菌多属溶血性链球菌（β 群）。

猪链球菌具有一种特异性的多糖类抗原，又称为 C 抗原。用温热稀盐酸浸出此抗原，并与特异性抗血清作沉淀反应，可将溶血性链球菌进行血清学分类。按兰氏分类，目前确定的血清群共 19 个，从 A 至 V（其中缺 I、J 群）。每个群结合生化和培养特性，又分为若干型或亚型。我国猪链球菌病病原主要有 C、D、E、L、R、S 等群，再根据荚膜抗原的不同，将猪链球菌分成 35 个荚膜血清型，即 1～34 和 1/2 型（同时含有 1 型和 2 型抗原的菌株）。猪链球菌 2 型是其中致病力最强、最常见的一种；此外，猪链球菌 1 型、7 型及 9 型也可致猪病，但没有感染人的报道。通常认为，猪链球菌 2 型的致病因子及其之间的相互作用机制，与荚膜多糖、溶菌酶释放蛋白（MRP）、细胞外因子（EF）、猪溶素等有关。

猪链球菌对环境的抵抗力较强，可以在污染的粪、灰尘及水中存活较长时间。猪链球菌在 60℃ 水中可存活 10min；50℃可存活 2h；25℃时在灰尘和粪中分别存活 24h、8d；在 4℃的动物尸体中能存活 6 周；0℃时在灰尘中可存活 1 月，粪中可存活 3 个月。苍蝇携带猪链球菌 2 型至少长达 5d，猪链球菌对热和普通消毒药抵抗力不强，60℃加热 30min 均可杀死，煮沸可立即死亡，常用消毒药均可在 3～5min 内杀死。日光直射 2h 死亡。

（二）流行病学

1. 传染源　病猪和带菌猪是链球菌 2 型病的主要传染源，其次是羊、马、鹿、鸟、家禽（如鸭、鸡）等。在动物体表、消化道、呼吸道、泌尿生殖道黏膜、乳汁等都有猪链球菌存在。猪体内猪链球菌的带菌率约为 20%～40%左右，在正常情况下不引起疾病。如果细菌产生毒力变异，引起猪发病，病死猪体内的细菌和毒素再传染给人类，引起人发病。到目前为止，未发现人与人之间的传染。

2. 传播途径　主要是通过开放性伤口传播和消化道感染，如人皮肤或黏膜的创口接触病死猪的血液和体液引起发病，所以屠夫、屠场工人发病率比较高。部分患者因吃了生的或半生的病猪肉引起发病，加工或食用冷冻猪肉也可引起散发病例。

3. 易感性　有职业特点，主要是生猪饲养、屠宰、肉品加工、运输、销售、兽医、打猎者等为易感人群。人类感染猪链球菌多为亚临床感染，发生临床病例非常少见。

4. 流行特征　呈世界性分布。我国猪链球菌病的病原多以 C 群和 D 群为主，而国外多为 R 群的 2 型猪链球菌。有一定的季节性，在高温、潮湿的季节多发，7～10 月份易出现大面积流行，一般呈多点散发、突然暴发，大小猪均可发生，但以 3～12 周龄的猪多发，发病率和病死率高，危害大。

（三）发病机制

关于人感染猪链球菌病的发病机制研究甚少。一般认为致病链球菌一旦侵入机体，首先在入侵部位分裂繁殖，并分解机体结缔组织中的透明质酸，进入淋巴管和淋巴结。继之冲破淋巴屏障，扩散到血液中，引起菌血症，同时产生毒素作用，以致发生热性全身性败血症，最终导致各实质器官严重充血或出血，浆液腔出现浆液性纤维蛋白性发炎灶。

（四）临床表现

【人类】

猪链球菌 2 型病潜伏期短，平均潜伏期 2～3d，最短可数小时，最长 7d。突起畏寒和发热，多为高热、伴全身不适、头痛、身痛。部分患者出现恶心、呕吐、腹痛、腹泻。视细菌侵入部位而有不同的临床表现，临床分为四种类型。

1. 普通型　发热伴全身不适、厌食、头痛、身痛、体温多在 38℃以上，高则可达 40℃，乏力明显，但患者无休克、昏迷和脑膜炎的表现。

2. 脑膜炎型　为最常见临床类型。起病急，患者常在发热后出现明显头痛，伴呕吐和意识障碍，脑膜刺激征阳性。脑炎型患者常伴有听力障碍，多数为听力减退，少数患者可失听。部分患者可有周围性面瘫和复视。脑膜炎患者常伴口唇疱疹。

3. 休克型　患者起病急，常发生于屠宰病猪且手部皮肤有破损的人，表现为急起畏寒或寒战、高热，数小时内出现呼吸困难、心慌、四肢发冷、面色青灰、口唇发绀、头昏或意识改变、血压下降、脉压差缩小、少尿等休克表现（即链球菌中毒性休克综合征），病情很快转入多器官衰竭，如呼吸窘迫综合征，心力衰竭，弥散性血管内凝血和急性肾衰等。部分患者肢体远端皮肤有出血点，淤斑，面部、四肢常见。该型病情进展迅速，病死率高。

4. 混合型　同时具有脑膜炎型和休克型的表现。

其他少见的感染类型有感染性心内膜炎、关节炎、肺炎或支气管肺炎。

【动物】

病猪多表现为高热，关节炎，颌下、颈部淋巴结肿大，耳、四肢末端皮肤发紫，部分表现出神经症状，妊娠母猪流产和突然死亡。病理剖检多见心包液增多，心肌柔软，脾脏肿大，全身淋巴结肿胀、出血，关节腔积液增多且混浊，脑膜下水肿、出血。

（五）诊断

1. 病原学检查

（1）细菌涂片：取病死猪脾脏、淋巴结制成涂片或取心血制成涂片，经革兰染色镜检，可见单个、成双、短链球状排列的革兰阳性球菌。

（2）分离培养：取心血、肝、脾等病料无菌培养，分离，涂片、染色镜检；或将上述病料进行动物接种。

2. 免疫学检测 常用乳胶或玻片凝集试验、核糖体分型法、酶联免疫吸附试验（ELISA）等。

3. 分子生物学检测 PCR 方法进行基因诊断，快速、特异性强，灵敏度高，稳定性好，适合于大批量样品的检验，可用于疫情监测。

4. 鉴别诊断 其他病原菌所致的败血症、脑膜炎。还应与某些病毒感染性疾病鉴别，如肾综合征出血热，夏季发病的脑炎型还应同流行性乙型脑炎鉴别。

（六）防制

1. 控制传染源 对动物接种有效疫苗，合理应用兽药，保证环境卫生，通风良好，饮水清洁，饲料适口，栏舍定期消毒以及对引进猪只的检验检疫，防止各类猪之间交叉感染，特别是母猪对仔猪的传染。当确诊发生猪链球菌病疫情时，则启动《国家突发重大动物疫情应急预案》，由所在地县级以上兽医、卫生等行政主管部门，按规定的程序开展职责范围内的工作，从源头上切断传染来源。

2. 切断传播途径 加强市场检疫与卫生监督，实行生猪集中屠宰制度，统一检疫与管理，禁售病、死猪肉。避免到病猪的生活场所活动，并避免接触有病或因病死亡的猪、排泄物及体液。养成良好的饮食卫生习惯，如饭前便后要洗手，不喝生水等。建立科学的链球菌病疫情监测网，开展疫情常规监测工作，并建立密切的信息联系与数据交换方式。

3. 保护易感人群 加强健康教育，使生猪宰杀和加工人员认识到接触病、死猪的危害，并做好自身防护。与生猪直接接触的职业人员，工作时要戴防护手套、穿工作服和胶鞋等，皮肤有伤口者应避免接触猪及猪肉，处理猪或猪肉后要洗手，食品加工应生熟分开，避免交叉污染和直接接触传染源。

由于目前尚无有效的疫苗，因此尚不能对人进行免疫预防。

（七）治疗

治疗原则是早发现、早诊断、早治疗；入住传染病房隔离治疗；临床治疗包括支持疗法、病原治疗和对症治疗。

1. 支持疗法 维持机体内环境的平衡和稳定，包括水、电解质、酸碱、能量平衡；补充维生素，给予新鲜血、血浆和白蛋白等支持治疗。

2. 病原治疗 早期、足量使用抗生素，目前抗菌效果好的药物有青霉素、氨苄青霉素、氯霉素、第三、四代头孢菌素；对有病原培养报告的患者，根据药敏结果调整治疗。治疗 2d 效果不佳者，考虑调整抗生素，治疗 3d 效果不佳者，必须调整治疗。

3. 对症治疗 抗休克治疗、抗 DIC 治疗等。病程晚期，慎用任何抗生素，尤其对出现肾衰的病人，不宜使用抗生素，主要是对症与支持治疗，必要时可进行透析。

（张鹏霞）

第三章　人兽共患病毒病

第一节　病毒的生物学特性

（一）病毒的概念

病毒（virus）是一类体积微小、结构简单、只含一种类型核酸，必须寄生在活的易感细胞内，并以复制的方式进行增殖的非细胞型微生物。

（二）病毒的特点

1. 体积微小　病毒比细菌小，测量单位为纳米（nm），一般在 20nm～300nm 之间，可通过滤菌器，需在电镜下观察。

2. 结构简单　非细胞结构，多数呈球形或近球状，少数为杆状、丝状、子弹状或砖块状，细菌病毒（噬菌体）大多数呈蝌蚪状（图 3-1）。病毒的基本结构由病毒核心及衣壳组成，二者合称核衣壳，是电子显微镜下可见的最小单位。很多动物病毒在衣壳之外，还被有包膜（envelope），也称囊膜（图 3-2）。

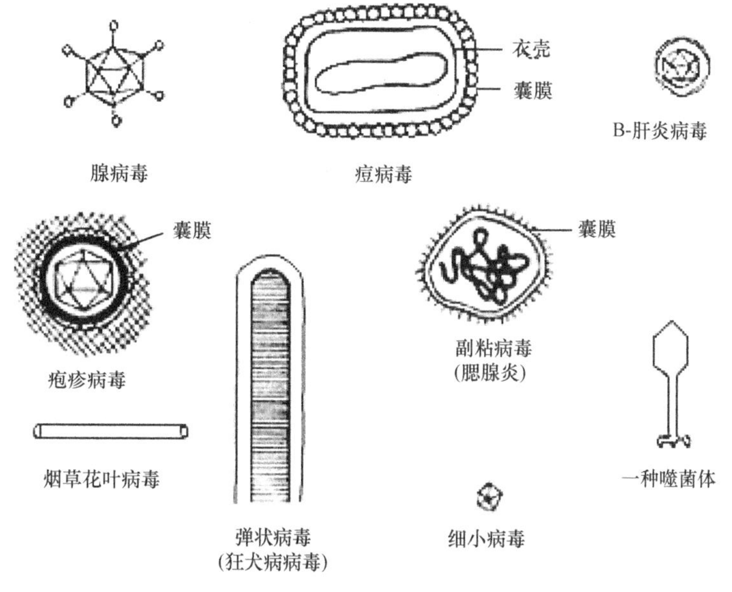

图 3-1　病毒形态模式图

（1）病毒核心：是病毒的中心结构，由核酸组成，含 DNA 或 RNA，构成病毒的基因组，携带有病毒的全部遗传信息，决定病毒复制、遗传和变异，以及病毒的感染和免疫。

（2）病毒衣壳：紧密包绕在核酸外，由病毒基因编码的蛋白壳粒组成，壳粒是构成衣壳的形态学亚单位，不仅维持病毒的形状，保护核酸免遭外环境的破坏，还能介导病毒核酸进入宿主细胞。根据衣壳的排列方式，病毒结构有螺旋对称型、二十面体立体对称型、复合对称型。衣壳的主要功能有：保护病毒核酸；无包膜病毒依靠衣壳蛋白与细胞表面相应受体吸附，是病毒选择性感染宿主细胞的首要步骤。

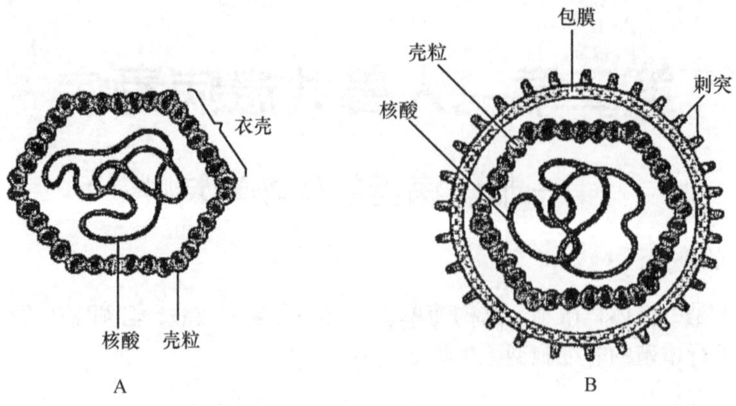

图 3-2 病毒结构示意图

A. 病毒；B. 包膜病毒

（3）病毒包膜：是包绕在病毒核衣壳外面的双层膜。主要成分是蛋白质、多糖和脂类。常以脂蛋白或糖蛋白形式存在。有的包膜表面存在纤维刺突或称纤突，能凝集某些动物红细胞并破坏宿主细胞。包膜的主要功能是：加固病毒体的结构；具有抗原特异性；包膜与宿主细胞膜脂类成分同源，彼此易于亲和及融合，使病毒侵入细胞。如虫媒病毒类、人免疫缺陷病毒、疱疹病毒等。

有的病毒没有包膜，成为裸病毒，核衣壳就是完整的病毒体。

3. 遗传物质 一般含一种核酸，RNA 或 DNA。个别病毒没有核酸，如朊病毒。

4. 寄生及繁殖方式 必须在活细胞内复制增殖。

5. 抵抗力 耐冷不耐热；对抗生素不敏感；干扰素可抑制其增殖。

（三）病毒的分布及种类

病毒在自然界中分布很广，人、动物、昆虫、植物、真菌、细菌等都可被病毒寄生而引起感染。病毒是引起人类传染病的重要病原体之一。

病毒种类很多，有多种分类方式：

1. 按寄生宿主 分动物病毒、植物病毒、细菌病毒、昆虫病毒及真菌病毒。人兽共患病毒病主要由动物病毒引起。如狂犬病、森林脑炎等。

2. 按遗传物质 分 DNA 病毒、RNA 病毒和蛋白质病毒。

（1）DNA 病毒：遗传物质是 DNA，如天花病毒、牛痘病毒、乙型肝炎病毒、带状疱疹病毒等。DNA 病毒有双链、单链之分，以双链多见。

（2）RNA 病毒：遗传物质是 RNA，如冠状病毒、埃博拉病毒、艾滋病病毒、禽流感病毒、狂犬病病毒等。RNA 病毒也有双链、单链之分，以单链多见。单链 RNA 病毒又可分两种：单股正链 RNA 病毒（正股 RNA 病毒），其单股 RNA 可直接起 mRNA 作用，如脊髓灰质炎病毒；单股负链 RNA 病毒（负股 RNA 病毒），其单股 RNA 不能作为 mRNA，须先合成互补股（正股）作为 mRNA，再转译蛋白分子，而后产生核酸的复制型，成为合成子代病毒 RNA 的模板。如流感病毒、狂犬病病毒、埃博拉病毒等。

（3）蛋白质病毒：如朊病毒，不含核酸，可自我复制，是一种具有感染性的蛋白质。但与普通蛋白质不同，经 120～130℃加热 4 小时，紫外线照射，甲醛消毒，并不能将这种传染因子杀灭，朊病毒现已正式归入亚病毒领域。

3. 按感染途径 分呼吸道感染病毒、消化道感染病毒、虫媒感染病毒、接触感染病毒、性传播病毒、血液传播病毒等。

（四）病毒与人和动物的关系

1. 引起疾病，危及人畜的健康及畜牧业的发展　在人类传染病中，75%的病原体来自病毒，远较细菌和其他微生物为多。如流行性感冒、森林脑炎、登革热、流行性出血热以及艾滋病等。病毒引起的传染病具有传染性强、传播迅速、流行广泛、病死率高及后遗症严重等特点。在人类疾病史上，病毒引起的瘟疫，一次次肆虐，给人类社会带来灾难性的打击，如古老的天花、西班牙流感、西尼罗病毒病、黄热病，还有近年来的艾滋病、SARS、禽流感、狂犬病、登革热、埃博拉出血热、寨卡病毒病等。有些病毒还与某些肿瘤、先天性畸形、老年痴呆等有关。动物发生病毒性疫病，如口蹄疫、狂犬病、疯牛病、禽流感等，不但可以随时传播给人类，引起人兽共患病，还对畜牧经济造成不可估量的损失。

2. 参与某些预防、治疗以及基因工程研究的过程　病毒除了对人畜造成严重危害外，也有很多有益之处：①可以用来制作病毒疫苗，例如乙脑减毒活疫苗、森林脑炎灭活疫苗。②可以作为精确制导药物的载体。③在基因工程中，病毒可以作为目的基因的载体，使之被拼接在目标细胞的染色体上。④在细胞工程中，某些病毒可以作为细胞融合的助融剂，例如仙台病毒。⑤在专一的细菌培养基中添加的病毒可以除杂。⑥病毒可以用作特效杀虫剂，例如核型多角体杆状病毒和颗粒病毒，作为昆虫病毒杀虫剂成为生物农药。⑦噬菌体可以作为防治某些疾病的特效药，例如烧伤病人在患处涂抹绿脓杆菌噬菌体稀释液，可有效地杀死创面上的绿脓杆菌，达到消炎目的。

第二节　登　革　热

登革热（dengue fever，DF）俗称波尔加热、五天热，是由登革病毒引起的急性人兽共患虫媒病，也称骨折热、骨痛热症。主要由伊蚊（花斑蚊）传播。以双相热、头痛、关节痛、肌肉痛、皮疹和淋巴结肿大为特征，病死率极低。但登革热严重时可发展成登革出血热（dengue hemorrhagic fever，DHF）、登革休克综合征（dengue shock syndrome，DSS），以起病急，高热、全身肌肉、骨髓及关节痛、出血和休克为临床特征，发病率高，病死率高。

登革热的历史由来已久，但首先有文字记载是 1779 年，在印度尼西亚雅加达发现，当时俗称为“关节热”。1869 年，由英国伦敦皇家内科学会命名为登革热。

从 18 世纪末起，登革热主要在热带和亚热带地区流行。1880 年埃及首都开罗发生流行；1922 年在美国费城流行，估计有 100 万～200 万人患病；1928 年在希腊流行，患者超过 100 万人，80%居民受感染；1942～1945 年期间，日本归国军人从印度尼西亚带入本病，使沿海主要港发生登革热流行。1998 年 6 月份以来，又在东南亚各国和地区发生流行，仅柬埔寨 8 月份报告死亡病例达到 200 例。

1970 年之前，只有 9 个国家发生过重症登革热流行。目前，登革热分布在热带和亚热带 100 多个国家和地区。20 世纪以来，登革热在亚、非、南美的热带地区，发病率呈上升趋势，在东南亚一直呈地方性流行。登革热病例不断增加，已威胁到全球三分之一人口的健康安全。世界上每年约发生 1 亿例登革热，有 50 万人发展成为 DHF 或 DSS，其中大部分是儿童患者，约 2.5 万人死亡。根据 2016 年 WHO 通报，全球登革热病例数，从 2010 年的 220 万增加到 2015 年的 320 万。2015 年，全球暴发多起登革热疫情：巴西就报告了 150 多万例，比 2014 年高 3 倍；菲律宾报告了 16.9 万例，马来西亚报告了 11.1 万例疑似病例；印度德里市暴发了自 2006 年以来最严重的疫情，病例数达 1.5 万多例；美国夏威夷岛，报告了 181 例，2016 年疫情还在继续。

我国于 1873 年首次报道厦门登革热疫情。20 世纪 40 年代初，登革热在我国东南沿海及台湾多个省份流行，并蔓延到内地的南昌、汉口等地。此后经过 30 多年静息期，1978 年突然在广东佛山地区暴发流行，从此在我国一直间断流行，分布范围不断扩大。2014 年 6 月，广东地区再次暴发，截至 2014 年 11 月 23 日，广东省已报告 44894 例登革热病例，死亡 6 例，流行规模达到 1986 年以来之最。全国波及 24 个省市自治区。截至 2016 年 8 月 21 日，本年广东省共报告 121 例，其中输入病例 80 例，本地病例 41 例，无死亡病例发生。

登革热被列为我国的乙类传染病。

（一）病原学

登革病毒（dengue virus）属于黄病毒科（*Flaviviridae*）、黄病毒属（*Flavivirus*）、B 组虫媒病毒。登革病毒颗粒为多层球形结构，直径 25～40nm。基因组为单股正链 RNA 病毒。病毒颗粒外有包膜，包膜含有型和群特异性抗原。登革病毒的基因组被层层蛋白质外壳包被，使病毒颗粒难以感染细胞。当细胞吞噬病毒，并将病毒“诱骗”到脂囊泡中后，病毒膨胀，挣裂其蛋白盔甲，病毒的脂膜就可与细胞的脂囊泡结合，释放出病毒，病毒得以在细胞内增殖。

根据抗原性的不同，登革病毒分Ⅰ、Ⅱ、Ⅲ、Ⅳ四个血清型。各型病毒间有交叉抗原，与其他 B 组虫媒病毒也有部分相同抗原，如乙脑病毒和西尼罗病毒。同一型中不同毒株也有抗原差异，其中Ⅱ型传播最广泛。各型都能引起登革热，并能激发各型特异性抗体。各型间免疫保护不明显。在一个地区往往存在不同血清型病毒的交替流行，因而增加了 DHF 和 DSS 发生的可能性。

登革病毒能在多种原代和传代细胞上增殖，并可产生空斑。可用乳鼠脑、猴肾、白蚊、伊蚊细胞株作病毒分离培养。病毒在细胞中的复制可导致细胞病变。病毒经脑内接种传代，可使乳小鼠发病，但鼠系、鼠龄不同，则敏感性不同。而接种的猴、猩猩和其他实验动物不产生症状。由于登革病毒属于单股正链 RNA 病毒，缺乏精确的复制修复系统，因而较 DNA 病毒更易发生变异。如 RNA 发生突变，或有外来毒株的侵入，则出现新的登革热毒株，常导致地区性登革热的暴发流行。

登革病毒可凝集鸡和鹅红细胞。不耐酸、不耐酶，毒粒的感染性在 pH7～9 是稳定的，在 pH6.0 以下，病毒则失去结构的完整性。登革病毒耐低温，在人血清中 4℃冰箱保存，可存活数周；-20℃可存活 5 年；-70℃可存活 8 年之久。但不耐热，50℃ 30min 或 100℃ 2min 即能灭活；对酸、洗涤剂、乙醚、紫外线、甲醛等较敏感，易被灭活。紫外线照射数分钟就可灭活病毒。

此外，登革病毒感染可暂时性抑制人免疫缺陷病毒 1 型的复制。

（二）流行病学

近些年来，伴随人员流动频繁、国际旅游业的迅猛发展，登革热的分布范围逐年扩大，时有暴发流行，不仅危害人们的身体健康，而且严重影响当地经济、贸易和旅游事业的发展。

1. 传染源 患者和隐性感染者为主要传染源，未发现健康带病毒者。患者在发病前 6～8h 至病程第 6d，具有明显的病毒血症，传染性最强，可使叮咬的伊蚊受染。流行期间，轻型患者数量为典型患者的 10 倍，隐性感染者为人群的 1/3，可能是重要传染源。棕果蝙蝠和猪为登革热的储存宿主。东南亚森林中的猴感染后多不发病，但可成为传染源。丛林山区的狒狒、啮齿类以及某些鸟类、城市中某些家畜、鸡等血清中带有登革热抗体，表明这些动物可受登革病毒感染，但还不足以证明能起传染源的作用。

2. 传播途径 通过雌性伊蚊的叮咬传播。已知传播媒介有 12 种：埃及伊蚊、白纹伊蚊、波利尼西亚伊蚊和几种盾蚊伊蚊，其中最主要的是埃及伊蚊和白纹伊蚊。我国登革热的流行，也与这两种伊蚊有关。广东、广西多为白纹伊蚊传播，而台湾省、广东西部沿海、广西沿海、海南省以埃及伊蚊为主。伊蚊只要与有传染性的液体接触一次，即可获得感染，病毒在蚊体内复制 8～14d 后，即具有传染性，并维持长达 174d。具有传染性的伊蚊叮咬人体时，即将病毒传播给人。

3. 易感性 在新疫区各年龄组均易感，以 20～49 岁居多，引起轻型的登革热。近来在东南亚地区，已有 DHF 的报道，儿童属于 DHF 的高危人群，患病后死亡率高。动物中啮齿类、灵长类、猪等均易感。

4. 流行特征 呈地方性流行，凡有伊蚊孳生的自然条件及人口密度高的地区，均可发生地方性流行。在城市中流行一段时间之后，可逐渐向周围的城镇及农村传播，在同一地区，城镇的发病率高于农村。地方性流行区有隔年发病率升高的趋势。不少国家在登革热消匿十余年之后，突然发生流行，传播迅速，发病率高，病死率低，疫情常由一地向四周蔓延。登革热流行有季节性，发病季节与伊蚊密度消长、雨量相关。在高温多雨的夏秋季，炎热潮湿的热带地区，蚊媒常年繁殖，全年均可发病。登革热还可通过现代化交通工具远距离传播，故多发生在交通沿线及对外开放的城镇。

（三）发病机制

初次感染登革病毒，一般只引起发热和疼痛等轻微症状，可自愈，称为登革热；当再次感染异型登革病毒时，部分患者可出现严重的 DHF 或 DSS。用灵长类动物做发病机制试验，感染登革病毒后易产生病毒血症。

登革病毒通过伊蚊叮咬进入人体，在毛细血管内皮细胞和单核-巨噬细胞系统内复制，增殖到一定数量后，进入血液循环，形成第一次病毒血症。定位于单核-巨噬细胞系统和淋巴组织中的登革病毒，继续进行复制，再次释入血流，形成第二次病毒血症，并引起临床症状与体征。体液中的抗登革病毒抗体，可与登革病毒形成免疫复合物，激活补体系统，导致血管通透性增加，亦可引起血管水肿和破裂。登革病毒的复制，可抑制骨髓中白细胞和血小板的再生，导致白细胞、血小板减少和出血倾向。

病理改变表现为肝、肾、心和脑等器官的退行性变，出现心内膜、心包、胸膜、腹膜、胃肠黏膜、肌肉、皮肤及中枢神经系统不同程度的水肿和出血。皮疹活检可见小血管内皮细胞肿胀、血管周围水肿及单核细胞浸润，瘀斑中有广泛性血管外溢血。脑膜脑炎型患者可见蛛网膜下腔和脑实质灶性出血、脑水肿及脑软化。重型患者可有肝小叶中央灶性坏死及淤胆、小叶性肺炎和间质性肺炎等。

（四）临床表现

【人类】

潜伏期为 2～15d，平均 5～6d，其长短与侵入的病毒数量有一定关系。发病前尽管体内有病毒存在，而前驱症状不明显。根据临床表现严重程度，分为轻型登革热、典型登革热和重型登革热三个临床分型，其中重型登革热包括 DHF 和 DSS。

1. 轻型登革热 类似流行性感冒。发热，全身疼痛较轻，浅表淋巴结肿大，皮疹少或无疹，一般无出血。因症状不典型，易误诊或漏诊。

2. 典型登革热 经历发热、发疹和恢复期三个阶段。

（1）发热：几乎所有病人有发热，起病急，先有寒战，随之体温迅速升高，24h 内可达到 38℃～40℃，3～5d 降至正常。1天后再次升高，呈双峰热，持续 5～7d，伴剧烈的头痛、腰痛、眼眶痛，有全身肌肉和关节疼痛，似骨折样或碎骨样，严重者影响活动，但外观无红肿；消化道症状可有食欲下降、疲乏、恶心、呕吐、腹痛及腹泻。脉搏早期加快，后期变缓。严重者疲乏无力，呈衰竭状态。出现不同程度的出血，常见鼻出血，其次皮肤淤血、牙龈出血、消化道出血、咯血、血尿等；或者有颜面部、颈胸部潮红和眼结膜充血等“三红症”特征，似酒醉貌，谓之“登革面容”；亦或有肝脏肿大、黄疸、表浅淋巴结肿大、束臂试验阳性、白细胞和血小板减少。

（2）皮疹：儿童病例更多见。呈麻疹样皮疹、猩红热样皮疹，也可为红斑样皮疹，重者变为出血性皮疹，多有痒感，皮疹持续 5～7d，疹退后无脱屑及色素沉着。

（3）恢复期：皮疹消退后，仍显虚弱无力，通常需要数周恢复正常。

3. 重型登革热

（1）DHF：主要发生于儿童，绝大多数病例在 15 岁以下，以女性较多，具有典型登革热的表现。但肌肉和骨关节痛不明显，而出血倾向严重，如鼻衄、呕血、咯血、尿血、便血等。常有两个以上器官大量出血，出血量多大于100ml。血液浓缩、红细胞压积超过45%或增加超过基线的20%；有的病例出血量虽小，但出血位于脑、心脏、肾上腺等重要脏器而危及生命。急性期持续12～24h，此时，体温可下降至正常，

（2）DSS：具有典型登革热的表现，但肌肉和骨关节疼痛亦相对较轻。在病程中或退热后，病情突然加重，有明显出血倾向伴周围循环衰竭。高热突然转变为低温，表现皮肤湿冷，脉快而弱，脉压差进行性缩小，血压下降甚至测不到，呼吸急促或不规则，烦躁、昏睡、昏迷等。病情凶险，如不及时抢救，可于4～6h内死亡。病死率在5%～15%之间。即使是深度休克的病例，一旦纠正了休克，幸存的患者可在2～3d康复。食欲的恢复是预后良好的征兆。心搏徐缓或窦性心律不齐是恢复期常见的体征。

【动物】

动物感染登革热很少有明显症状，但特异性抗体显著升高。猴对登革病毒易感，很多种猿猴、长尾猿可因蚊虫的叮咬或注射病毒而受到感染。猴接种病毒后1～7d内出现病毒血症，基本无症状，或白细胞减少；小鸡、豚鼠、兔、仓鼠或棉鼠试验接种后不发病，但乳鼠和仓鼠脑内注射病毒后可引起死亡。

（五）诊断

如果发病前14d内，患者到过有登革热流行的国家或地区，并有被可疑蚊虫叮咬史，出现前述登革热样症状，应立即进行实验室检查，以便尽快确诊。

1. 病毒分离 将急性发热期患者的血清，接种于乳鼠脑内或培养的C6/36细胞系，经饲养或培养后，可分离出登革病毒。目前，白纹伊蚊胸肌的C6/36细胞株，是最常用于分离登革病毒的细胞株，其分离阳性率随病程的延长而降低。发病3d内多可分离出登革病毒，但第1天的分离阳性率最高。

2. 免疫学检查 ELISA检测患者血清中特异性IgM、IgG抗体，IgM阳性有助于登革热的早期诊断。若在患者的血清中检出登革病毒抗原，亦可作为诊断的依据。

3. RT-PCR 检测患者血清中登革病毒RNA，其敏感性高于病毒分离，可用于早期快速诊断及血清型鉴定，但技术条件要求较高。

4. 其他辅助检查 血常规：外周血液白细胞总数减少，分类显示中性粒细胞减少，淋巴细胞和单核细胞相对增多，绝大多数病例出现血小板减少；生化检查：部分病例有轻度ALT、AST升高。

5. 鉴别诊断 登革热的临床表现复杂多样，在不同病期需与流感、钩端螺旋体病、流行性出血热、麻疹、荨麻疹、猩红热、流脑等进行仔细鉴别。有脑部相应症状的病人，应与其他病毒性脑炎和流行性脑脊髓膜炎相鉴别。

（六）防制

全面开展登革热疫情监测，及时发现本地病例、输入病例或感染的动物。监测是预防和控制登革热的重要措施之一。

1. 控制传染源 在地方性流行区或可能流行地区，做好登革热疫情监测预报工作，早发现、早诊断、及时隔离与治疗患者。同时，对可疑病例应尽快进行特异性实验室检查，识别轻感染者。加强国境卫生检疫。

2. 切断传播途径 防蚊、灭蚊是预防登革热的根本措施。改善卫生环境，消灭伊蚊孳生地，清理积水。喷洒杀蚊剂消灭成蚊。

3. 提高人群抗病力 注意饮食均衡营养，劳逸结合，适当锻炼，增强体质。到登革热流行区

旅游或生活，应穿着长袖衣服及长裤，并在外露的皮肤及衣服上涂蚊虫驱避药物；避免在伊蚊出没频繁时段在树荫、草丛、凉亭等户外阴暗处逗留。目前全世界还没有有效的疫苗预防登革热。

（七）治疗

目前尚无特效治疗方法，以支持治疗和对症治疗为主。

第三节　黄　热　病

黄热病（yellow fever）俗称“黄杰克”“黑呕”，又称“美洲瘟疫”，是由黄热病病毒引起的急性人兽共患病，是第一个被发现的人类急性病毒性传染病，也是第一个被证实是由蚊类媒介传播的疾病。临床特征为高热、黄疸、蛋白尿及出血。病人常伴有全身皮肤发黄，故有黄热病之称。1901年发现引起黄热病的病原体是黄热病病毒。

1648 年墨西哥的 Yucatan 半岛首次记载了黄热病的流行，17～19 世纪，黄热病通过交通运输被带到欧洲及北美，在差不多两个世纪内，黄热病成为美、非、欧三大洲最严重的瘟疫之一，给人类造成了极大灾难。1907 年继天花、鼠疫、霍乱后，被当时《国际卫生公约》列为国际检疫传染病。自 20 世纪始，黄热病发生局限在中、南美洲及非洲中部地区。40 年代至 60 年代疫情曾一度处于相对静息状态，流行次数与病例总数大为减少。但近十几年来，非洲地区的黄热病流行再次引人注目。2002 年，WHO 将冈比亚、几内亚、安哥拉等 14 个非洲国家和法属圭亚那、委内瑞拉等 7 个南美洲国家列为黄热病疫区。2013 年 WHO 统计，目前黄热病流行于非洲和南美洲热带地区的 44 个国家，非洲约有 8.4 万～17 万重症病例，2.9 万～6 万人死于黄热病。由于误诊，监控系统不足和漏报，实际发生的患者数可能会更高。2015 年底，非洲西南部的安哥拉暴发黄热病，这是安哥拉自有文献记载以来的第三次疫情，截至 2016 年 6 月 10 日，安哥拉共报告 3137 例黄热病疑似病例，实验室确诊 847 例，死亡 345 例，病例涉及 18 个省份。

亚洲虽未发生过黄热病的流行，但在 2016 年 3 月 13 日，我国确诊并报告了首例输入性黄热病病例，打破了多年来中国无黄热病记载的历史，两个月间共报告 11 例，全部为输入性病例，患者均为安哥拉务工人员。

（一）病原学

黄热病病毒（yellow fever virus，YFV）为黄病毒科、黄病毒属、B 组虫媒病毒。基因组为不分节段的单股正链 RNA 病毒，是 20 面体的球形颗粒，直径 40～60nm，为单一血清型。病毒外有脂质包膜，表面有棘突。该病毒可与黄病毒科的登革病毒、西尼罗病毒、圣路易脑炎病毒，产生交叉血清学反应。

黄热病病毒具有嗜内脏性及嗜神经性。经鸡胚多次传代后，可获得能够作为疫苗的减毒株。各种灵长类动物对黄热病病毒均易感染。将病毒接种子鸡胚、小鼠脑内、乳鼠腹腔、豚鼠脑内等均能致病。病毒可在多种脊椎动物和节肢动物的细胞内生长。鸡胚、鼠胚、人羊膜细胞、KB 细胞、Hela 细胞等常用于病毒的培养。

黄热病病毒抵抗力弱，易被乙醚、去氧胆酸钠和常用消毒剂迅速灭活；不耐热，60℃10min 可灭活。将干燥的黄热病病毒活疫苗株，在 37℃孵育 2 周，其活力丧失 90%，但在 50%甘油溶液中可存活数月，在冻干情况下可保持活力多年。故最好的保存方法是冰冻真空干燥，然后放在 4℃环境下保存。在没有蛋白或低蛋白质的基质中，病毒不稳定。黄热病病毒在室温下容易死亡。

（二）流行病学

黄热病属于蚊媒性自然疫源性疾病。流行模式可分为城市型和丛林型，两型的病原和临床特征没有区别，只是流行病学特点不同。丛林型原发于自然疫源地，而城市型则由于人类活动从前者扩散而致。

1. 传染源 城市型的主要传染源是病人，各型病人都有传染性。人感染后 3～6d 出现症状，并产生病毒血症，持续 4～5d。此期间媒介蚊虫若吸血，可被感染。丛林型的主要传染源是猴及其他灵长类动物，如红吼猴、婴猴属、松鼠猴、叶猴、蛛猴、绒毛猴、卷尾猴、绒猴及绿猴。非灵长类动物易感者有袋鼠、食蚁兽、刺鼠及一些小鼠、蝙蝠等。

2. 传播途径 在自然条件下黄热病经蚊虫传播，也可经呼吸道吸入气溶胶而感染。城市型黄热病的主要传播媒介为埃及伊蚊，丛林型黄热病的媒介蚊虫有吸蚊、非洲伊蚊、白点伊蚊、辛浦森伊蚊、泰氏伊蚊等十多种。1938 年美洲首次在吸蚊中分离到黄热病病毒，从而证实此属蚊可以传播黄热病。该蚊主要在中午吸血，叮咬猴，在猴间传播黄热病，也可叮咬人，使人发生丛林型黄热病。伊蚊属的其他蚊也可在猴间作为传播媒介，在非洲森林中由非洲伊蚊、辛浦森伊蚊等传播。受感染的蚊可终生携带高浓度的病毒，并可经卵传递。

3. 易感性 无免疫力的人群对黄热病普遍易感，隐性感染或发病后能获得持久免疫力，其体内产生的中和抗体可维持终生，未发现再感染者。流行区有免疫力的母亲所生婴儿，出生时血中即有抗体，有一定的被动免疫，但几个月内即丧失免疫力而成为易感者。因此，在流行区成人大多有免疫力，以儿童发病占多数。

丛林型的动物传染源均对黄热病病毒易感。

4. 流行特点 城市型黄热病：在美洲，病毒循环方式以人-埃及伊蚊-人的形式存在，患者无明显的年龄、性别和职业差别，开始呈散发，随着传染源的增加和媒介蚊的大量感染，在人群中呈暴发性流行，发病率非常高，具有家庭内灶性分布的特点。丛林型黄热病：在热带森林呈自然疫源性，主要在灵长类猴中传播，其传播方式为动物-蚊-人。是中美洲和南美洲最常见的类型，绝大多数感染者是在雨林或雨林附近工作的青年男性，一般散发。受感染的猴进入森林边缘的居民点觅食时，可使居民点附近的蚊受感染，再通过蚊叮咬吸血感染人体。发病地点多在森林边缘的居民区。当大量无免疫力的人群进入自然疫源地后，就可能迅速暴发，甚至传播到城市，引起城市型黄热病。

由埃及伊蚊传播的黄热病，其季节性与埃及伊蚊的繁殖季节相符合。蚊繁殖的最适宜温度为 30℃。在南美及非洲，一般流行季节在 1～4 月份，此时雨多，温度高，湿度大，既利于埃及伊蚊孳生，又利于病毒在其体内繁殖。黄热病在赤道地区无季节性，赤道南北夏季为流行高峰，离赤道越远，季节性越明显。

南北纬 150° 之间是黄热病的地方性流行区，约有超过 5 亿人受到黄热病的威胁。2016 年我国确诊的 11 例输入性黄热病病例，刷新了亚洲从无到有的流行记录。我国南方沿海地区，如福建、广东、广西、海南广泛存在埃及伊蚊，此蚊多孳生于盛水用具内的雨水或其他清水中。随着输入性病例的增多，加之我国对外国际交流和人口流动的增加，黄热病对我国已造成威胁，必须提高警惕。

（三）发病机制

感染蚊叮咬人体后，将含黄热病病毒的唾液注入人体皮下毛细血管，迅速扩散到局部淋巴结，并在其中复制，数日后进入血液循环，形成病毒血症，侵袭肝、脾、肾、心、淋巴结、骨髓及横纹肌等处。数日后即使血中病毒已经消失，但在淋巴结、脾、骨髓等组织器官中，仍可检出病毒。

由于病毒的直接损害作用，引起广泛组织病变，其中肝脏病理变化最具诊断的特异性。肝脏可轻度肿大，肝小叶中央实质性细胞坏死，严重时整个肝小叶坏死，坏死肝细胞混浊肿胀，胞核变大，呈多发性微小空泡性脂肪改变、点状凝固性坏死及嗜酸透明变性，但无明显的炎症反应和纤维组织增生，如有炎症反应，多为并发症所致。肝脏病变严重时，可引起深度黄疸、出血及低血糖等；肾病变轻重不一，见于近曲小管，小管上皮浊肿，肾小管坏死，管腔充塞颗粒样碎屑。肾功能减退和尿毒症系因血容量减少、肾小管坏死等所引起；心肌有广泛退行性变和脂肪浸润，偶有灶性出血，病变常累及窦房结和希氏束。临床上可出现心率减慢、心律失常、低血压、心衰等症状；脑部偶见水肿及灶性出血，系继发于脑组织缺氧和乳酸血症等代谢改变，而非病毒直接侵犯所致。各组织器官一般无炎症细胞浸润，此为黄热病的特征之一。出血倾向与血小板减少、血小板功能异常和凝血因子减少有关。

（四）临床表现

【人类】

潜伏期通常为3～6d，偶有10～13d者，国际检疫规定按6d计算。患者多为隐性感染，或仅表现低热、头痛、全身不适等轻微症状，血中可分离出病毒。部分病人表现为典型的黄热病型出血热。按临床症状的严重程度，黄热病可分为极轻型、轻型、重型及恶性型。极轻型及轻型在各次流行中均占一定比例。

1. 极轻型 仅有数小时至1～2d的发热。

2. 轻型 病程持续2～3d。急性发作，有明显的畏寒发热，体温在39℃以上，可伴有头痛、头昏、失眠、全身乏力、肌肉及关节酸痛、食欲减退，以及眼结膜充血、面颈部和上胸部潮红等临床表现，皮肤黏膜可见出血点和瘀斑，伴有恶心、呕吐，约半数病人出现相对缓脉、轻度蛋白尿及黄疸，白细胞总数及中性粒细胞减少，临床上仅能下“疑似”黄热病的诊断。需依赖实验室检查确诊，血中可分离出病毒。

3. 重型 有典型症状，临床可以诊断。高热，相对缓脉明显，头痛、背痛、恶心、呕吐症状严重，并有明显的黄疸和蛋白尿，甚至有血尿及黑色呕吐物。发热持续5～7d。部分病人在发病3～4d后，很快恢复，称顿挫型。

4. 恶性型 具备所有典型临床症状。其中暴发型病人通常在发病3～4d内死亡。恶性型病人高热可达41℃以上，发病3d即可发生黄疸、尿闭、大量出血，如黑粪、黑色呕吐物及血尿等，并有明显的神经系统症状。

【动物】

灵长类动物易感。非洲种类对黄热病病毒的抵抗力强，或表现为隐性感染，或仅有很轻的非致死症状。某些有袋动物可发生病毒血症，但无临床症状。实验条件下，野生啮齿类和马类动物对黄热病病毒有抵抗力。

（五）诊断

黄热病在流行初期和轻型病例，临床症状不典型。而对于临床症状典型者，也仅可做临床初步诊断，确诊有待于实验室检查。

1. 流行病史 生活在流行地区或一周内有疫区旅行史，蚊虫叮咬史。

2. 临床表现 轻型患者症状不典型，临床诊断比较困难。在临床上无黄疸的病人多于有黄疸者，根据症状一般只能诊断为可疑黄热病。重症者颜面充血、相对缓脉、出血、蛋白尿及黄疸等均有重要参考价值。凡来自疫区的任何人出现发热、黄疸等症状，均应考虑黄热病的可能。

3. 实验室诊断

（1）病毒分离：取病程4日之内的患者血液或尸体组织，接种于猴、小鼠、乳鼠等动物或人的胚肾、Hela细胞、鼠胚、鸡胚等组织细胞，可分离出病毒，并用血清免疫学进行鉴定。

（2）免疫学试验：发病早期采用ELISA、IFA等方法，检测血清特异性IgM抗体，一般发病后第5～7d，即可出现IgM抗体；采用ELISA、IFA、免疫层析等方法，检测血清特异性IgG抗体，恢复期血清IgG抗体效价增高4倍以上，有诊断意义。

（3）病毒核酸的检测：应用逆转录（RT）-PCR方法检测黄热病病毒RNA，特异性强，灵敏度高，可早期、快速诊断，但此项检查需要一定的技术和条件，一般实验室难以推广。

（4）病理学检查：对死亡病例可取肝、肾、心脏等组织做病理诊断。

（5）其他检查：①血常规：白细胞减少，中性粒细胞比例减少，但血小板一般正常。②生化检查：血清胆红素、ALT、AST 等升高。③尿常规：蛋白尿。④粪便检查：大便隐血常呈阳性。⑤心电图：ST-T 波异常、PR 和 QT 间期改变等。

4. 鉴别诊断 黄热病须与登革热、流行性出血热、钩端螺旋体病、恶性疟、回归热、病毒性肝炎、药物性或中毒性黄疸，以及立克次体病、伤寒、其他各种出血热相鉴别。

黄热病常与登革热、疟疾等病共存，临床上有时难以区别。即使血或骨髓涂片检出疟原虫，或血清学登革热抗体阳性，也不能除外黄热病。应及早发现黄热病的散发、早期或轻症病例，忽视或漏诊常可导致黄热病的暴发流行。

（六）防制

预防黄热病的关键是加强国境检疫，防蚊、灭蚊及疫苗接种。

1. 控制传染源 患者宜就地治疗，予以防蚊隔离。黄热病目前尚无特效疗法，主要是对症和支持治疗。用免疫血清或恢复期血清，可获一定疗效。黄热病作为三种国际检疫的传染病之一，对来自疫区的、近期去过疫区的人员，必须出示有效的预防接种证书，对疑似病人应进行留验观察。加强监测，以防病人入境以及带毒伊蚊传入。

2. 切断传播途径 防蚊灭蚊是预防黄热病的重要措施。对来自疫区的车、船、飞机及货物，特别是进口的废旧物品，如旧轮胎等，必须采取必要的灭蚊措施。应以消灭伊蚊孳生地为重点，广泛开展爱国卫生运动，填平水流洼地，喷洒杀虫剂马拉硫磷或 50%杀螟松。室内除采用常规防蚊方法外，尚可用 1%甲醚菊酯气雾剂或苯醚菊酯乳剂喷洒。

3. 保护易感者 预防接种是防止黄热病暴发流行、保护易感者的有效措施。在黄热病疫区居住或去疫区旅行、务工人员，必须预防接种疫苗。黄热病减毒活疫苗 17D 是一种有效的疫苗，剂量 0.5～1.0ml 皮下注射一次即可，接种后 7～9d 即可产生免疫力。根据 WHO 的规定，黄热病疫苗预防接种的免疫期，自接种后第 10 日起 10 年内有效。

（七）治疗

至今尚无特效疗法。

1. 支持疗法 为防止心血管系统的变化，包括轻型患者均应卧床休息至完全恢复，以后再逐渐增加活动量。饮食以流质半流质为宜。有顽固性呕吐时禁食，予以静脉补液并注意水、电解质和酸碱平衡。

2. 对症疗法 对于高热、呕吐、出血，或心、肾受累者，及时作相应处理。

第四节 西尼罗病毒病

西尼罗病毒病（West Nile virus disease），又称西尼罗热（West Nile fever），是由西尼罗病毒引起的一种人兽共患传染病。1937 年，首次从非洲乌干达一发热妇女的血中分离出病毒，由于在西尼罗地区，故命名为西尼罗病毒。目前，西尼罗病毒是全球危害最广的蚊传病毒之一，可侵犯中枢神经系统，引起脑炎。在非洲、南欧、中东地区、中亚和西亚及大洋洲等地呈地方性流行。

西尼罗病毒病最初主要引起人发热，并未引起重视。1999 年在纽约和邻近洲的一些地区，人、马、野鸟和动物园鸟间发生了暴发流行，造成数十人发病，7 人死亡，上千只鸟及数十匹马发病死亡。疫情迅速从美国东海岸蔓延至美国全境，造成大量人畜疾病。

1999 年，俄罗斯伏尔加格勒地区 826 人感染西尼罗病毒，84 例为脑膜炎，死亡 40 例；2000 年以色列发病 200 例，法国报道 76 匹马感染；2004 年，中国新疆暴发脑膜炎/脑炎疫情，其中几份标本检测到西尼罗病毒抗体阳性；截至 2012 年 12 月，美国累计报告了西尼罗病毒病 35 036 例，死亡 1 428 例；2008 年意大利报告 33 例临床病例；2010～2011 年，西班牙安达卢西亚地区 3 个省，多次暴发了人类和马的西尼罗病毒病疫情；2011 年澳大利亚维多利亚州暴发马的疫情；2012 年意大利北部地区确诊 13 例病例。

（一）病原学

西尼罗病毒（West Nile virus，WNV）为黄病毒科、黄病毒属的西尼罗病毒株。病毒直径为 40～60nm，圆形颗粒，有包膜，由多个鞘蛋白构成的 20 面体。病毒基因组为不分节段的单股正链 RNA，有 11 000 个核苷酸，包在核苷的囊内。外有脂质膜，表面有糖蛋白，可使病毒进入宿主细胞，导致人类及马、鸟类等动物感染发病。

本病毒在基因学上可分为两型，1 型病毒分布于自西非至中东、东欧、北美及澳大利亚的广大地区，与人类脑炎有关。2 型病毒仅局限于非洲，主要引起动物感染，与人类脑炎无关。

西尼罗病毒能在乳鼠脑内繁殖，并培养传代。病毒可在鸡胚中复制，并在绒毛尿囊膜上形成痘斑。

西尼罗病毒对热、紫外线和化学试剂（乙醚、去氧胆酸钠）等敏感，加热至 56℃30min 即可灭活。对低温和干燥的抵抗力强，用冰冻干燥法在 4℃可保存数年。

（二）流行病学

1. 传染源　鸟是西尼罗病毒的主要储存宿主，是西尼罗病毒感染的主要传染源。目前已在 332 种鸟体内检测到西尼罗病毒，其中又以雀形目鸟类为主，共有 129 种，有些鸟的死亡率很高，如乌鸦、大乌鸦、喜鹊、蓝鸟和灰鸟。另外，还有 29 种哺乳动物也可感染西尼罗病毒，但病毒症的时间和程度，不足以使病毒进一步传播。

2. 传播途径　西尼罗病毒主要是通过蚊媒叮咬传播。目前已从 75 种蚊子体内检测出西尼罗病毒，以库蚊为主。在我国主要为二带喙库蚊、白雪库蚊、尖音库蚊、伪杂鳞库蚊、惊骇库蚊、纹腿库蚊、三带喙库蚊、杂鳞库蚊等 8 种。当蚊子叮咬受感染的鸟类后，再去叮咬人类或其他动物，人类或其他动物就可以感染西尼罗病毒。由于低滴度和短暂的病毒血症，人和马被蚊子叮咬后通常不传播；在极少数的情况下，西尼罗病毒也可以通过输血、器官移植、母乳喂养传播，甚至由胎盘传染给胎儿；简单接触不会传播西尼罗病毒。

3. 易感性　未感染过西尼罗病毒的人群普遍易感。野外作业者，如农民、森林工人、园林工作者、建筑工人或旅行者是西尼罗病毒病的高危人群。部分体弱者，特别是老年人和儿童感染病毒后，容易引起西尼罗脑炎。

4. 流行特征　西尼罗病毒病多发于夏季或初秋，尤其是在雨季或雨季过后。好发于温带和亚热带地区。

（三）发病机制

当蚊叮咬被西尼罗病毒感染的鸟时受感染，经 10～14d 发育成熟，病毒位于蚊的涎腺。在感染的蚊虫叮咬人或动物时，引起人和动物发病或隐性感染。病毒通过血-脑屏障进入脑实质，从而引起发热或脑炎症状。

（四）临床表现

【人类】

潜伏期 3～14d。人类感染西尼罗病毒后，80%的人为隐性感染。临床表现有发热型和脑炎型，两型均起病突然。发热型表现为发热、全身肌肉酸痛，约有半数患者出现淡红色玫瑰疹或斑丘疹。多数患者经 3～6d 自愈。少数患者尤其是老年人及部分儿童、青少年感染后，引起脑型西尼罗病毒病。病情较重，出现剧烈头痛、嗜睡，继而神志不清，颈项强直，出现异常神经反射，迟缓性麻痹、呼吸困难直至呼吸循环衰竭。病死率约为 4%～13%，以老年人为主。

西尼罗病毒病发热型预后良好，脑炎型重症者预后不佳。

【动物】

绝大多数动物表现为为隐性感染。感染严重时，发病的马匹往往出现神经症状，特别是共济失调的表现：转圈、肌无力、不能站立、嘴唇垂落或者麻痹，也可急性死亡。以色列曾发生鹅自然感染西尼罗病毒。对鹅雏试验接种病毒观察，鹅出现活动减少、精神沉郁、体重减轻、间歇性斜颈及摇头等症状。近年来鸟类发病死亡情况时有发生。

（五）诊断

可根据流行病学、临床表现和实验室检查进行诊断。病人曾去过流行区或来自流行区，或有长时间的户外活动经历；有发热、头痛、肌肉痛，甚至严重的脑膜炎和弛缓性麻痹等症状；确诊有赖于实验室的检查。

1. 一般检查 白细胞减少。脑炎型患者脑脊液中淋巴细胞增多，蛋白增高。

2. 免疫学检查 采集急性或恢复期的血清样本或脑脊液，用 ELISA 法检测抗体。

3. 病毒核酸的检测 采集血清或脑脊液标本进行 RT-PCR 试验，具有特异性诊断价值。

（六）防制

目前已有马用疫苗上市，但还没有人用疫苗。因此加强检疫、控制媒介蚊虫，仍是预防西尼罗病毒病的最为有效的措施。

1. 防蚊灭蚊，切断传播途径 加强环境卫生和个人防护，避免被蚊虫叮咬。在流行区要穿长袖上衣和长裤防御蚊虫。一般在早晚库蚊聚集较多，应少去室外以免蚊虫叮咬，尤其是 50 岁以上老年人和免疫功能低下者。

2. 开展旅游卫生知识宣教 向前往国外流行地区的旅游者，普及西尼罗病毒病的基本防治知识，使其提高防范意识，防止在境外感染并输入西尼罗病毒。一旦出现可疑症状，应主动就诊并将旅游史告知医生。

3. 加强国境检疫，预防病毒传入境内 对来自西尼罗病毒病流行国家的人员、动物（鸟类、禽类、马、犬等哺乳动物）和货物做好检疫工作，严防疾病传入我国，尤其加强对可疑病例的检疫。口岸检疫部门一旦发现病例，要及时通报卫生部门做好疫情调查和处理。

（七）治疗

目前还没有特效的治疗药物，主要采取支持疗法和对症治疗。根据病人的具体情况，采取积极有效的对症措施，如降温、脱水、镇静，保持呼吸道通畅、给氧、吸痰，必要时气管切开、给予呼吸兴奋剂等。

第五节 流行性乙型脑炎

流行性乙型脑炎（epidemic encephalitis B）即日本乙型脑炎（Japanese type B encephalitis），简称乙脑，是由乙型脑炎病毒引起的一种中枢神经系统急性传染病，经蚊媒传播，流行于夏秋季。病人起病急，以高热、惊厥、昏迷、抽搐等神经系统症状为特征，病死率比较高，后遗症严重，是威胁人类特别是儿童健康的传染病之一。

流行性乙型脑炎主要分布于亚洲。1935 年，日本学者首先从脑炎死亡病人的脑组织中分离到病毒，故国际上又称日本脑炎病毒，所致疾病在日本称日本脑炎。为了与甲型脑炎相区别，1952 年我国将本病统一命名为流行性乙型脑炎，并于 1955 年将其纳入法定传染病。在 20 世纪 50 年代、60 年代和 70 年代都曾发生过大流行。仅 1971 年发病人数就达 17 万，病死率达到 25%。1998 年以后流行性乙型脑炎发病率维持在 1/10 万以下。2008～2013 年，我国流行性乙型脑炎发病率明显下降，发病主要在西南省份。

流行性乙型脑炎被列为我国乙类传染病。

（一）病原学

乙型脑炎病毒（Japanese encephalitis virus，JEV）简称乙脑病毒，属于黄病毒科、黄病毒属。球形，直径 40nm，有包膜。病毒为单股正链 RNA。脂蛋白包膜上有血凝素纤突，具有血凝活性，能凝集鹅、鸽、绵羊和雏鸡的红细胞，但不同毒株的血凝滴度明显不同，而抗原性没有明显的差异。乙型脑炎病毒易在 7～9 日龄的鸡胚内增殖，导致鸡胚死亡。也可以在多种组织培养细胞内增殖，如在鸡胚的成纤维细胞、鼠胚的肾细胞、牛胚的肾细胞、人羊膜细胞、猪肾细胞、仓鼠肾细胞、猴肾细胞、小白鼠脑细胞内传代。

乙脑病毒为嗜神经病毒，在胞质内繁殖，对外界环境的抵抗力不强，对温度、乙醚、氯仿、蛋白酶、胆汁及酸类均敏感，高温 100℃ 2min 或 56℃ 30min 即可灭活，常用消毒剂尤其是脂溶性消毒剂有良好的灭活作用。乙脑病毒对低温和干燥的抵抗力大，用冰冻干燥法在–20℃可保存一年，但毒价降低，在–70℃可保存数年。已知自然界中存在着不同毒力的乙脑病毒，而且毒力受到外界多种因素的影响可发生变化。

（二）流行病学

流行性乙型脑炎是一种自然疫源性疾病，通常在动物间传播和流行。自然界约 60 多种动物可感染乙脑病毒，但猪是流行性乙型脑炎最主要的传染源。虽然人和多种动物都有易感性，但感染后多为隐性感染。

1. 传染源　为家畜家禽，主要是猪，其次为马、牛、羊、狗、鸡、鸭等。其中以未过夏天的幼猪最为重要。一次自然流行过后，猪的感染率达 100%，马、驴为 94%，牛为 92%，狗为 66%，鸭、鹅及各种鸟类均可感染。动物受染后可有 3～5d 的病毒血症，致使蚊虫受染传播。一般在人类流行性乙型脑炎流行前 2～4 周，先在家禽中流行。病人在潜伏期末及发病初，有短暂的病毒血症，但因病毒量少、持续时间短，故其流行病学意义不大。

2. 传播途径　蚊类是流行性乙型脑炎的主要传播媒介。库蚊、伊蚊和按蚊的某些种类都能传播流行性乙型脑炎，其中以三带喙库蚊最重要。蚊体内病毒能经卵传代越冬，可成为病毒的长期储存宿主。

3. 易感性　人群普遍易感，男性多于女性，以农民、散居儿童、学生和幼托儿童为主。10 岁以下多见，以 2～6 岁儿童发病率最高。成人多数呈隐性感染。近年来由于儿童和青少年广泛接种乙脑疫苗，发病率大大减少。而老年人由于免疫力低，发病数相对增多，而且可能病情较重，具有一定危险性。约在病后一周体内产生特异性抗体，并可持续存在 4 年或更久，故二次发病者罕见。

4. 流行特征　仅在亚洲流行，见于日本、朝鲜、印度和东南亚各国。我国除西藏、青海、新疆外，其他省市均为流行性乙型脑炎的流行区，尤以在潮湿多雨的南方地区，最易发生流行性乙型脑炎。本病有明显的季节性，多发于蚊子孳生的夏秋季，80%～90%的病例集中在 7、8、9 三个月，但由于地理环境与气候不同，华南地区的流行高峰在 6～7 月，华北地区在 7～8 月，而东北地区则在 8～9 月，均与蚊虫密度曲线相一致。在热带地区，流行性乙型脑炎全年均可发生。

（三）发病机制

当人体被带乙脑病毒的蚊虫叮咬后，病毒经皮肤毛细血管或淋巴管，至单核巨噬细胞系统进行繁殖，达到一定数量后入血循环，形成病毒血症。发病与否主要取决于病毒的数量及毒力、人体的免疫力及其他防御功能，如血脑屏障是否健全等。机体免疫力强时，只形成短暂的病毒血症，病毒很快被中和及消灭，不进入中枢神经系统，表现为隐性感染或轻型病例，但可获得终身免疫力；如受感染者免疫力低，感染的病毒量大且毒力强，则病毒可经血循环，通过血脑屏障侵入中枢神经系统，利用神经细胞中的营养物质和酶，在神经细胞内繁殖，引起脑组织的病变。

病变范围较广，从大脑到脊髓均可出现病理改变，其中以大脑、中脑、丘脑的病变最重，小脑、延脑、脑桥次之，大脑顶叶、额叶及海马回受侵显著，脊髓的病变最轻。肉眼可见：软脑膜充血水肿、脑沟变浅、脑回变粗，可见粟粒大小半透明的软化灶，以顶叶和丘脑最为显著。显微镜下观察：①细胞浸润和胶质细胞增生：脑实质中有淋巴细胞及大单核细胞浸润，这些细胞常聚集在血管周围，形成血管套，胶质细胞呈弥散性增生，在炎症的脑实质中游走，起到吞噬及修复作用，有时聚集在坏死的神经细胞周围形成结节。②血管病变：脑实质及脑膜血管扩张、充血，有浆液渗出，形成脑水肿；血管内皮细胞肿胀、坏死、脱落，可形成栓塞；血循环受阻，引起神经细胞死亡。③神经细胞病变：神经细胞变性、肿胀及坏死，重者在脑实质形成大小不等的坏死软化灶，逐渐形成空腔或有钙质沉着。神经细胞病变严重者常不能修复而引起后遗症。

严重病例常累及其他组织及器官，如肝、肾、肺间质及心肌，引起全身病变。病变的轻重程度不一。

（四）临床表现

【人类】

潜伏期4～21d，一般为14d，大多无症状或症状较轻，仅少数患者出现中枢神经系统症状。典型病程可分为下列4期。

1. 初期 病初3d即病毒血症期。起病急，一般无明显前驱症状，可有发热、轻度嗜睡，体温在39℃左右，持续不退，易误诊为上感。

2. 极期 病程3～10d，除全身毒血症状加重外，突出表现为脑损害症状明显，如持续高热40℃以上、意识障碍、发生惊厥、出现神经系统症状和体征、脑水肿及颅内压增高、呼吸衰竭，甚至循环衰竭等重症表现。其中，高热、惊厥和呼吸衰竭是流行性乙型脑炎极期的“三联征”，尤以呼吸衰竭常为致死的主要原因。

大多数患者经极期病程后，体温开始下降，病情逐渐好转，进入恢复期。少数可因并发症或脑部损害严重而死于本期。病死率约10%。

3. 恢复期 体温可在2～5d逐渐下降至正常，意识障碍开始好转，昏迷患者经过短期的精神呆滞或淡漠而渐转清醒，神经系统病理体征逐渐改善而消失。部分患者恢复较慢，需1～3个月以上。

4. 后遗症期 后遗症与患病年龄、病情轻重及治疗效果有密切关系，发生率约5%～20%。后遗症主要有意识障碍、痴呆、失语、耳聋、肢体瘫痪、精神失常等，以失语、瘫痪及精神失常最为多见，如予积极治疗也可有不同程度的恢复。昏迷后遗症患者长期卧床，可并发肺炎、褥疮、尿道感染。

【动物】

猪：一般呈散发型，隐性病例居多，潜伏期3～4d。常突然发病，表现为母猪的流产、死胎和公猪的睾丸炎、附睾炎。

马：潜伏期约为1～2周。病马多为沉郁和兴奋症状交替出现。

其他家畜和家禽大多呈隐性感染。

（五）诊断

1. 流行病学资料 流行性乙型脑炎有明显的季节性，主要在7～9月。起病前1～3周内，在流行地区有蚊虫叮咬史。患者多为儿童及青少年，大多近期内无乙脑疫苗接种史。

2. 临床表现　结合神经系统的临床表现，以及极期的三联征、脑膜刺激征等。重症患者可迅速出现昏迷、抽搐、吞咽困难及呼吸衰竭等。小儿常见凝视与惊厥。

3. 实验室检查

（1）血象：白细胞总数增高，中性粒细胞占 80%以上。

（2）脑脊液：压力增高。白细胞增多，早期以中性粒细胞为主，以后则以淋巴细胞增多为主，糖及氯化物正常，蛋白质轻度升高。GOT 在病程 1～2 周即升高，升高者提示脑组织损害广泛而严重，与预后有关。

（3）免疫学检测：常用 ELISA、IFA 等方法检测血清、脑脊液中的特异性 IgM 和 IgG。早期 IgM 抗体阳性有诊断意义；用单份血清测 IgG 抗体≥1∶320 或双份血清抗体≥4 倍增长可确诊。

（4）病毒分离：在血液、脑脊液中分离病毒，但阳性率低，一般不做。

4. 鉴别诊断　需作免疫学或病原学检查进行鉴别。

（1）其他病毒所致脑炎：①单纯性疱疹病毒脑炎：病情重，发展迅速，常有额叶及颞叶受损的定位症状；脑电图显示局限性慢波；单纯疱疹病毒性脑炎病死率在 30%以上；存活者大多有不同程度后遗症；脑脊液测定抗体有助于鉴别。②肠道病毒所致脑膜脑炎：病原包括柯萨奇病毒及埃可病毒，这两种肠道病毒引起的脑膜脑炎，起病不如流行性乙型脑炎急，临床表现较流行性乙型脑炎轻，中枢神经系统症状不明显，预后良好、恢复后大多无后遗症。

（2）化脓性脑膜炎：多见于冬春季。多有皮肤黏膜瘀点；脑脊液混浊，其中白细胞明显增多，中性粒细胞多在 90%以上，糖量减少，蛋白质含量明显增高，脑脊液涂片及培养可获得致病菌。

（3）结核性脑膜炎：无季节性，多有结核病史或结核病接触史，婴幼儿多无卡介苗接种史。起病缓慢，病程较长，脑膜刺激征较显著；脑脊液外观毛玻璃样，白细胞分类以淋巴细胞为主，薄膜涂片常可找到结核分枝杆菌。必要时作 X 线胸片检查、眼底检查及结核菌素试验加以鉴别。

（4）钩端螺旋体病：多有疫水接触史，乏力、腓肠肌痛、结膜充血、腋下或腹股沟淋巴结肿大，脑脊液变化轻微。可用免疫学试验加以鉴别。

（5）脑型疟疾：发病季节、地区及临床表现均与流行性乙型脑炎相似。但脑型疟疾热型较不规则。病初先有发冷、发热及出汗，然后出现脑部症状。还可有脾肿大及贫血。血涂片查找疟原虫可确诊。

（6）其他：流行性乙型脑炎患者还应与其他发热及有中枢神经系统症状的疾病相鉴别，包括蛛网膜下腔出血、脑出血、脑血管栓塞、脑血管畸形等。

（六）防制

预防流行性乙型脑炎的关键是防蚊、灭蚊和预防接种。

1. 控制传染源　管理好病人和病畜，由于主要传染源为猪，在乡村及猪饲养场要做好环境卫生工作，管好家禽，有条件者对猪（特别是幼猪）及家禽进行疫苗注射，可有效地降低乙脑发病率。对患者隔离至体温正常。

2. 切断传播途径　夏秋季对居室采用蚊帐及驱蚊剂防蚊。采用各种灭蚊方法消灭蚊虫孳生地。三带喙库蚊是一种野生蚊种，主要孳生于稻田和其他浅地面水中。成蚊活动范围较广，在野外栖息，偏嗜畜血。因此，灭蚊时应根据三带喙库蚊的生态学特点，采取相应的措施。如结合农业生产，可采取稻田养鱼或洒药等措施，重点控制稻田蚊虫孳生；在畜圈内喷洒杀虫剂等。

3. 保护易感人群　对流行区 6 个月～10 岁儿童实行预防免疫接种。初进入流行区的人员，也应注射疫苗。疫苗接种应在流行性乙型脑炎流行前一个月完成。

（七）治疗

流行性乙型脑炎没有特效治疗药物。一旦发病，应立即隔离病人、病畜。根据具体情况，采取对症疗法和支持疗法，缩短病程，防止继发感染。对兴奋不安的病人和动物，用氯丙嗪注射液；对高热者配以解热药物；脑水肿者使用降低颅内压的药物，如 25%山梨醇或 20%甘露醇静脉注射；用抗生素防止继发感染。同时加强护理，可收到一定的疗效。

（蔡连顺）

第六节　寨卡病毒病

寨卡病毒病（Zika virus disease）是由寨卡病毒引起的急性蚊媒传播的人兽共患病。由伊蚊叮咬在人和动物间传播，引起寨卡热。

1947 年首次在乌干达的恒河猴体内发现寨卡病毒。1952 年在乌干达和坦桑尼亚的人体中分离出病毒。2007 年以前，全球仅报告 14 例散发病例，2007 年在雅浦岛（密克罗尼西亚联邦）首次暴发寨卡病毒病疫情。此后出现寨卡病毒疫情的国家及地区有增加趋势。2015 年 5 月，巴西报告首例寨卡病毒病病例；2015 年 3 月至 2016 年 1 月，巴西报告孕妇感染寨卡病毒后，所生小头畸形患儿 4000 名，对死亡患儿尸检中发现了 Zika 病毒，引起世界的极大关注。截至 2016 年 1 月底，在非洲、亚洲、美洲和太平洋岛屿上至少 45 个国家有寨卡病毒传播的证据，其中南美洲有 24 个国家和地区流行。感染人数超过 50 万。截至 2016 年 2 月底，我国发现 7 例输入性病例：江西、台湾各 1 例，浙江 2 例，广州 3 例。

寨卡病毒病属于地方性动物源性传染病，起初只是在猴之间传播。近些年，登革热在全球的流行越来越广，寨卡病毒也在短短几十年间，实现了从动物到人、从丛林传向城市、从非洲扩散到全球的巨大跨越。

（一）病原学

寨卡病毒（Zika virus）属黄病毒科、黄病毒属。病毒呈球形，直径 40～70nm，有包膜。基因组为单股正链 RNA，长度约 10.8Kb，分为亚洲型和非洲型两个基因型。目前在南美地区流行的病毒为亚洲型。病毒可在蚊源细胞（C6/36）、哺乳动物细胞中培养繁殖并产生病变。

寨卡病毒的抵抗力不详，但黄病毒属的病毒一般不耐酸、不耐热，60℃ 30min 可灭活，70%乙醇、1%次氯酸钠、脂溶剂、过氧乙酸等消毒剂及紫外线照射均可灭活。

（二）流行病学

1. 传染源　患者、隐性感染者和感染寨卡病毒的非人灵长类动物可能是寨卡病毒病的传染源。埃及伊蚊为寨卡病毒主要传播媒介，此外白纹伊蚊、非洲伊蚊、黄头伊蚊等也可能传播寨卡病毒。我国与传播寨卡病毒有关的伊蚊种类，主要为埃及伊蚊和白纹伊蚊，其中埃及伊蚊主要分布于海南省、广东雷州半岛以及云南省的西双版纳州、德宏州、临沧市等地区；白纹伊蚊则广泛分布于我国河北、山西、陕西以南的广大区域。

2. 传播途径

（1）蚊媒传播：此为寨卡病毒的主要传播途径。蚊媒叮咬寨卡病毒感染者而被感染，其后再通过叮咬的方式将病毒传染给其他人。

（2）母婴传播：包括宫内传播和分娩时传播。在乳汁中曾检测到寨卡病毒核酸，但尚无寨卡病毒通过哺乳感染新生儿的报道。

（3）血液传播和性传播：已有病例报告提示，寨卡病毒可能通过输血或性接触传播。

3. 易感性　包括孕妇在内的各类人群对寨卡病毒普遍易感。曾感染过寨卡病毒的人可能对再次感染具有免疫力。

4. 流行特征　寨卡病毒病分布于非洲、亚洲、美洲和太平洋岛屿，以美洲多发，其中南美洲多是原发病例，北美洲为输入性病例。发病季节与当地的媒介伊蚊季节消长有关，疫情高峰多出现在夏秋季。在热带和亚热带地区，寨卡病毒病一年四季均可发病。

（三）发病机制

寨卡病毒具有嗜大脑神经细胞的毒性，可使人瘫痪。小儿感染病例还可出现神经系统、眼部和听觉系统的症状。孕妇感染寨卡病毒可能导致新生儿小头畸形，甚至胎儿死亡。目前多认为，寨卡病毒是引起小头症的一个病因，但期间的因果机制尚不清楚。

（四）临床表现

寨卡病毒病的潜伏期并不明确，但可能为几天。人感染寨卡病毒后，仅 20%的感染者出现症状。临床表现与登革热等其他虫媒病毒感染类似，包括发热、皮疹、结膜炎、肌肉和关节疼痛、浑身虚弱和头痛。临床症状往往较轻，持续 2～7d。预后良好。

（五）诊断

根据症状和最近的旅行史，如居住在或去过寨卡病毒传播活跃地区，有蚊子叮咬史，可推测寨卡病毒感染。

1. 病原体检测　在血、尿、唾液或精液等其他体液分离培养出病毒，即可确诊。

2. 免疫学检测　用 ELISA 等免疫学检测方法，检测特异性抗体。恢复期（发病后 2～3 周）比急性期效价增高 4 倍以上，便可确诊。由于寨卡病毒与同为黄病毒属的登革病毒、黄热病病毒及西尼罗病毒存在较强的血清学交叉反应，故注意鉴别诊断。

3. 核酸检测　采用逆转录-PCR（RT-PCR）进行核酸检测，起病 7d 内，如果检测到外周血清中寨卡病毒 RNA 阳性可以诊断。

（六）防治

避免蚊子叮咬是预防寨卡病毒感染的一项关键措施。对房屋内和四周的潜在蚊子孳生场所，如水桶、花盆、水槽和旧轮胎等加以覆盖、清空或清理。具体防蚊灭蚊措施，参见第三章第二节登革热、第三章第三节黄热病。

对于寨卡病毒呈活跃传播的地区，应让所有感染者及其性伴侣，尤其是孕妇，了解寨卡病毒性传播风险，以防止可能出现的不良妊娠和胎儿先天感染。

寨卡病毒病通常温和，一般不需特别处理。患者充分休息，饮用足够的液体，常采用对症和一般支持疗法。目前尚无可用的疫苗。

第七节　森林脑炎

森林脑炎（forest encephalitis）又称蜱传脑炎（tick-borne encephalitis，TBE）或俄罗斯春夏脑炎（Russian spring-summer encephalitis），是由森林脑炎病毒所致的一种急性中枢神经系统蜱媒传染病。临床上以发热、上肢、颈部及肩胛麻痹为特征，常有后遗症，病死率较高。本病属于自然疫源性疾病。

1910 年在俄罗斯远东地区，发现以中枢神经病变为主要特征的急性传染病。1936 年首次从患者体内分离到病毒。1937 年从全沟硬蜱体内分离到同一种病毒，提出并证实蜱为森林脑炎传播媒介。1938 年证实了森林中的啮齿类动物为森林脑炎储存宿主。1942 年我国在黑龙江省首次发现近 40 名病例，1952 年从患者及蜱内分离到森林脑炎病毒。

森林脑炎流行于欧洲、日本、中国，在我国主要流行于东北、云南、新疆等地。

（一）病原学

森林脑炎病毒（forest encephalitis virus）又称蜱传脑炎病毒或俄罗斯春夏脑炎病毒，属黄病毒科、黄病毒属，是一种嗜神经性病毒，直径为30～40nm，呈正20面体。外有脂蛋白包膜，其上有刺突，外观呈绒毛球状。基因组为单股正链RNA。结构蛋白包括衣壳蛋白（C）、膜蛋白（M）、包膜蛋白（E）和7种非结构蛋白。病毒颗粒中含有8个抗原决定簇，分别对血凝抑制试验、中和试验等有不同反应，提示在制备疫苗时应选择合适的抗原决定簇。森林脑炎病毒有 三个亚型，即远东亚型、欧洲亚型和西伯利亚亚型，三个亚型间，E蛋白氨基酸离散率为3.6%～5.6%，亚型内小于2.2%。E蛋白206位氨基酸具有亚型特异性，远东亚型、欧洲亚型、西伯利亚亚型分别为丝氨酸、缬氨酸、亮氨酸。

森林脑炎病毒耐低温，在-20℃时能存活数月，在50%的甘油中，0℃时存活1年，2～4℃至少可保存5～12个月。在真空干燥下能保存数年。对高温及消毒剂敏感，在牛奶中经65℃ 15min后才能被灭活，煮沸可立即死亡。此外乙醚、氯仿、丙酮及胆盐等，均能破坏病毒颗粒而灭活病毒。

森林脑炎病毒形态结构、培养特性及抵抗力似乙脑病毒，但嗜神经性较强，接种成年小白鼠腹腔、地鼠或豚鼠脑内，易发生脑炎致死。接种猴脑内，可致四肢麻痹。也能凝集鹅和雏鸡的红细胞。森林脑炎病毒能够在鸡胚中繁殖，也能在人胚肾细胞、鼠胚细胞、猪肾细胞、羊胚细胞、Hela 细胞及BHK-21细胞中繁殖，故常作分离病毒之用。

（二）流行病学

1. 传染源 森林脑炎病毒的储存宿主有啮齿动物，这些野生动物受染后为轻症感染或隐性感染，但病毒血症期较长，如刺猬约23d。其他脊椎动物，如鸟类以及牛、山羊、鹿、狗、熊、马等均易感，故均能成为森林脑炎的传染源。病人作为传染源的意义不大。蜱是森林脑炎病毒的传播媒介，又是长期宿主，其中森林硬蜱的带病毒率最高，成为主要的媒介。当蜱叮咬感染的野生动物，吸血后病毒侵入蜱体内增殖，在其生活周期的各阶段，包括幼虫、若虫、成虫及卵都能携带森林脑炎病毒，并可经卵传代。牛、马、羊等家畜在自然疫源地受蜱叮咬而受染，并可将蜱带到居民点，成为人类感染森林脑炎的传染源。

2. 传播途径 主要经硬蜱吸血传播。欧洲亚型主要经蓖子硬蜱、网纹革蜱和长棘血蜱传播，远东亚型、西伯利亚亚型主要经全沟硬蜱传播。病毒亦可在羊体内繁殖后从奶汁排出，人饮用后受染。

3. 易感性 人群普遍易感，但职业特点更为明显，主要见于与林区有关的人群，如林业工人、勘探人员、猎户、筑路工人、进驻林区的部队以及经常接触牛、马、羊的农牧民。近年来由于旅游事业的兴起，非职业性感染也日益增多。被带有病毒的蜱叮咬后，隐性感染者较多，仅有一小部分出现典型症状。新进入林区者发病率较高。患病后可获得稳固持久的免疫力。

4. 流行特征 森林脑炎的分布有严格的地域性，远东蜱传脑炎主要分布在我国、日本和俄罗斯远东地区。欧洲蜱传脑炎分布在俄罗斯西部、中欧、北欧（如奥地利、保加利亚、德国、丹麦、芬兰等地），又称西方蜱传脑炎。

在我国森林脑炎多分布于黑龙江和吉林两省的林区，此外，四川、河北、新疆、云南等地也有发生。我国东北的长白山、大小兴安岭及云南、新疆均有森林脑炎自然疫源地的存在，特别是黑龙江省，森林面积广袤，宿主动物种类繁多，适于森林脑炎病毒和传播媒介蜱的孳生繁殖，为全国森林脑炎发病最早、最多的省份。森林脑炎的流行有严格的季节性，好发于春夏之季，80%的病例发生于5～6月间，这主要与蜱类的生活习性有关。

（三）发病机制

病毒侵入机体后，病毒包膜E蛋白与细胞表面受体相结合，然后融合而进入细胞，在淋巴结和单核巨噬细胞系统内进行复制，感染后3～7d，复制的病毒大量释放入血形成病毒血症，可出现病毒血症症状。病毒随血流进入脑毛细血管，最后侵入神经细胞。亦可通过淋巴及神经途径抵达中枢神经系统，产生广泛性炎症病变，表现为明显的脑炎症状。

但病毒侵入人体后是否发病，取决于侵入人体的病毒数量和人体的免疫功能状态，如果侵入的病毒量少，且人体抵抗力较强，即形成隐性感染或症状轻微的不典型病例，如长住林区的人群，因常被蜱叮咬，病毒得以少量多次进入而获得免疫力，轻度感染者虽症状不重，也能获得较持久免疫力。如果侵入的病毒量多，或人体免疫功能低下，则大量病毒侵入人体，毒力增强，引起脑炎。

森林脑炎病理改变广泛，大脑半球灰质、白质及脑膜均可累及，脊髓颈段、脑桥、中脑及基底神经节病变常较为严重，这与血管分布特别多的网状结构中，病毒数量较多有关。与流行性乙型脑炎不同，森林脑炎对脊髓亦有明显损害，颈段比胸段、腰段重，灰质比白质重，脑及脊髓病变主要为炎性渗出性病变，表现为出血，充血，血管周围淋巴细胞套状浸润，神经细胞变性，坏死及神经胶质细胞增生，亦可出现退行性病变，体内脏器肝、肾、心和肺均可出现渗出性和退行性病变。

（四）临床表现

三种病毒亚型所致森林脑炎中，远东亚型毒力最强，临床症状重，脑神经症状明显，病人恢复期长，常留有麻痹性后遗症，病死率达 20%；欧洲亚型毒力最弱，临床症状轻，以脑膜炎为主，较少出现后遗症，病死率为 1%～5%。

【人类】

潜伏期 10～15d。前驱期主要有全身不适、头晕、关节酸痛等症状，多急性起病。主要表现有：

（1）发热及全身中毒症状：发热 2～3 日后体温一般在 38℃以上，持续 3～10 日。以稽留热型为最常见，同时可出现头痛、面颈部潮红、结膜充血、恶心、呕吐等全身中毒症状，部分病人可出现心肌炎表现。

（2）神经系统症状：以意识障碍、脑膜刺激征和瘫痪为主。意识障碍约见于半数以上的病人。脑膜刺激征出现最早，也最常见，一般持续 5～10 日。瘫痪多发生在颈部、肩胛肌和上肢肌肉，出现特有的头部下垂症状。其次为偏瘫和下肢瘫痪。常发生于第 2～5 病日。瘫痪一般经 2～3 周后逐渐恢复，约半数出现肌内萎缩。

森林脑炎病程 2～4 周，但有少数患者可留有后遗症，如失语、痴呆、吞咽困难、不自主运动，还有少数病情迁延可达数月或 1～2 年之久，患者表现为弛缓性瘫痪、癫痫及精神障碍。

【动物】

（1）小动物：鼠一般呈隐性感染，齐氏鼠和刺猬感染后，症状明显。

（2）其他动物：羊感染后可从乳汁排出病毒，出现肢体麻痹；仔猪试验感染后，脑炎明显；牛感染仅体温升高和食欲减退。其他马、骡等家畜呈隐性感染。

（五）诊断

诊断主要依据发病季节、职业、发病地区等流行病学资料，结合临床表现，确诊有赖于实验室检查。

1. 流行病学史　春夏间去过流行区旅居；有蜱叮咬史。

2. 临床特点　有全身症状，如发热、头痛、身痛、恶心、乏力；有神经系统症状，如颈肌及肩胛肌弛缓性瘫痪，以致头下垂及手臂不能上举，意识障碍等。

3. 实验室检查

（1）一般检查：多数患者白细胞总数升高，分类以中性粒细胞增高为主，可高达 90%以上。

（2）脑脊液检查：脑脊液色清透明，压力稍高、细胞数增多，以淋巴细胞为主。糖及氯化物正常。

（3）病毒分离：可取脑脊液作病毒分离，但病初阳性率较低，死后可取脑组织分离病毒。

（4）病毒核酸检测：应用 RT-PCR 技术检测早期患者血清或脑脊液中的病毒 RNA，敏感性和特异性均较高。

（5）免疫学检测：常用间接荧光抗体试验（IFA）、补体结合试验（CFT）及血凝抑制试验（HLT）等方法，检测特异性 IgM、IgG。早期 IgM 阳性有诊断意义。CFT 及 HLT 检测结果：双份血清效价增长 4 倍以上者可确诊。

4. 鉴别诊断 需与结核性脑膜炎、化脓性脑膜炎、流行性乙型脑炎、流行性腮腺炎、脊髓灰质炎、柯萨奇及埃可病毒等所致中枢神经系统感染等鉴别。

（1）流行性乙型脑炎：流行季节为夏秋季；发病年龄多为 10 岁以下儿童；发病地区主要在温带及亚热带；临床表现急性期以肌张力升高、强直性痉挛多见，一般不出现弛缓型瘫痪和肌肉萎缩。

（2）脊髓灰质炎：多见于幼儿，一般是肢体弛缓性瘫痪，而颈肌、肩胛肌瘫痪使头下垂者少见，一般无意识障碍。

（六）防制

凡进入森林地区工作人员，包括采伐工人、部队及调查人员等，必须做好预防工作。首先做好流行病学侦察，同时采取集体和个人防护措施，防蜱叮咬，必要时组织预防接种。

1. 灭蜱及灭鼠 对森林地区驻地及工作所在地周围环境，做好环境卫生，清除杂草，打扫枯草朽叶，加强灭鼠灭蜱工作。

2. 防蜱及个人防护 森林脑炎有严格的地区性，进入疫区前必须积极做好预防措施。在野外森林活动时，应穿长袖、长裤、长布袜及高筒靴，戴防虫罩，最好穿戴“五紧”的防护服，以防止蜱的叮咬，即扎紧袖口、领口和裤脚口。领、袖口可喷杀虫剂，如 0.2%美曲膦酯（敌百虫）溶液或 0.5%除虫菊乙醇溶液。衣帽可浸透邻苯二甲酸二甲酯（避蚊胺）。身体外露部分如手、颈、耳后等处，可涂驱避剂硫化钾，每隔 2～3h 涂擦 1 次，可维持 6h，制备简单，成本低廉，亦可涂避蚊胺。

3. 避免饮用生奶 由于森林脑炎可通过饮羊奶、鹿奶而感染，因而对其奶及奶制品必须煮沸后饮用。

4. 预防接种 初次进入疫区的人应接种森林脑炎疫苗。因为疫苗产生作用约需 1～2 个月，故每年 3 月前注射疫苗。第 1 次 2ml，第 2 次 3ml，间隔 7～10d。以后每年加强一针，可获得良好的免疫效果。未免疫者被蜱虫叮咬后，可肌注特异性高价免疫球蛋白 6～8ml，以防发病。

对山羊、绵羊、马、鹿等动物接种疫苗，使家畜体内产生特异性抗体，获得保护，能减少病毒在自然界中传播，也使人类减少感染机会。

（七）治疗

采用对症及支持疗法。森林脑炎早期未经治疗的病例，病死率可达 20%左右，重症患者发生后遗症亦较多。后遗症以瘫痪为主，可采用针灸、推拿、体疗等综合治疗措施。

第八节 发热伴血小板减少综合征

发热伴血小板减少综合征（severe fever with thrombocytopenia syndrome，SFTS）俗称“蜱虫病”“蜱咬病”，是由中国发现的一种新布尼亚病毒引起的新发传染病，蜱虫为其传播媒介。SFTS 因以发热伴血小板减少为主要表现，故暂以此命名。SFTS 属于自然疫源性疾病，起病急、病情发展迅速，尚无有效的疫苗和治疗方法。病死率可达 12%。

2007 年 5 月，河南省发现 3 例胃肠疾病患者，症状虽与人粒细胞无形体病极为相似，但并未分离出嗜吞噬细胞无形体。此后有多个省份，相继报告一些以发热伴血小板减少为主要表现的病例，少数重症患者救治无效死亡。2010 年 5 月，中国 CDC 宣布，在湖北、河南两省报告的大部分病例标本中，发现了一种新的布尼亚病毒。从 2010 年 9 月到 2011 年 3 月，在中国湖北、河南、山东、江苏、安徽和辽宁 6 个省份，至少有 36 名患者死亡。2012 我国监测数据显示，SFTS 分布于江苏、安徽、山东、河南、湖北、辽宁等 15 个省市，共有 600 例确诊病人，死亡率 10.30%。病毒最初曾命名为“大别山病毒”，后统一命名为发热伴血小板减少综合征布尼亚病毒（severe fever with thrombocytopenia syndrome bunyavirus，SFTSV），简称为新布尼亚病毒。2009 年美国、2013 年日本和韩国也均有新布尼亚病毒感染患者的报道。

（一）病原学

新布尼亚病毒为布尼亚病毒科（*Bunyaviridae*），白蛉病毒属（*Phlebovirus*）。病毒颗粒呈球形，外有脂质包膜，表面有棘突。直径 80～100nm，含有三个单股负链基因组片段（L、M、S）。其核苷酸序列和特征，与布尼亚病毒科、白蛉病毒属具有较高的相似度，因此，将其作为一种新病毒而归属于白蛉病毒属。

（二）流行病学

1. 传染源 新布尼亚病毒可感染牛、羊、狗等脊椎动物，以及蜱等节肢动物，尤以家畜中牛、羊的感染率最高，可能与牛、羊多为野外放养，与蜱等节肢动物接触机会较多有关。

2. 传播途径 主要经蜱叮咬传播，如长角血蜱，但也有不少临床病例没有明显被蜱叮咬史。目前尚不能确定是否可因接触家畜感染，但其在疾病传播中的作用不容忽视。不排除由于接触患者的分泌物、排泄物、血液传播的可能性。

3. 易感性 人群普遍易感，在丘陵、山地、森林等地区生活、生产的居民和劳动者，以及赴该类地区户外活动的旅游者感染风险较高。

4. 流行特征 目前中国、美国、日本、韩国有 SFTS 的病例报告，中国主要分布在东部、中部的林地和丘陵地区的 15 个省市，高度散发。多发于春、夏季。

（三）临床表现

【人类】

潜伏期尚不十分明确，可能为 1～2 周。急性起病，主要临床表现为发热，体温多在 38℃以上，重者持续高热，可达 40℃以上。伴乏力、明显纳差、恶心、呕吐等，部分病例有头痛、肌肉酸痛、腹泻等。查体常有颈部及腹股沟等浅表淋巴结肿大伴压痛，上腹部压痛及相对缓脉。少数病例病情危重，可因多脏器功能衰竭死亡。

【动物】

宿主动物感染后，并不表现明显的临床症状，多为隐性感染。

（四）实验室诊断

1. 核酸检测 采用 RT-PCR 方法检测病毒核酸。

2. 病毒分离 患者血清标本经处理后，可采用 Vero、Vero E6 等细胞或其他敏感细胞进行分离培养，用 RT-PCR、ELISA、IFA 等方法确定。

3. 免疫学检测 采用 ELISA、IFA 法检测血清特异性 IgG 抗体或抗原。

进行血清学和核酸检测时，应在生物安全Ⅱ级及以上的实验室开展。

（五）防制

开展爱国卫生运动，进行环境清理，必要时采取灭蜱等措施，降低生产、生活环境中蜱等传播媒介的密度。一般情况下无需对病人实施隔离。对病人的血液、分泌物、排泄物及被其污染的环境和物品，可采取高温、高压、含氯消毒剂等方式进行消毒处理。

医务人员及陪护人员应加强个人防护，避免与病人血液直接接触。

做好公众健康教育，提高防病知识水平。

第九节 流行性出血热

流行性出血热（epidemic hemorrhagic fever，EHF）即肾综合征出血热（hemorrhagic fever with renal syndromes，HFRS），是由汉坦病毒属引起的急性人兽共患性传染病，以鼠类为主要传染源，是自然疫源性疾病。其主要病理变化是全身小血管和毛细血管广泛性损害，临床上以发热、出血及肾脏损害为特征。

汉坦病毒可能已在鼠体存在数千年之久，只是发现较晚。1825 年、1913 年，在乌兹别克斯坦及俄罗斯远东地区，就有出血热的记载。1931～1944 年，100 万侵华日军中，发病 1 万例，病死率高达 30%。1978 年，韩国学者从汉坦河野生的黑线姬鼠体内分离出一种病毒，命名为汉坦病毒；1980 年，又从汉城褐家鼠体内分离出一种汉坦病毒，命名为汉城病毒。1981 年，我国学者也分离出这两种病毒，并确定河南、山西、山东等数省，有家鼠型出血热。流行性出血热最初在俄罗斯远东地区称为出血性肾病，在朝鲜称为朝鲜出血热，在欧洲北部称为流行性肾病，在中国和日本称为流行性出血热，以及其他以地名命名的 EHF。1982 年，WHO 将此类疾病统一命名为肾综合征出血热。现我国仍沿用流行性出血热的传统病名。

流行性出血热流行较广，主要分布于欧亚两大洲，包括中国、朝鲜、日本、俄罗斯、芬兰、丹麦、瑞典、挪威、荷兰、波兰、捷克斯洛伐克、匈牙利、罗马尼亚、保加利亚、希腊、瑞士、比利时、英国和法国等。我国于 30 年代初开始流行于黑龙江下游两岸，以后逐渐向南、向西蔓延。主要分布在东北、华东、中南、西南等区域。近年来几乎遍及全国各地，累计病例超过 200 万。

2016 年 6 月，广州顺德检验检疫局在入境船舶中截获活鼠，并检出汉坦病毒Ⅱ型。这是我国首次在入境船舶截获携带汉坦病毒的活鼠；2016 年 8 月，广东佛山检验检疫局从新港口岸捕获两只鼠样本，褐家鼠和臭鼩鼱，均检出汉坦病毒阳性。两起发现，对切断汉坦病毒经鼠类传入我国的途径，具有重要的卫生检疫学意义。

流行性出血热为我国法定乙类传染病，也是国境口岸重点防控的传染病。

除具有急性传染病和自然疫源性疾病一般特点外，流行性出血热还具有以下独有特征：①病原体的多样性；②临床表现及经过的复杂性；③宿主动物的广泛性；④传播途径多样化；⑤发病机制的特殊性及复杂性；⑥免疫的稳定和持久性。

（一）病原学

流行性出血热病毒（epidemic hemorrhagic fever virus，EHFV）属布尼亚病毒科（*Bunyaviridae*），汉坦病毒属（*Hantavirus*），现统称汉坦病毒（HV）。病毒呈圆形或卵圆形，直径 70～210nm。外层为脂质双层包膜。基因组为分段单股负链 RNA，由 L、M 和 S 三个片段组成，S 片段编码病毒核蛋白，核蛋白可诱导机体产生非中和抗体，在免疫保护中起一定作用。M 片段编码病毒膜糖蛋白，糖蛋白可能是产生中和抗体、血凝抑制抗体、细胞融合和细胞免疫等的主要功能部位。L 片段编码 L 蛋白，L 蛋白主要是病毒多聚酶（或转录酶）蛋白，在病毒复制中起主要作用。

汉坦病毒的血清型有很多种，已被 WHO 认定的是 4 种：①Ⅰ型汉滩病毒（Hantaan virus），病毒分离来自韩国汉坦的黑线姬鼠，又称野鼠型。病情属重型。②Ⅱ型汉城病毒（Seoul virus），病毒分离来自韩国汉城褐家鼠和日本实验室大鼠，又称家鼠型，病情属中型。我国以Ⅰ型、Ⅱ型为主。③Ⅲ型普马拉病毒（Puumala virus），病毒分离来自芬兰棕背鼠，流行于北欧地区。病情属轻型。④Ⅳ型希望山病毒（Prospect Hill virus），病毒分离来自美国草原田鼠，但迄今未见致病。

汉坦病毒对脂溶剂敏感，乙醚、氯仿、丙酮、苯、氟化碳及去氧胆酸盐等均可灭活病毒。一般消毒剂及戊二醛也可灭活。在 pH5.0 以下，温度 60℃ 1h，紫外线照射 30min 可使之灭活。

（二）流行病学

1. 传染源　全世界已发现 174 种陆栖脊椎动物可自然感染汉坦病毒，我国占 67 种，以小型啮齿动物为主。流行性出血热属于自然疫源性疾病，人不是主要的传染源。

黑线姬鼠是亚洲地区的主要传染源，欧洲棕背鼠是欧洲地区的主要传染源。在我国农村主要传染源是黑线姬鼠和褐家鼠，东北林区的主要传染源是大林姬鼠，城市的主要传染源是褐家鼠，动物实验室的主要传染源是大白鼠。此外，黄胸鼠、小家鼠、巢鼠、普通田鼠等亦可为流行性出血热的传染源。

除鼠类以外，其他动物传染源包括猫、猪、狗、家兔、臭鼩鼱等。此外，在青蛙、蛇及鸟类也检出汉坦病毒，说明汉坦病毒的宿主动物范围较广，需注意通过鸟类远距离传播汉坦病毒的可能。由于臭鼩鼱、猫等为自然带毒动物，故在疫区不宜提倡养猫。

2. 传播途径　汉坦病毒的传播途径主要有以下 5 种：

（1）呼吸道感染：吸入感染鼠排泄物污染的尘埃所致，如鼠类的尿、粪、唾液等污染尘埃，以气溶胶的形式存在于空气中。认为是国外主要的传播途径。

（2）皮肤黏膜接触感染：被鼠咬伤或伤口接触含病毒的鼠排泄物而受染。认为是国内主要的传播途径。

（3）消化道感染：通过吞食鼠粪排泄物污染的食物受染。实验动物经口喂以带汉坦病毒的食物感染成功。

（4）虫媒传播：在革螨、恙螨体内分离到汉坦病毒。将革螨制成悬液，注射人体，可产生典型的流行性出血热临床表现。故提出革螨、恙螨是本病的传播媒介。

（5）垂直传播：可经人胎盘传播给胎儿。

3. 易感性　人类对汉坦病毒普遍易感。隐性感染者约为 2.5%～4.3%。发病与否与感染病毒的类型、人的活动范围及职业等有关。流行性出血热多见于农民、工人，20～50 岁居多，儿童发病者极少见。感染后可获终身免疫，二次感染发病罕见。

4. 流行特征　目前证实，亚、欧、非、美洲的 32 个国家和地区发现流行性出血热，主要分布亚欧两大洲。我国为重疫区，国内大部分省、自治区和直辖市都有流行性出血热发生，年发病 4 万～6 万例，病例数占全球总数的 90%。

流行性出血热流行有一定的地区性，但可扩展而产生新疫区。病例多散发，也有局部地区暴发，多发生在集体居住的工棚及野营帐篷中。国内疫区有河湖低洼地、林间湿草地和水网稻田等处，以前者多见。

四季均可散发，野鼠型主要分布于农村，以秋冬季多发；家鼠型分布较广，以春季多发。农村发病率比城市高，但城镇居民患病比较重，死亡率高于农村。流行性出血热的分型中，野鼠型和家鼠型均有流行周期性，即数年出现一次流行高峰。此与主要宿主动物带毒率指数增高有关。

（三）发病机制

汉坦病毒作为重要的始动因素，一方面导致感染细胞结构及功能的损害，另一方面造成免疫病理损伤。

1. 病毒的直接损害作用　汉坦病毒具有泛嗜性感染的特点，人体肝、肺、肾、骨髓及淋巴结等，可能为汉坦病毒感染的重要靶器官。患病早期脏器内即有病毒增殖。病毒可直接损害毛细血管内皮细胞，造成广泛性的小血管损害，进而导致各脏器的病理损害和功能障碍。不同血清型病毒对人的毒力有显著差异，Ⅰ型病毒多致重型感染，Ⅱ型多为中、轻型，Ⅲ型多呈轻型感染。

2. 病毒的免疫病理损伤　由于病毒在体内复制，病毒抗原刺激机体免疫系统，产生特异性抗体，二者结合形成免疫复合物，激活补体系统，并沉积在肾小球基底膜，引起Ⅲ型变态反应，导致肾脏病变。病程早期可能有Ⅰ型变态反应参与，表现为血清中 IgE 抗体增高，在病毒抗原诱导下，嗜碱性粒细胞和肥大细胞脱颗粒，释放组胺等活性物质，由此引起小血管扩张、通透性增加、血浆外渗，形成早期充血水肿等症状。

流行性出血热的病理改变表现为：①全身小血管和毛细血管广泛性损害：内脏毛细血管高度扩张、充血、腔内可见血栓形成。血管内皮细胞肿胀、变性，重者血管壁变成网状或纤维蛋白样坏死，内皮细胞可与基底膜分离或坏死脱落。②多灶性出血：全身皮肤黏膜和器官组织广泛性出血，以肾皮质与髓质交界处、右心房内膜下、胃黏膜和脑垂体前叶最明显，发热期即可见到，少尿期最明显。③严重的渗出和水肿：病程早期有球结膜和眼睑水肿，各器官、体腔都有不同程度的水肿和积液，以腹膜后、纵隔、肺及其他组织疏松部最严重，少尿期可并发肺水肿和脑水肿。④灶性坏死和炎性细胞浸润：多数组织器官和实质细胞有凝固性坏死灶，以肾髓质、脑垂体前叶、肝小叶中间带和肾上腺皮质最常见。在病变处可见到单核细胞和浆细胞浸润。

全身各脏器和组织微血管内皮的严重损伤，是流行性出血热最基本的病变特征。由于多器官的病理损害和功能障碍，彼此又相互影响，相互促进，使流行性出血热的病理过程更加复杂化。

（四）临床表现

【人类】

潜伏期为 5～46d，一般为 1～2 周。流行性出血热典型表现有发热、出血和肾脏损害三大主要症状，以及发热、低血压，少尿、多尿与恢复期等五期临床过程。

1. 发热期 主要表现为感染性病毒血症和全身毛细血管损害引起的症状。大多起病急，畏寒发热，体温在 1～2 日内可达 39℃～40℃，热型以弛张热及稽留热为多，持续 3～7d。出现全身中毒症状，高度乏力，伴“三痛”，即头痛、腰痛、眼眶痛；出现“三红”，即颜面、颈部、上胸部潮红，呈醉酒貌。结膜可有充血、水肿，皮肤有出血点或瘀斑。

2. 低血压期 主要为低血容量性休克的表现。发生在病程的第 4～6d，热退后血压下降，出现休克，同时出现烦躁不安、口渴加重、尿量减少。

3. 少尿期 少尿期与低血压期常无明显界限。见于病程第 5～7d，尿量明显减少，每天少于 400 毫升或无尿。各种症状加重，出血现象明显，出现尿毒症、肺水肿等。此阶段为病情最严重期。

4. 多尿期 肾脏组织损害逐渐修复，但由于肾小管回吸收功能尚未完全恢复，以致尿量显著增多，全身症状好转。

5. 恢复期 于病程第 4 周开始，肾功能逐渐恢复，尿量减至 3000ml 以下，进入恢复期。病后恢复一般较顺利，少数重型病人可在病后遗有腰痛、多尿症状达 1 年以上。

流行性出血热严重时可造成死亡，其原因主要有：休克、肺水肿、心功能不全、尿毒症、腔道大出血以及继发感染等。

【动物】

啮齿动物自然感染汉坦病毒后，可终身带毒，而不表现任何临床症状。黑猩猩经人工接种病毒后，可出现蛋白尿、病毒血症等表现。刚断乳的猕猴接种病毒后，出现与人相似的病理改变。乳鼠接种病毒后，表现为弓背、被毛逆立、站立不稳、不自主跳动或转圈等神经症状。其余动物未发现明显症状，多为隐性感染。

（五）诊断

依据患者的流行病学史、临床表现及实验室检查结果，进行综合诊断，确诊需有免疫学或病原学检查结果。

1. 流行病学史 在疫区及流行季节发病，或病前两月内有疫区旅居史，或病前两月内有与鼠类或其排泄物、分泌物直接或间接接触史。

2. 临床表现　包括典型的三大症状，或病程的五期经过。患者热退后症状反而加重，是与其他感染性疾病不同的特点，有助于诊断。

3. 实验室检查　①免疫学检测：检测特异性抗体或抗原。②RT-PCR：检测汉坦病毒核酸。③其他检查：血常规、尿常规、血液生化检查、心电图、CT、X 线等，可作为参考。

4. 鉴别诊断　流行性出血热早期应与上呼吸道感染、流行性感冒、败血症、伤寒、钩端螺旋体病相区别；有皮肤出血斑者应与血小板减少性紫癜区别；蛋白尿应与急性肾盂肾炎、急性肾小球肾炎相区别；腹痛应与急性阑尾炎、急性胆囊炎相区别；消化道出血应与溃疡病出血相区别；咯血应与支气管扩张、肺结核咯血相区别；流行性出血热有典型的临床表现和独特的病期经过，再根据血清学及核酸检测，可予以鉴别诊断。

（六）防制

采取以灭鼠为主的综合性预防措施，同时做好疫源地的消毒和个人防护等工作。

1. 控制传染源　防鼠灭鼠是预防流行性出血热流行的关键。在流行地区大力组织群众，在规定的时间内同时进行灭鼠，灭鼠时机应选择在流行性出血热流行高峰前进行。春季应着重灭家鼠，初冬应着重灭野鼠。同时作好防鼠工作，床铺不靠墙；尽量睡高铺；屋外挖防鼠沟，防止鼠进入屋内和院内；新建和改建住宅时，要安装防鼠设施。

2. 切断传播途径　加强食品卫生，做好食具消毒、食物保藏等工作，要防止鼠类排泄物污染食品和食具，剩饭菜必须加热或蒸煮后方可食用；对发热病人的血、尿和宿主动物尸体及其排泄物等，均应进行消毒处理，防止污染环境；应根据各地具体条件，对高发病区的野外工地、工棚、宿舍或重发病村，用敌敌畏等有机磷杀虫剂进行灭螨，同时要保持居室干燥、通风和卫生。尽量清除室内外草堆、柴堆，经常铲除周围杂草，以减少螨类孳生场所和叮咬机会。实验室相关工作人员，应严格执行《流行性出血热实验室安全制度和操作规程》，以防发生实验室感染。

3. 保护易感人群　凡是在疫区生活或劳动的人员，必须注意个人卫生，做好防护工作。包括：不直接用手接触鼠类及其排泄物，不坐卧草地或草堆。劳动时注意保护皮肤，防止破伤，如有破伤应消毒包扎。在野外工作时，要穿袜子，扎紧裤腿、袖口和腰带，皮肤露出部位可涂防蚊剂，以防止螨类叮咬。

（七）治疗

治疗原则“三早一就”，即早发现，早休息，早治疗，就近治疗。治疗中要注意防治休克，肾衰，出血。

以综合治疗为主，早期应用抗病毒药物，如病毒唑（三氮唑核苷）；中期以对症及支持治疗为主。中毒症状重者可选用氢化考地松或地塞米松缓慢静滴。高热持续不退，尤其是发热、低血压期重叠者可适当加大剂量。

1. 一般治疗　卧床休息，给高热量、高维生素、半流质饮食，多饮水。

2. 发热期　补液，纠正电解质失衡。

3. 低血压期　补充血容量，调整血浆胶体渗透压，纠正酸中毒，使用血管活性药物与强心药等，防止休克形成。

4. 少尿期　可予利尿剂、透析疗法等。

5. 多尿期　应注意补充足量的液体和钾盐。

6. 预后　流行性出血热病死率差别较大，与病情轻重、治疗早晚、措施得当与否有很大关系。如患病之初，不住院救治或因医生误诊误治，可导致死亡。

第十节 埃博拉出血热

埃博拉出血热（Ebola haemorrhagic fever，EBHF）是由埃博拉病毒感染导致的急性出血性人兽共患传染病。以高热伴全身出血倾向为特征，致死性极高。认为埃博拉出血热是由一种果蝠最先传染给人类的。埃博拉出血热传染性强，可侵犯人和其他灵长类动物，死亡率 50%～90%。

埃博拉是扎伊尔（即刚果民主共和国）北部的一条河流的名字。1976 年，一种神秘的病毒疯狂虐杀"埃博拉"沿岸 55 个村庄的百姓，致使数百生灵涂炭，280 人亡命。"埃博拉病毒"也因此而得名。3 年后的 1979 年，埃博拉病毒又肆虐苏丹。经过两次"暴行"后，埃博拉病毒随之销声匿迹 15 年。1995 年 1 月起，在扎伊尔及加蓬暴发流行。发病 362 人，死亡 276 人。随后埃博拉出血热间断流行，局限在中非热带雨林和东南非洲热带大草原。2000 年在乌干达暴发，425 人死亡。

2014 年初西非三国埃博拉出血热暴发流行，几内亚的 1 名两岁婴儿是最先死亡者。WHO 通报，自 2014 年 2 月至 2015 年 1 月 25 日，全球总病例为 22092 例，包括 8810 例死亡病例。其中西非三国（几内亚、利比里亚、塞拉利昂）共 22057 例，包括 8795 例死亡病例。其他病例分布在 6 个国家：英国 1 例，无死亡病例；尼日利亚 20 例，包括 8 例死亡病例；塞内加尔 1 例，无死亡病例；西班牙 1 例，无死亡病例；美国 4 例，包括 1 例死亡病例；马里 8 例，包括 6 例死亡病例。

历史上埃博拉出血热出现过三次大流行，1976 年的刚果、2000 年乌干达，本次是第三次，也是最严重的一次。

（一）病原学

埃博拉病毒（Ebola virus）为丝状病毒科（*Filoviridae*）、丝状病毒属（*Filovirus*）。丝状病毒能引起人类或其他灵长类动物严重的出血热疾病。目前也只有马尔堡病毒和埃博拉病毒被鉴定属于丝状病毒科的病毒。埃博拉病毒分 4 个亚型，即扎伊尔型、苏丹型、莱斯顿型和科特迪瓦型。不同亚型的特性不同，其中扎伊尔型毒力最强，苏丹型次之，两者对人类和非人灵长类动物的致死率很高；莱斯顿型对人类不致病，对其他灵长类动物具有致死性作用；科特迪瓦型对人类有明显的致病性，但一般不致死，对黑猩猩的致死率很高。

丝状病毒可能出现几种不同的形态，电镜下观察病毒粒子差异非常大。最常见的是长丝状结构，直径为 80nm。病毒的形状宛如中国古代的"如意"，也会出现"U"字、"6"字形、环状或分枝形。基因组为不分节段的单股负链 RNA，长约 19kb。有包膜，由脂蛋白组成，表面有 10nm 长的刷状排列的纤突，为病毒的糖蛋白。病毒可实验感染多种哺乳动物的细胞，在 Vero-E6 细胞中生长良好，且能出现致细胞病变作用。病毒基因组，尤其是核衣壳基因和 RNA 聚合酶基因，与副粘病毒具有一定程度的相似性。病毒在感染细胞的胞质中复制、装配，以芽生方式释放，随后感染新的细胞。但目前对丝状病毒的复制方式还不是很清楚。

埃博拉病毒在常温下较稳定，对热有中度抵抗力，56℃不能完全灭活，60℃30min 方能破坏其感染性；紫外线照射、钴 60 照射、γ 射线可使之灭活。对化学药品敏感，乙醚、去氧胆酸钠、β-丙内酯、福尔马林、次氯酸钠等是很好的消毒剂。4℃条件下存放 5 周，其感染性保持不变，8 周滴度降至一半。-70℃条件可长期保存。埃博拉病毒在血液样本或病尸中可存活数周，故有"死尸病毒"或"僵尸病毒"之称。

（二）流行病学

1. 传染源 埃博拉病毒感染的宿主，主要是人或猴、猩猩等灵长类动物，而果蝠可能是埃博拉病毒的自然宿主。1976 年、1996 年、2002 年的流行，源于人类接触野外死亡的猩猩；菲律宾出口的猴子，多次查出埃博拉病毒，但没有发现发病；2003 年 8 月，刚果卫生健康部的调查表明，野外黑猩猩、野猪体内可查到埃博拉病毒。有些报道也证明，莱斯顿型株可通过食蟹猴感染给人。

2. 传播途径　口腔及结膜接触是非人类灵长动物感染病毒的途径之一。目前尚不知病毒是如何从自然宿主中传染给人。一旦人被感染，病毒通过人与人的密切接触，以皮肤、呼吸道、结膜途径在人际间传播。

（1）通过直接接触患者的血液和排泄物传播，如唾液、粪便、呕吐物、尿液和汗液等。

（2）通过与患者共用注射器、使用消毒不严格的牙科器械及其他刺入性器具传播。

（3）通过接触埃博拉病毒感染致死者的尸体传播。

3. 易感性　有密切接触史、未采取正确防护措施的医护人员、家庭护理人员及接触病人血液、排泄物，或接触病人体液等污染的物品，或接触病例尸体的人，是高风险人群。

4. 流行特征　埃博拉出血热主要流行于非洲的一些国家，如刚果、加蓬、乌干达、喀麦隆、津巴布韦、苏丹等。

（三）发病机制

埃博拉病毒是一种泛嗜性的病毒，可侵犯各系统器官。埃博拉出血热的发生与机体的免疫应答水平有关。单核吞噬细胞系统尤其是吞噬细胞，是首先被病毒攻击的靶细胞，随后成纤维细胞和内皮细胞均被感染，血管通透性增加。感染后 2d，病毒首先在肺中检出，4d 后在肝、脾等组织中检出，6d 后全身组织均可检出。

埃博拉出血热主要病理改变：单核吞噬细胞系统受累，血栓形成和出血。病毒在体内迅速扩散，大量繁殖，袭击多个器官，使之发生变性，坏死，并慢慢被分解，尤以肝、脾、肾、淋巴组织为甚。

（四）临床表现

【人类】

潜伏期 3～18d。主要表现为急性起病，发热、肌痛、出血和肝肾功能损害。

埃博拉出血热是一种多器官损害的疾病。临床上常突起发病，有发热、剧烈头痛、肌肉关节酸痛，时而有腹痛，发病 2～3d 可出现恶心、呕吐、腹痛、腹泻黏液便或血便，腹泻可持续数天。病程 4～5d 进入极期，发热持续，出现谵妄、嗜睡等意识障碍。此期出血常见，可有呕血、黑便、注射部位出血、鼻出血、咯血等。病程 6～7d 可在躯干出现麻疹样斑丘疹，并扩散至全身各处，数天后脱屑，以肩部、手心、脚掌多见。重症患者常因出血，肝、肾衰竭或严重的并发症死于病程第 8～9d。急性期并发症有心肌炎、肺炎等。

（五）诊断

依据流行病学资料、临床表现和实验室检查进行诊断，确诊依靠病毒分离和核酸检测，但检查必须在 P4 级实验室中进行，以防止感染扩散。

1. 病毒分离　发病第 1 周取血接种于豚鼠或 Vero 细胞用于分离埃博拉病毒。

2. 早期免疫学检测　ELISA 检测病毒抗原和检测血清中 IgM。

3. RT-PCR　检测病毒核酸。

4. 鉴别诊断　需与马尔堡出血热、疟疾、伤寒、痢疾或其他细菌感染相鉴别，特别是马尔堡出血热与其十分相似，可通过病原检查、血清学试验等鉴别。血液检查发现疟原虫、肥达试验检测伤寒、副伤寒，粪便检查排外痢疾等。

（六）防制

密切注意世界埃博拉病毒疫情动态，加强国境检疫，限制来自疫区的猴子等可疑动物。

对疫区疑似病人应尽快隔离观察，特别是医院疑似病人必须和其他病人隔离，一旦确诊应及时报告卫生部门。而医务人员必须采取特殊的防护措施。追踪与埃博拉出血热患者或感染动物密切接触过的人，对他们采取适当的隔离措施。

埃博拉出血热患者使用过的用品也是重要的传染源，因而对这些污染物应进行高压消毒。对埃博拉出血热高发区居民，进行有关埃博拉病毒的科普教育，也是预防埃博拉出血热大规模流行的重要内容。

（七）治疗

目前对埃博拉出血热尚无有效治疗药物和预防疫苗，主要采取对症和支持性治疗。

第十一节　马尔堡出血热

马尔堡出血热（Marburg haemorrhagic fever）是由马尔堡病毒引起的急性出血性人兽共患传染病。马尔堡病毒与埃博拉病毒同属丝状病毒。这些病毒属于已知能感染人体的最烈性病原体。

1967 年 8 月，在德国城市马尔堡、法兰克福和首都贝尔格莱德，几乎同时发生了一种原因不明的新的疾病，病人以发热和出血倾向为主要临床特征。25 例原发病人，都是研制疫苗的病毒工作者，病前均接触过从乌干达进口的非洲绿猴的血液、器官或细胞培养物，其中 7 例死亡。后来又在与原发病人接触者中，发生 5 例继发病人。3 个月后，德国专家终于找到一种新病毒，就是马尔堡病毒。

此后，疫情多次暴发。1998 年末到 2000 年间，在刚果民主共和国发生暴发流行，149 人发病，死亡 123 人，大多受感染者为金矿矿工。此为最严重的一次疫情。2005 年非洲安哥拉发生暴发流行，超过 300 人发病身亡，死亡率高达 99%。2014 年 9 月，乌干达一名医务人员死于马尔堡出血热。

（一）病原学

马尔堡病毒（Marburg virus）为丝状病毒科、丝状病毒属。与埃博拉病毒在形态上几乎没有区别，血清学上有明显不同。马尔堡病毒实验感染的宿主范围较广泛，除灵长类动物外，豚鼠、地鼠、幼龄小鼠均易感。

马尔堡病毒可在多种组织细胞中生长，包括 Hela 细胞、绿猴肾细胞、田鼠肾细胞、叙利亚鼠或金地鼠肾异倍体细胞（BHK-21）、人羊膜细胞、恒河猴肾细胞、豚鼠肝细胞、鸡或豚鼠成纤维细胞等。

马尔堡病毒对热有中等程度的抵抗力，56℃不能完全将其灭活，60℃ 1h 可使其丧失感染性。在室温及 4℃存放 35d，其感染滴度基本不变，−70℃可以长期保存。对脂溶剂及射线敏感，甲醛、乙醚、β 丙内酯及紫外线、γ 射线照射，均可破坏病毒的感染力。

（二）流行病学

1. 传染源　传染源可能是非洲的野生灵长类动物，主要是猴。1967 年马尔堡出血热在暴发时，曾发现来自乌干达的非洲绿猴死亡率很高；在德国，虽然人间马尔堡出血热发生时，未观察到这批动物的变化，但在低温保存的这批动物的细胞培养中，发现了马尔堡病毒；在后来进口的一批非洲绿猴的器官中，也曾发现同样的病毒。对来自非洲和其他地区的灵长类动物，用补体结合试验进行血清学调查发现，近 50%来自乌干达、肯尼亚和埃塞俄比亚的猴、大猩猩和黑猩猩的抗体水平在 1：8～1：256，而从其他大陆进口的猴中没有发现抗马尔堡病毒抗体。但由于在基奥加湖地区的绿猴中，从未观察到马尔堡病流行的证据，捕猴人中亦未发生过马尔堡出血热，故对灵长类动物作为马尔堡出血热的传染源和储存宿主，仍有疑议。

人类感染是偶然的，但感染后可成为人类马尔堡病的重要传染源。病毒广泛分布于各脏器、血液、尿液和一些分泌物中，可以污染环境，导致疾病的传播，高滴度的病毒血症可持续整个发热期。

文献报道，在第 80 病日以后的恢复期病人，还可以从其眼房水和精液中，分离出马尔堡病毒。

2. 传播途径　与埃博拉出血热基本相同。与患者密切接触是马尔堡出血热在人际传播的主要方式，如接触具有高病毒浓度的血液或其他体液、与患者共用注射器、医疗器具等，也可以通过皮肤、性传播途径感染。

3. 易感性　各年龄组的人均易感，但多发于成人。在 2005 年安哥拉暴发此病前，儿科病例罕见。但此次安哥拉疫情，大部分死者是 5 岁以下儿童。主要因儿童免疫力较弱所致，而非这种病以儿童为主要传染对象。

4. 流行特征　非洲可能存在马尔堡出血热的自然疫源地。

（三）临床表现

【人类】

临床表现与埃博拉出血热相似。起病急，有严重的头痛和肌肉酸痛。伴发热及水样腹泻。许多患者在 5～7d 内出现严重出血表现。在致命病例中，死亡通常发生在症状出现后 8～9d。马尔堡出血热自然病程 15～18d，但完全恢复需要数月。原发病人病死率高达 29.6%，主要死于循环衰竭、肾衰竭、出血和昏迷。

【动物】

猴实验感染马尔堡病毒后，发生高浓度的病毒血症，而且持续时间较久。在发热期，猴的血液、尿液和唾液均有传染性。猴感染马尔堡病毒后，其病理变化和临床表现与人类相似，但病初症状多不明显，至死亡前 1～2d 才出现昏睡和拒食，四肢的屈侧、面部和胸部可见有出血性皮疹。猴感染后可以获得免疫力，除典型病例外，猴也可有轻型和隐性感染。

（四）诊断

参见埃博拉出血热的诊断，可以作免疫学检查。

我国目前还不能做马尔堡病毒检查，WHO 指定，可检查马尔堡病毒等特殊病原体的实验室有三个：美国 CDC、英国微生物研究所（MRE）和比利时的国立热带医学研究所。

（五）防制

目前尚无特效治疗药物，也没有疫苗可以预防。为了防止疾病的传播，对病人必须采取严密的隔离措施，医护人员应穿隔离服、戴口罩和手套。病室应采取严格的消毒措施。病人恢复期仍可有病原体，故出院后一段时间内仍应注意生活隔离。

对所有接触者必须进行检疫，一旦发现可疑病人，立即隔离治疗。对于进口的猴要做不少于 6 周的检疫，在检疫期间密切观察动物发病及死亡情况，必要时对猴做病原学检查。在用猴做实验或解剖时，应做好个人防护。

（六）治疗

一般采用对症处理和支持疗法。抗生素可用作预防感染。

第十二节　狂　犬　病

狂犬病（rabies）又名恐水症、疯狗病，是由狂犬病病毒引起的一种侵害中枢神经系统的急性传染病，人和所有温血动物都可能被感染。人感染后常有害怕喝水的临床表现，故得名，但患病动物无此症状。病人或病畜感染后，表现为狂躁不安和意识紊乱，最后发生麻痹而死亡。

狂犬病是最古老的动物源性传染病之一，已有几千年的历史。病死率极高，对人类健康造成重大威胁，特别是亚洲和非洲。公元前 566 年，我国《左传》描述“国人逐瘈狗”、晋代葛洪《肘后救卒方》及孙思邈《千金方》中均有狂犬病的记载。1885 年法国科学家巴斯德，利用兔脑脊髓制备减毒狂犬疫苗，应用于人体治疗获得成功，这是人类历史上首次征服狂犬病，从而为疫苗预防狂犬病开辟了先河。

目前，狂犬病分布于世界 2/3 以上的国家或地区，但 98%的病例集中在亚洲，每年约有 6 万例，其中印度约 5 万例。全世界年发病数在 100 例以上的国家共有 8 个，其中 6 个在亚洲，1 个在非洲，1 个在南美。估计非洲每年共有 500 例，拉丁美洲每年共有 300 例；而西欧、北美每年仅有几例。2004 年，因接受同一狂犬病患者捐献的器官移植，有 3 名病人感染狂犬病身亡，这是美国首次出现狂犬病病毒在人际间传播的病例。

1949 年前，我国各地狂犬病流行严重。1949 年后将狂犬病列为乙类传染病加以管理。一直至今。此后 20 年总发病数不足 1000 例。但从 70 年代起，病例数逐渐上升，80 年代每年病死人数在 4000～8000 之间，仅次于印度而居世界第二位。1980～2003 年的 24 年间，全国共报告狂犬病 68 596 例，病死数占各种法定传染病死亡总数的 20.97%。病死数有 12 年居各种传染病的首位，4 年居第二位。2013 年报告狂犬病死亡人数 1128 例，主要集中在华南、西南地区。全国总体疫情逐年下降，但个别省份病例数在上升，疫情分布仍呈现由南向北、由高发向低发地区蔓延的趋势。2016 年报告，狂犬病病例数排名前十位的省份依次是广西、湖南、贵州、广东、江西、江苏、湖北、河南、四川和安徽，占全国总数的 86.9%。近年来我国家犬数量估计已猛增到近 2 亿只，防治狂犬病的形势十分严峻。

（一）病原学

狂犬病病毒（rabies virus）属于弹状病毒科（*Rhabdoviridae*）的狂犬病病毒属（*Lyssavirus*）。病毒形似子弹，长 130～200nm，直径 75nm。外层为致密的包膜，表面有许多丝状突起。核酸为不分节段的单股负链 RNA。

狂犬病病毒存在于动物神经组织、唾液腺内，在感染细胞内形成包涵体，即内基小体（negri body）。在自然情况下分离的狂犬病流行毒株为“街病毒”（streetvirus），其特点是毒力强，潜伏期长（脑内接种 15～30d 以上），能在涎腺中繁殖，各种途径感染后均可使动物发病。街病毒连续在兔脑内传代 50 代以上后，毒力减低，潜伏期缩短，并固定在 3～6d，对兔致病力强，但对人和犬失去致病力，不侵犯唾液，不形成包涵体，称为“固定病毒”（fixedvirus）。由街病毒变异为固定病毒的过程是不可逆的。固定病毒虽有减毒变异，但仍保留其主要抗原性，可用于制备狂犬病减毒活疫苗，供预防接种用。

狂犬病病毒可以凝集鹅和一日龄雏鸡的红细胞，凝集鹅红细胞的能力也可被特异性抗体所抑制，故可用血凝抑制试验进行诊断。

狂犬病病毒可在原代鸡胚成纤维细胞、小鼠和仓鼠肾上皮细胞培养中增殖，并在适当条件下形成蚀斑。病毒的抵抗力不强，易被紫外线、1%甲醛溶液、3%来苏儿水、50%～70%乙醇等灭活。对湿热比较敏感，其悬液经 56℃ 30min 或煮沸 2min 即失去活力，但不易被苯酚和甲酚皂溶液杀灭。在冷冻或冻干状态下，可长期保存病毒。在 4℃以下低温可保存数月，甚至几年。病毒能抵抗自溶及腐败，在自溶的脑组织中可保持活力达 7～10d。被感染的组织可保存在 50%的甘油内送检。

（二）流行病学

1. 传染源 几乎所有的温血脊椎动物均对狂犬病病毒易感，但主要易感动物是食肉类和翼手类哺乳动物。狼、狐、貉、臭鼬和蝙蝠等野生动物是狂犬病病毒的主要自然储存宿主，尤其是蝙蝠，南美的吸血蝙蝠是造成人畜，特别是牛狂犬病的重要传染源。野生啮齿动物如野鼠、松鼠、鼬鼠等对狂犬病易感，实验动物仓鼠、小鼠、豚鼠、大鼠和家兔等也可感染狂犬病。患狂犬病和带毒的犬是人类的主要传染源。目前，在我国发现的宿主动物有犬、狼、狐狸、猪、猫、鼠等，在狂犬病病例中，约 93%是由犬类咬伤导致发病，6%为猫咬伤后发病。

2. 传播途径　病毒主要存在于病犬、病畜的延脑、大脑皮层、海马角、小脑和脊髓中，唾液腺和唾液中也有大量的病毒。传播方式有：①被患病和带毒动物咬伤，经皮肤黏膜受染，如犬类、猫、吸血蝙蝠等动物的攻击。②皮肤伤口或黏膜直接接触含病毒的唾液而感染，如动物舔吸伤口、与动物亲吻等。③可以通过气溶胶和消化道摄入传播，但少见。狂犬病为连锁式传播，呈散发性流行，致死率高达 100%。

3. 易感性　人群对狂犬病具有普遍的易感性。由于接触动物的机会不同，狂犬病病人有一定的年龄、性别和职业特征，青少年和儿童、男性及农民多见。人体感染狂犬病后，发病与否取决于多种因素，如被动物咬伤处为神经末梢丰富的部位、或咬伤后伤口处理不当、或未注射疫苗、或免疫功能低下或缺陷等，均增加了发病的机会。

4. 流行特征　狂犬病属于自然疫源性疾病，广泛分布于世界各地。在亚洲的大多数国家，都有狂犬病的发生经历，尤以中亚和东南亚最为突出。我国主要在东部及南部地区发病严重。

（三）发病机制

狂犬病病毒对神经组织有强大的亲和力，发病过程可分三个阶段。

1. 局部组织内小量繁殖期　病毒自咬伤部位皮肤或黏膜侵入后，首先在局部伤口的横纹肌细胞内小量繁殖，通过和神经肌肉接头的乙酰胆碱受体结合，侵入附近的末梢神经。此时病人无任何自觉症状。从局部伤口至侵入周围神经不短于 72h。

2. 从周围神经侵入中枢神经期　病毒沿周围神经的轴索向心性扩散，其速度约 5cm/d。在到达背根神经节后，开始大量繁殖，然后侵入脊髓和中枢神经系统，主要侵犯脑干及小脑等部位的神经元。但亦可在扩散过程中终止于某部位，形成特殊的临床表现。

3. 向各器官扩散期　病毒自中枢神经系统向周围神经离心性扩散，侵入各组织与器官，如眼、舌、唾液腺、皮肤、心脏、肾上腺髓质等。由于迷走神经核、舌咽神经核及舌下神经核受损，可发生呼吸肌和吞咽肌痉挛，临床上患者出现恐水、呼吸困难、吞咽困难等症状；交感神经受刺激，使唾液分泌和出汗增多；迷走神经节、交感神经节和心脏神经节受损，可引起患者心血管系统功能紊乱，甚至猝死。

病理变化表现为非化脓性脑脊髓炎和神经炎，神经元呈现不同程度的变性和坏死，淋巴细胞和单核细胞浸润、胶质细胞增生以及特征性包涵体的形成。

病人脑膜多正常。脑实质和脊髓充血、水肿及微小出血。因病毒沿受伤部位侵入神经，经背根节、脊髓入脑，故咬伤部位相应的背根节、脊髓段病变常很严重。延髓、海马、脑桥、小脑等处受损也较显著。多数病例在肿胀或变性的神经细胞质中，可见到一至数个嗜酸性包涵体，呈圆形或卵圆形，直径约 3～10μm，常见于海马回、大脑皮层及延脑的神经细胞中，包涵体是狂犬病特异且具有诊断价值的病变，但约 20%的患者为阴性。

（四）临床表现

潜伏期长短不一是主要特征之一。大多数在 3 个月以内发病，超过半年者占 4%～10%，有的甚至可达 20 年。潜伏期的长短与年龄、伤口部位、伤口深浅、病毒入侵数量及毒株的毒力，以及是否进行伤口处理和接种疫苗等因素有关。其他如外伤、受寒、过度劳累等均可能促使提前发病。

§1. 临床分型

可分为狂躁型及麻痹型两型，临床表现分以下三期：

1. 前驱期　两型的前驱期相似。在兴奋状态出现前，大多数患者有低热、嗜睡、食欲减退，少数有恶心、呕吐、枕部头痛、背腰痛、周身不适等；对痛、声、光、风等刺激开始敏感，并有咽喉紧缩感。感觉异常是早期最具诊断意义的症状，如在已愈合的伤口部位及神经通路上，出现麻木、发痒、刺痛或蚁走感觉，约发生于 80%的病例。这是由于病毒繁殖刺激神经元，特别是感觉神经元而引起，此症状可维持数小时至数天。本期持续 1～2d，很少超过 4d 以上。

2. 兴奋期或痉挛期 两型的表现不同。

（1）狂躁型狂犬病（furious rabies）：国内最多见。患者逐渐进入高度兴奋状态，其突出表现为极度恐惧，并对水声、光、风等刺激非常敏感。恐水是狂犬病的特殊症状，但不一定每例均有，也不一定早期出现。典型者饮水、见水、闻流水声，或仅提及饮水时，均可引起严重咽喉肌痉挛。因此，患者渴极而不敢饮，即使饮也无法下咽，满口流涎，沾污床褥或向四周胡乱喷吐。由于声带痉挛，故吐字不清，声音嘶哑，甚至失音。怕风亦是狂犬病特有的症状，微风、吹风、穿堂风等都可导致咽肌痉挛。其他如音响、光亮、触动等，也可同样引起咽肌痉挛。咽肌痉挛发作使患者极度痛苦，不仅无法饮水和进食，而且常伴有辅助呼吸肌痉挛，导致呼吸困难和缺氧，甚或全身进入疼痛性抽搐状态，每次发作后患者仍烦躁不安。

此外，由于自主神经功能亢进，患者出现大汗、流涎、体温升高达 38℃以上，心率加快，血压升高，瞳孔扩大。患者表情痛苦、焦急，但神志大多清楚，极少有侵犯人的行为。随着病程的进展，部分患者可出现精神失常、谵妄、幻视幻听、冲撞嚎叫等症状。最终多死于呼吸衰竭或循环衰竭。本期持续 1～3d。

（2）麻痹型狂犬病（paralytic rabies）：印度及泰国较常见，国内报道不到 10 例。临床上无兴奋期，无恐水症状和吞咽困难，而以高热、头痛、呕吐、咬伤处疼痛开始，继而出现肢体软弱、腹胀、共济失调、部分或全部肌肉瘫痪、尿潴留或大小便失禁等，呈现横断性脊髓炎或上升性脊髓麻痹表现。病程持续 4～5d。

3. 昏迷期或麻痹期 两型狂犬病不易区别。痉挛停止，患者暂趋安静，有时尚可勉强饮水吞食，反应减弱或消失，转为弛缓性瘫痪，其中以肢体软瘫最为多见。眼肌、颜面部及咀嚼肌瘫痪，表现为斜视、眼球运动失调、下颌下坠、口不能闭合和面部缺少表情。此外，尚有失音、感觉减退、反射消失、瞳孔散大等。患者的呼吸逐渐变弱或不规则，并可出现潮式呼吸、脉搏细速、血压下降、心音低钝、四肢厥冷，可迅速因呼吸和循环衰竭而死亡。临终前患者多进入昏迷状态。本期持续 6～18h。

狂犬病的整个病程，包括前驱期在内，狂躁型平均 8d，麻痹型为 13d。狂躁型狂犬病的病变主要在脑干、颈神经或更高部位中枢神经系统，麻痹型狂犬病的病变则局限于脊髓和延髓，因而造成临床症状的差异。由吸血蝙蝠啮咬而引起的狂犬病，绝大多数病例不出现兴奋期，也无咽肌痉挛和恐水现象，而以上行性瘫痪为主要临床表现。

§2. 人和动物临床表现

【人类】

我国狂犬病患者多以狂躁型为主，出现前述相应症状：感觉异常；狂躁兴奋、三怕症状，即怕水、怕风和怕光，咽喉肌痉挛；昏迷、呼吸循环衰竭死亡。国外有些地区以麻痹型为主。

【动物】

也可分狂躁型和麻痹型两种临床类型。

（1）犬：狂躁型病犬初期精神沉郁，反应迟钝，怕光喜暗，强迫牵引则攻击人畜，性机能亢进，拒食，有异嗜症，唾液分泌增多。继之出现狂暴不安，主动攻击人畜或咬伤自身，意识紊乱，咽喉麻痹，但少有恐水。最后进入麻痹期而死亡。整个病程约 7～10d。麻痹型病犬没有兴奋期，或兴奋期很短，很快进入麻痹期。病犬表现吞咽困难，随后发生四肢麻痹，进而全身麻痹以致死亡。病程约 5～6d。

（2）猫：多为狂躁型，症状与犬相似，发作时具有攻击性。

（3）牛：多为狂躁型，病初精神沉郁，不久即兴奋，用蹄刨地，高声吼叫，并啃咬周围物体，出现吞咽困难、流涎及舌功能减弱症状，最后衰竭而死。

（4）羊：较少见，多为麻痹型。

（5）其他动物：马、猪的狂犬病，经历短期狂躁后发生进行性麻痹，直至死亡；成年禽类对狂犬病有很强的抵抗力，但也偶见自然发病病例，可用爪和喙攻击其他禽类和人。

（五）诊断

狂犬病的临床诊断比较困难，常与脑炎相混而误诊。如患病的人畜出现典型的病程，各期的临床表现十分明显，则结合病史可以做出初步诊断。确诊需进行必要的实验室检查。

1. 组织病理检查包涵体　以死者脑组织或咬人动物死亡后的脑组织作病理切片或压片，用染色法或直接免疫荧光法检查特异包涵体。阳性率可达 70%。

2. 免疫学检测　采用 ELISA、IFA 等免疫学方法，检测特异性抗体，对未注射过疫苗、抗狂犬病血清或免疫球蛋白者有诊断价值。接种过疫苗的患者，如抗体效价超过 1∶5000 时，对诊断狂犬病仍有价值。也可检测狂犬病病毒抗原，发病前可获得阳性结果。

3. 病毒分离　采用组织培养或动物接种，分离出病毒后可用中和试验加以鉴定。从患者脑组织、脊髓、涎腺、泪腺、肌肉、肺等组织器官中虽可分离到病毒，但机会不多，自脑脊液和唾液中则更不易分离出病毒。患者的存活时间越长，病毒的分离也越困难。

4. 核酸检测　采用 RT-PCR 技术检测狂犬病病毒核酸。取脑组织或病毒感染细胞，先获得病毒 RNA，以引物合成 cDNA，然后进行 PCR 反应，琼脂糖凝胶电泳检测结果。

5. 其他辅助检查　常规做 X 线胸片、B 超、心电图、脑 CT 检查。

6. 鉴别诊断　某些病例由于咬伤史不明确，早期常被误诊为神经症。发病后症状不典型者，有时易误诊为精神病、破伤风、病毒性脑膜炎及脑型钩端螺旋体病。安静型肢体瘫痪病例可误诊为脊髓灰质炎。

（1）破伤风：患者潜伏期较短，多为 6～14d，常见症状为牙关紧闭，苦笑面容，肌肉痉挛持续较久，常伴有角弓反张。而狂犬病肌肉痉挛呈间歇性发作，主要发生在咽肌。破伤风患者无高度兴奋及恐水现象，积极治疗多可治愈。

（2）病毒性脑膜炎：早期出现昏迷、脑膜刺激征。免疫学检测、病毒分离可作出确切诊断。

（3）类狂犬病性癔症（假性狂犬病）：患者有被犬咬伤史或与患病动物接触史，经数小时或数天即发生类似狂犬病的症状，如咽喉部有紧缩感、精神兴奋等症状，但不发热，不流涎，不怕风，饮水不引起咽喉肌痉挛。这类患者经暗示、说服、对症治疗，可很快恢复健康。

（4）脊髓灰质炎：无恐水症状，病毒分离及血清特异性抗体检测可鉴别。

（六）防制

狂犬病目前还缺乏有效的治疗方法，感染后发病率 15%～60%，病死率接近 100%，因此必须加强预防工作，控制狂犬病的蔓延和流行。

1. 控制传染源　由于人和动物（尤其是伴侣动物）日渐亲近，尤其是发展中国家，人口密度大，犬的流动性也大，狂犬病对人类的威胁性也日益增加。目前，在我国要完全禁止养犬是不现实的。加强管理胜过单纯禁止。家犬要登记，做好预防接种。发现野犬、狂犬，要立即捕杀。对患狂犬病动物尸体，应焚烧或远离水源深埋，不得剥皮和食肉。

2. 及时处理伤口　人被咬伤后，应立即进行局部伤口的处理，2h 内及时清除伤口中的病毒，是预防狂犬病的最有效手段。完整的处理过程包括以下三个步骤：

（1）清洗伤口：针刺伤口周围的皮肤，尽力挤压出血。立即用 20%肥皂水或 1%新洁尔灭彻底冲洗，至少 15min。然后用 70%的乙醇或 2%碘伏涂擦伤口。除非伤及大血管需紧急止血外，不宜缝合和包扎。

（2）注射抗血清或免疫球蛋白：WHO 推荐，在接种疫苗同时注射人狂犬病免疫球蛋白，剂量为 20U/kg；或马狂犬病免疫球蛋白，剂量为 40U/kg。一次肌注，或一半剂量在伤口周围做皮下浸润注射，另半量进行肌注。

（3）注射疫苗：全程 5 针，上臂皮下注射。于 0、3、7、14、30 天各注射一支（2ml），头、面、颈或多处被严重咬伤者，在全程 5 针后的第 10 天和第 20 天时，再各注射一支。

此外，可按需要给予破伤风抗毒素和适宜的抗菌药物。

3. 保护易感人群 加强健康教育，提高人群的防范意识。凡被犬、猫、狼等动物咬伤、抓伤或舔吸后，为保证安全，都应注射狂犬病疫苗。从注射第一针疫苗算起，约 3 周产生抗体，1 个月左右达高峰，一般要求咬伤后 2 天内即开始注射。对于高危职业，应提前做好预防措施，如兽医、畜牧、饲养、屠宰、皮革加工人员及狂犬病病毒实验室工作人员、疫苗生产人员，均宜预防注射，即用组织培养佐剂疫苗，隔月注射一针，共注射 3 针，每隔 1～3 年加强一针。

第十三节　轮状病毒感染

轮状病毒感染（rotavirus infection）主要是婴幼儿和多种幼龄动物的一种急性肠道传染病，以腹泻和脱水为特征。成人和成年动物多呈隐性经过。

1943 年在感染传染性腹泻的幼儿身上，首次发现了一种滤过性的病原体，此病原体也会引起家畜的腹泻。1973 年在儿童肠胃炎的研究报告中，对此病毒有了详细的描述。1974 年通过电镜观察，发现此病毒外形像轮子，因此将其命名为轮状病毒。1998 年，首种轮状病毒疫苗在美国问世。

轮状病毒感染引起的腹泻是一种世界性的传染病，据统计，全世界幼儿发生的肠炎至少有 50% 是由轮状病毒引起的。全球每年因轮状病毒感染导致婴幼儿死亡的人数，约为 90 万人，其中大多数发生在发展中国家。轮状病毒感染是引起婴幼儿严重腹泻的最主要病原之一。

有关动物病例最早于 1968 年，在美国一农场犊牛腹泻病例中被发现，此后欧洲、美洲各国以及澳大利亚、新西兰和日本等国，均有牛轮状病毒引起腹泻的报告。英国犊牛轮状病毒性腹泻的发病率为 60%～80%，死亡率 0%～50%，1～4 周龄仔猪群的发病率超过 80%，死亡率 7%～20%。动物轮状病毒感染严重影响着畜牧业的发展。

（一）病原学

轮状病毒（rota virus）属呼肠孤病毒科（*Reoviridae*）、轮状病毒属（*Rotavirus*）。病毒体呈圆球形，70nm，为分阶段的双链 RNA。有双层衣壳，每层衣壳呈二十面体对称。内衣壳的壳微粒沿着病毒体边缘呈放射状排列，形同车轮辐条。各种动物和人的轮状病毒外衣壳上具有特异性抗原，在内衣壳上有共同抗原。

轮状病毒分为 A、B、C、D、E、F 和 G 7 个组。其中 A 组为常见的典型病毒，宿主包括人和各种动物。其他几个组则不常见，B 组轮状病毒也叫非典型轮状病毒、类轮状病毒，宿主为猪、牛、大鼠和人。C 组轮状病毒也称副轮状病毒，宿主为猪、牛、人。E 组只在英国发现于猪中。D、F 和 G 组为鸡和火鸡。人类轮状病毒感染 90%以上的案例，是由 A 组轮状病毒引起。

病毒在感染细胞中能合成结构蛋白（VP1、VP2、VP3、VP4、VP6、VP7）和非结构蛋白。其中 VP1、VP2、VP3 及 VP6 是核心及内衣壳蛋白，VP2 是病毒中含量最大的结构蛋白，是唯一有核酸结合活性的结构蛋白，VP3 在 RNA 复制中起一定作用，VP4 是非糖基化的外衣壳蛋白，有血凝素作用，能抑制病毒在组织培养细胞中生长，但在胰酶作用下可裂解成 VP5 和 VP8，从而提高病毒的感染性。但并不是所有的轮状病毒都有血凝素。VP6 与多聚酶活性有关，具有轮状病毒的群特异抗原，也有亚群特异性。VP7 主要与轮状病毒的特异性抗原有关。

轮状病毒在细胞培养物中很难培养，可在恒河猴胚肾细胞、非洲绿猴肾传代细胞、原代非洲绿猴肾细胞和猴原代肾细胞中传代。但通常需要用胰蛋白酶处理激活。这一过程是通过胰蛋白酶作用于 VP4 实现的。在营养液中加入胰蛋白酶可提高病毒数倍或百倍。

一些 A 组轮状病毒具有血凝性，例如牛 NCDV 株能凝集人 O 型以及豚鼠、马、绵羊等红细胞。绵羊和人株能凝集鸡、绵羊、兔、豚鼠及人的红细胞。我国江苏省分离到的毒株，能凝集豚鼠、马、犊牛、绵羊及人 O 型的红细胞。

轮状病毒对理化因素有较强的抵抗力，能耐受乙醚、氯仿和去氧胆酸钠处理而不影响其感染性。该病毒耐酸、碱，在 pH3～9 之间都具有感染性。加热 63℃ 30min 可被灭活。在 37℃下需经 3d 始能灭活，95%乙醇可使病毒丧失感染力。

（二）流行病学

1. 传染源　轮状病毒的宿主范围较广，人及已知的牛、猪、绵羊、山羊、牦牛、马、犬、猫、猴、羚羊、鹿、兔、鸡、火鸡、雉鸡鸭、珍珠鸡、鹌鹑、鸽子等都可感染，但人和成年动物多呈隐性感染，主要感染婴幼儿、幼龄动物。患病及隐性感染的人、畜是轮状病毒感染的传染源。

2. 传播途径　主要经粪-口途径传播。水源污染可造成暴发流行。由于 A 组轮状病毒在空气中存活时间长，感染者呼吸道分泌物可检测到特异性抗体，提示 A 组病毒有通过呼吸道传播的可能性。轮状病毒可以在某些宿主间相互感染，如人的轮状病毒可以感染犊牛、猴、仔猪、羔羊，但不能使小鼠和家兔发病；牛和鹿的轮状病毒均可感染仔猪。但禽类的轮状病毒不感染哺乳动物，反过来也一样。而猪的轮状病毒似乎只能感染给猪。主要通过粪-口传播方式感染。轮状病毒感染传播迅速，寒冷、潮湿、不良的卫生条件、营养不良和其他疾病等应激因素，均可促使或加重疾病的发生。

3. 易感性　轮状病毒主要侵犯婴幼儿，以 9～12 月龄发病率最高，6 月龄以下少见。

4. 流行特征　轮状病毒感染广泛存在于世界各地，发病率甚高，几乎每个人都感染过轮状病毒。发病有明显的季节性，多发于秋冬寒冷季节，但热带地区季节性不明显。

（三）发病机制

轮状病毒主要侵犯空肠的微绒毛上皮细胞，并且产生肠毒素，使细胞凋亡。病变细胞脱落，微绒毛变短，变钝。取而代之的是原位于隐窝底部的具有分泌功能的细胞。由于上述病变导致小肠功能丧失，水与电解质分泌增加，吸收减少，引起腹泻。另外，小肠微绒毛上皮细胞功能障碍时，双糖酶分泌减少，乳糖不能被消化吸收，在肠腔内积聚引起渗透性腹泻。

病理改变表现为：小肠后段肠壁菲薄，半透明，肠腔松软膨胀，含有大量的水分和絮状物，内容物呈灰黄或灰黑色。有时小肠广泛出血，肠系膜淋巴结肿大。电镜观察和免疫荧光检查可见，小肠绒毛萎缩变短，隐窝细胞增生，圆柱状的绒毛上皮细胞，被鳞状或立方形的细胞所取代，而绒毛固有层有淋巴细胞浸润。

（四）临床表现

【人类】

主要是婴儿感染。潜伏期 2～4d。症状包括发烧、呕吐、腹痛以及水样腹泻，可持续 3～9d。严重时发生脱水及电解质平衡失调。

【动物】

幼龄动物易感染发病，以腹泻为主要症状，粪便黄白色、灰白色或褐色，稀薄如水，含有未消化的凝乳块。重者出现严重脱水，在不良环境条件下，有时易并发肺炎、大肠杆菌病，而使病情加重，病死率增高。如 3d 至 15 周龄的犊牛、7～14 日龄的哺乳仔猪、1～6 周龄的幼驹都易感染轮状病毒。羔羊等动物也表现腹泻、厌食和脱水等症状，病程3～5d。多数可自行康复。

（五）诊断

根据发生在寒冷季节、多侵害婴儿、突然发生水样腹泻、发病率高和病变集中在消化道等特点可做出初步诊断。确诊有赖实验室检查。

1. 电镜检查 取腹泻的粪便标本制片，电镜下观察独特的车轮状形态结构，其阳性率可达90%。本法快速准确，但设备昂贵，操作要求高，故多用于流行病学调查。

2. 免疫学检测 采用酶联免疫吸附试验（ELISA）、补体结合试验（CFT）、间接荧光抗体试验（IFA），检测粪便中的特异性抗原，或血清中特异性抗体。发病急性期与恢复期双份血清的抗体效价呈4倍增高，则具有诊断意义。

3. 核酸检测 应用RT-PCR方法及核酸杂交法，检测粪便中的病毒核酸，其中PCR法敏感性较高，核酸杂交法特异性较高，多用于分子流行病学的研究。

（六）防制

加强环境卫生及动物饲养管理，病人、病畜粪便应消毒处理，防止污染食物、水源；及早发现和隔离病人；防止粪-口传播、粪-水传播。加强个人防护，餐具要及时消毒。为预防婴儿感染轮状病毒，应做到饭前便后洗手，哺乳期母亲应保持乳房的清洁卫生。人工哺乳奶头应以开水冲洗。尽量用母乳喂养婴儿，提高婴幼儿的抵抗力。必要时给予疫苗预防。

目前尚无特异有效治疗药物，主要是支持疗法，如补液，维持机体电解质平衡；根据具体病情予以对症治疗。

第十四节 艾 滋 病

艾滋病是获得性免疫缺陷综合征（acquired immune deficiency syndrome，AIDS）的简称，是由人免疫缺陷病毒引起的致死性极高的传染病。主要在人与人之间传播，被称为“超级癌症”和“世纪杀手”。

艾滋病传播有百年历史，起源于非洲。发现首例病例是在1981年6月，美国报告5名年轻男性，因免疫系统遭到严重破坏，患少见的肺孢子菌肺炎死亡。1982年将这种疾病正式命名为AIDS。此后，艾滋病迅速蔓延到各大洲。1986年，国际病毒分类委员会正式批准，将引起艾滋病的病毒定名为人免疫缺陷病毒。已知4种艾滋病病毒株，均来自喀麦隆的黑猩猩及大猩猩，自此确定了全部艾滋病病毒株的所有源头。

艾滋病呈世界性分布，截至2013年年底，全球感染者约3500万，平均每天有6000人感染艾滋病，75%集中在15个国家，其中包括喀麦隆、肯尼亚、莫桑比克、尼日利亚、南非、坦桑尼亚、乌干达、赞比亚和津巴布韦等非洲的九个国家，以及巴西、中国、印度、印度尼西亚、俄罗斯和美国六国。

我国自1985年6月报告首例艾滋病以来，截至2014年10月，现存活的艾滋病感染者和病人已达49.7万例，死亡15.4万例。此外，约有46%的感染者尚未被发现。据2014年公布的数据统计，全国31个省市区，累计报告艾滋病感染者及病人（含死亡）超过1万例的省份有15个，分别是安徽、上海、湖北、浙江、江苏、北京、湖南、贵州、重庆、新疆、广东、河南、广西、四川、云南。其中云南病例最多，超过10万例。云南、广西、四川三省份的感染者和病人占全国的45%。2015年11月，我国报告存活的艾滋病病毒感染者和病人共计57.5万例，死亡17.7万人。

每年的12月1日为世界艾滋病日。艾滋病被列为我国乙类传染病。

（一）病原学

人免疫缺陷病毒（human immunodeficiency virus，HIV）为逆转录病毒科（*Retrovridae*）、慢病毒属（*Lentivirus*）组。HIV 呈类球形，直径约 120nm，基因组为单股正链 RNA 病毒。HIV 颗粒由核衣壳和包膜组成。衣壳在电镜下呈高电子密度，衣壳内含有两条单股 RNA 链、病毒复制所必需的酶类，包括逆转录酶、整合酶和蛋白酶。病毒外膜是类脂包膜，具有抗原性。

HIV 是一种变异性很强的病毒。根据 HIV 基因差异，分为 HIV-1 型和 HIV-2 型。HIV-1 型又分 4 个亚型：M 亚型、N 亚型、O 亚型和 P 亚型组。这四种亚型的病毒株，均来自喀麦隆的黑猩猩及大猩猩。其中传播最广的是 M 和 N 亚型，而 P 型病例全球至今只有两宗，O 型亦只有 10 万人，主要集中在中西非。

我国以 HIV-1 为主要流行株。HIV-2 的生物学特性与 HIV-1 相似，但其传染性较低，引起的艾滋病临床进展较慢，症状较轻。

HIV 主要攻击人体的辅助 T 淋巴细胞系统，一旦侵入机体细胞，在逆转录酶的作用下，病毒融合于人体细胞的 DNA 中，并进行复制和繁殖，最终导致细胞的死亡。或者在宿主细胞染色体内长期潜伏，暂时不发病，但难以消除。感染者潜伏期长，死亡率高。

HIV 存在于病人的体液当中，包括血液、精液、阴道分泌物、乳汁、尿、唾液和眼泪等，其中以血液、精液、阴道分泌物中浓度最高。HIV 一旦离开人体，会很快死亡。HIV 对外界环境的抵抗力较弱，56℃时 30min 即能灭活。对高温、干燥及常用消毒药品，如漂白粉、酒精、甲醛、双氧水等都十分敏感，容易被灭活。但对碱、紫外线等不太敏感，紫外线或 γ 射线不能灭活 HIV。

（二）流行病学

1. 传染源 非洲青猴、猩猩、猫、牛等都可作为 HIV 的储存宿主，HIV 感染者和病人是主要的传染源。

HIV 感染是指病毒进入人体后的带毒状态，无临床表现。若出现明显的临床症状，则称之艾滋病病人。当 HIV 感染者的免疫系统受到病毒的严重破坏，以至不能维持最低的抗病能力时，感染者才发展成为艾滋病病人，这个过程一般要经过 5～8 年的时间。随着时间的推延，会有越来越多的人感染艾滋病。无论是 HIV 感染者还是艾滋病病人，都能传播病毒。

2. 传播途径 主要包括性传播、血液传播和母婴传播。此外，皮肤破损处接触也可传播。①性传播：是主要的传播方式之一，包括与同性、异性接触。2014 年新报告的 8.7 万例中，性传播途径占 91%，其中异性性传播占 66%，同性性传播占 25%。②血液传播：输血、共用针头注射吸毒、共用剃须刀等生活用品。③母婴传播：如通过胎盘、产道、母乳传播。④其他传播：如皮肤移植、器官移植、人工授精等。艾滋病虽然可怕，但 HIV 的传播力并不是很强，一般日常生活接触，如握手、拥抱、礼节性亲吻、同吃同饮、共用厕所和浴室等，不会感染 HIV。

3. 易感性 人群普遍易感。高危人群包括：与 HIV 携带者经常有性接触者、男性同性恋者、静脉吸毒者、经常输血及血制品者和 HIV 感染母亲所生婴儿。男性比例高于女性，以青壮年为主。虽然 2013 年全球艾滋病相关死亡人数，比 2005 年下降约 40%，但在 10～19 岁年龄段，艾滋病相关死亡人数不降反升，尤其在非洲，艾滋病仍是导致青少年死亡的头号杀手。2013 年，全球约有 210 万名 10～19 岁青少年携带艾滋病病毒，其中 80%生活在撒哈拉以南非洲地区。据 2014 年统计，我国报告的艾滋病感染者及病人中，15～24 岁的年轻人约占 15%，且年轻男性的感染率在上升。近年来，我国青年学生艾滋病疫情增长较快，2015 年 1 月至 10 月，共报告 2662 例学生感染者和病人，比 2014 年同期增加 27.8%。

猩猩、猴、猫、牛均可感染 HIV，以灵长类为主。

4. 流行特征 艾滋病是一种自然疫源性疾病，其特点是蔓延迅速、病死率高。艾滋病在全世界分布，但97%以上在中低收入国家，尤以非洲为重。全球流行重灾区有从非洲移向亚洲的趋势。我国疫情已覆盖全国所有省、自治区、直辖市，目前我国面临艾滋病发病和死亡的高峰期，且已由吸毒、暗娼等高危人群开始向一般人群扩散。

（三）发病机制

在 HIV 直接和间接作用下，$CD4^+T$ 淋巴细胞功能受损和大量破坏，导致细胞免疫缺陷。

1. 病毒直接损伤 HIV 感染宿主免疫细胞后，以每天产生 10^9～10^{10} 颗粒的速度繁殖，并直接使 $CD4^+T$ 细胞溶解破坏。病毒复制产生的中间产物及外膜蛋白、Vpr 等可诱导细胞凋亡。

2. 非感染细胞受累 感染 HIV 的 $CD4^+T$ 细胞表面表达 gp120，与未感染的 $CD4^+T$ 细胞的 CD4 分子结合，形成融合细胞，使膜通透性改变，细胞溶解破坏。

3. 免疫损伤 gp120 与未感染 HIV 的 $CD4^+T$ 细胞结合，成为靶细胞，被 $CD8^+$细胞毒性 T 细胞（CTL）介导的细胞毒及抗体依赖性细胞毒（ADCC）作用攻击而破坏，致 $CD4^+T$ 细胞减少。

4. 来源减少 HIV 可感染骨髓干细胞，使 $CD4^+T$ 细胞产生减少。gp120 可抑制原始 T 淋巴细胞向 $CD4^+T$ 细胞转化，导致 $CD4^+T$ 细胞减少。表现为对可溶性抗原识别缺陷，细胞因子产生减少，B 细胞辅助能力降低，并可丧失迟发型免疫反应等。

其他免疫细胞也有不同程度受损，因而促使并发各种严重的机会性感染，以及肿瘤的发生。经2～10 年的潜伏期后，HIV 可被某种因素激活，通过转录和翻译形成新的病毒 RNA 和蛋白，然后在细胞膜上装配成新病毒，再感染其他细胞。

感染艾滋病后，人体组织器官产生一系列复杂的病理变化：①免疫病理变化：HIV 相关性淋巴结病、脾脏淋巴细胞的高度耗竭、儿童患者的胸腺过早退化和晚期患者骨髓细胞减少等。②临床病理变化：累及全身多器官系统的疾病，如皮肤黏膜、淋巴结、眼部、呼吸系统、消化系统、神经系统、泌尿系统等；多系统机会性感染，如病毒、细菌、真菌和原虫。③恶性肿瘤，包括卡波西肉瘤、恶性淋巴瘤和子宫颈癌。

（四）临床表现

【人类】

潜伏期较长，平均 2～10 年，这对早期发现及预防造成很大困难。我国将 HIV 感染分为急性期、无症状期和艾滋病期，但不是每个感染者都会出现完整的三期表现。

1. 急性期 通常发生在初次感染 HIV 后 2～4 周左右。临床主要表现为发热、咽痛、盗汗、恶心、呕吐、腹泻、皮疹、关节痛、淋巴结肿大及神经系统症状。多数患者临床症状轻微，持续 1～3 周后缓解。

此期在血液中可检出 HIV-RNA 和 p24 抗原，而 HIV 抗体则在感染后数周才出现。$CD4^+$ T 淋巴细胞计数一过性减少，CD4/CD8 比例可倒置。

2. 无症状期 可直接进入或从急性期转入此期，无症状期持续时间一般为 6～8 年，其长短与感染病毒的数量、型别、感染途径以及机体免疫状况等多种因素有关。

3. 艾滋病期 具有三个基本特点，即严重的细胞免疫缺陷、发生各种致命性机会性感染、发生各种恶性肿瘤。艾滋病发展到最后，免疫功能全面崩溃，病人出现各种严重的并发症，直至死亡。

（1）全身症状：持续一个月以上的发热、盗汗、腹泻。体重明显减轻。部分病人表现为神经精神症状，如记忆力减退、精神淡漠、性格改变、头痛、癫痫及痴呆等。此外，还可出现持续性全身性淋巴结肿大，无压痛，无粘连，持续 3 个月以上。

（2）机会性感染：①呼吸系统：卡氏肺孢子虫肺炎、肺结核、真菌性肺炎。②中枢神经系统：隐球菌脑膜炎、结核性脑膜炎、弓形虫脑病、各种病毒性脑膜脑炎。③消化系统：白色念珠菌食道炎，巨细胞病毒性食道炎、各种肠炎，如沙门菌、痢疾杆菌、空肠弯曲菌及隐孢子虫性肠炎。④口腔：鹅口疮、舌毛状白斑、复发性口腔溃疡、牙龈炎等。⑤皮肤淋巴结：带状疱疹、传染性软疣、尖锐湿疣、真菌性皮炎、甲癣、淋巴结结核。⑥眼部：巨细胞病毒性及弓形虫性视网膜炎。

（3）相关肿瘤：宫颈癌、恶性淋巴瘤、卡波西肉瘤等。

艾滋病的危害不只如此。虽然艾滋病已成为一种可控的慢性病，但仍有相当一部分患者因未及时诊治、病毒耐药或药物的副作用等原因，而致死或致残。同时由于社会对感染者的歧视，也常常给感染者带来沉重的精神压力。我国早已实施对 HIV 感染者“四免一关怀”的政策，但晚期并发症的治疗，仍可能给家庭和社会带来沉重的经济负担和社会问题。

【动物】

在 6 份喀麦隆野生黑猩猩粪便里，检测到 HIV-1 的抗体，随后进行的基因分析发现，猩猩携带的艾滋病病毒，与 HIV-1 的 O 亚型非常接近。猩猩、猴、山羊、牛等动物感染艾滋病病毒后，并不出现与人一样的严重症状，多呈隐性感染。猫感染后，与人类表现相似，急性症状表现为发烧、淋巴结肿大、腹泻等，慢性症状则表现为一些慢性呼吸道疾病、严重的神经性疾病。潜伏期一般长达数年甚至十年之久，有的甚至终身潜伏不发病，是研究人类艾滋病的良好模型动物。

（五）诊断

确诊艾滋病不能仅靠临床表现，需结合病史及实验室检查结果，最终需根据艾滋病的诊断标准确诊，见 2010 年 5 月卫生部颁布的传染病诊断最新标准：《WS 293—2008 艾滋病和艾滋病病毒感染诊断标准》。

1. 流行病史 不安全性生活史、静脉注射毒品史、输入未经抗 HIV 抗体检测的血液或血液制品、HIV 抗体阳性者所生子女或职业暴露史等。

2. 临床表现 各期表现不同，见前述。

3. 免疫学检测 常用方法有 ELISA、IFA、免疫印迹试验（WB）等。可检测患者血清中特异性抗体，也可检测 p24 抗原。

4. 病毒核酸检测 用 RT-PCR 直接检测艾滋病病毒的 RNA，可在血清学变化之前检测到 HIV 感染。

HIV 抗体阳性能够确定为 HIV 感染，而 HIV-RNA 和 P24 抗原阳性，则有助于艾滋病的诊断。

（六）防制

目前，尚无能彻底治愈艾滋病的药物，也无有效的 HIV 疫苗，但通过阻断传播途径，采取科学的防范措施，是完全可以预防艾滋病的感染。

1. 传染源的管理 高危人群应定期检测 HIV 抗体，医疗卫生部门发现感染者应及时上报，并对感染者进行 HIV 相关知识的普及，以避免传染给他人。感染者的血液、体液及分泌物应进行消毒处理。

2. 切断传播途径 避免不安全的性行为，禁止性乱交，取缔娼妓。严格筛选供血人员，严格检查血液制品，推广一次性注射器的使用。严禁注射毒品，尤其是共用针具注射毒品。不共用牙具或剃须刀。不到非正规医院进行检查及治疗。

3. 保护易感人群 提倡婚前、孕前体检。对 HIV 阳性的孕妇应进行母婴阻断。医务人员严格遵守医疗操作程序，避免医源性感染。

（七）治疗

1. 病原治疗 尚无特效抗 HIV 药物。目前抗艾滋病病毒药多采用叠氮胸苷（zidovudine，AZT，齐多呋定）、茚地那韦（indinavir）、司艾特散（复方 SH）等。可有一定效果。

2. 支持疗法和对症治疗 如补液、吸氧、补充耗损的各种营养成分，精心护理。

3. 并发症的治疗 并发感染者进行针对各种病原的抗感染治疗；并发肿瘤者，根据分期不同需根治手术、放疗、化疗。

（八）预后

1. 无症状长期稳定 见于及时进行抗病毒治疗，服药依从性好，且未出现病毒耐药及严重药物不良反应者。也见于感染后长期不进展者。

2. 致残 部分患者因未能治愈并发症，而导致失明或其他器官功能障碍。

3. 死亡 见于晚期患者，未及时抗病毒治疗，常死于并发症或药物的副反应。

第十五节 口 蹄 疫

口蹄疫（foot and mouth disease，FMD）俗称“口疮”“鹅口疮”“蹄黄”等，是由口蹄疫病毒引起的急性发热性、高度接触性传染病。主要感染偶蹄动物，偶见人和其他动物感染。临床主要特征是口腔黏膜、蹄部及乳房等部位皮肤发生水疱和溃烂。

1514 年，意大利学者比较详细地记载了口蹄疫。1898 年德国学者 Loffler 和 Frosch 证明病原体为滤过性病毒。口蹄疫在世界上分布广泛，仅 1976 年就有 73 个国家和地区暴发了口蹄疫。2001 年 2 月由英国引发的口蹄疫，在 6 周的时间里，宰杀了 630 万头动物，50 万头牲畜被焚烧，有 63 克致命的二噁英释放到空气中，20 多亿人口受到威胁，直接损失达 130 多亿美元。

我国清朝光绪年间曾有口蹄疫流行，1893 年在云南、1902 年在甘肃、1914 年在新疆均有发病记录。新中国成立以来到 2000 年，共有五次大流行。1997 年，我国台湾发生口蹄疫，致使 50%的饲养猪（约 600 万头）被宰杀，当年的直接经济损失达 32 亿美元，间接损失达 100 亿美元，给畜牧业造成毁灭性的打击。1999～2003 年间，我国发病动物总数达 890 616 头（只），遍及 31 个省市区。2005 年 5 月至 2014 年年底，我国共计向世界动物卫生组织（OIE）报告 115 次疫情。其中，Asia1 型疫情 46 次，A 型疫情 31 次，O 型疫情 38 次。

目前，口蹄疫广泛分布于亚洲、非洲、南美洲，亚洲时有暴发流行。患病的主要对象是偶蹄类动物，人群中只有少量病例报道。我国自 20 世纪 80 年代初，浙江、广州、北京、福建、长春、承德报道过少数病例，由于口蹄疫传播迅速，能形成全球大规模流行，严重危害畜牧业的发展，被 OIE 列为 A 类传染病的首位。我国将其列为一类动物疫病。

（一）病原学

口蹄疫病毒（foot and mouth disease virus，FMDV）属于小 RNA 病毒科（*Picornaviridae*）、口蹄疫病毒属（*Aphthovirus*）。病毒呈球形，直径 20～25nm，无包膜。单股正链 RNA 病毒，核衣壳决定其抗原性。口蹄疫病毒具有多型性、易变性的特点。根据其血清学特性，现已知有 7 个血清型和 65 个亚型。血清型即 O、A、C、SAT1、SAT2、SAT3（即南非 1、2、3 型）以及 Asia1（亚洲 1 型）。各型之间无交叉反应。我国口蹄疫的血清型主要是以 O、A 和 Asia1 为主。人类感染以 O 型多见。口蹄疫病毒有 VP1，VP2、VP3、VP4 四种结构蛋白，其中 VP1 和 VP3 是主要的免疫性抗原。

口蹄疫病毒的毒力和抗原性均易变异，经过不断的抗原漂移过程，口蹄疫病毒常有新的亚型出现。分析口蹄疫病毒结构蛋白的差异，可以发现 VP1 的变异性最高，特别是其编码病毒抗原的核苷酸序列是一个高度可变区。VP4 几乎不发生变异。四种衣壳蛋白的变异顺序为：VP1＞VP3＞VP2＞VP4。

当前我国口蹄疫防疫形势严峻，特别是 2003 年 4 月份以后，O 型口蹄疫出现了我国罕见的基因型毒株，泛亚毒株（中东-南亚型）又卷土重来。青海和新疆分别发现了 A 型和 Asia1 型口蹄疫。新疆 O 型和 Asia1 型口蹄疫同时流行，在病畜中还发现 O 型和 Asia 1 型混合感染，这无疑增加了疫情的复杂性和控制难度。

口蹄疫病毒可在牛舌上皮、牛甲状腺、猪和羊胎肾、豚鼠胎儿、乳仓鼠肾等细胞内增殖，并引起细胞病变。其中以犊牛甲状腺细胞最为敏感，并能产生很高的病毒滴度，因此常用于病毒分离鉴定。

口蹄疫病毒对外界环境的抵抗力较强，常见的生理盐水、70%乙醇、乙醚、氯仿和去污剂等不能灭活口蹄疫病毒。在干燥的垃圾内可存活 14d，潮湿的垃圾内 8d；在含毒组织和污染的饲料、饲草、皮毛等可保持传染性达数天、数周，甚至数月之久。但对酸、碱和热十分敏感，最适 pH 为 7.4～7.6，于酸性环境中迅速灭活。水疱液中的病毒在 60℃经 5～15min 可灭活，鲜牛奶中的病毒在 70℃ 15min 灭活，酸奶中的病毒迅速死亡。2%氢氧化钠、福尔马林（5%的甲醛）、0.5%的过氧乙酸等都是良好的消毒剂。

（二）流行病学

1. 传染源 偶蹄类动物是主要传染源。在患病动物的水疱皮、水疱液、呼出的气体、唾液、乳汁、尿、粪便、鼻、眼、性器官等分泌物和排泄物中，均可排出病毒，其中水疱皮和水疱液中含有的病毒数量最多。不同种类的动物在流行病学中的作用是不同的，绵羊是“贮存器”，携带病毒常无症状；猪是“放大器”，将致病力弱的毒株变成强的毒株；牛是“指示器”，对口蹄疫最敏感。

此外，在潜伏期和康复期也可以排毒，牛的咽喉带毒可达 4～6 个月，绵羊和山羊 1～5 个月，猪在发病期和康复后 1 个月左右仍可带毒。牛、羊及野生偶蹄动物也可隐性带毒。研究表明，口蹄疫病毒在有抗体存在时，可引起病毒演化，发生病毒持续性感染。持续感染带毒者在一定条件下可成为传染源，如各种应激因素使带毒者免疫力降低，或由于病毒变异增强了毒力，引起发病。康复动物带毒、隐性感染和病毒的持续性感染是消灭口蹄疫的一大障碍。

2. 传播途径 可通过直接接触和间接接触传播，其中间接接触传播更为重要，经消化道、呼吸道和损伤的皮肤、黏膜都可感染。近年来证明呼吸道感染更易发生，感染剂量可较口服时小 10 000 倍。且动物在感染后不久，病毒就能随鼻分泌物和呼出的气体传播。感染动物，特别是猪和牛喷出传染性气溶胶，在阴湿的低温天气，可随风飘散至 60km 以外的地区，常有远距离跳跃式传播。被传染源污染的用具、饲料、垫草、运输工具、动物产品、空气都可以充当传播媒介，犬、猫、家禽、鼠类、鸟类也是活的传播媒介。人类接触或摄入被污染的畜产品后，口蹄疫病毒会通过受伤的皮肤和口腔黏膜侵入人体。人与人之间传播较少发生，偶有报道实验室工作人员因工作而患上口蹄疫。

3. 易感性 口蹄疫主要以偶蹄兽多发。其中家畜以奶牛、黄牛、猪最易感染，牦牛、水牛、绵羊、山羊次之，骆驼的易感性较低。野生动物中黄羊、鹿、麝、野猪、长颈鹿、扁角鹿、野牛、瘤牛也可感染发病。幼龄动物较成年动物更易感染，病死率也高。实验动物主要以低于 10 日龄的小鼠、豚鼠易感。虽然牛、羊、猪均易感染口蹄疫，但口蹄疫病毒似乎已经发生了自然适应：某些病毒感染猪，不能感染牛；反之，牛的某些病毒株也不使猪发病，但通过在猪群中增强毒力后，又可感染牛群而引起严重病症。

人也可以被感染和发病，儿童感染病例多于成人，人患此病后可获得持久性的免疫力。

4. 流行特征 一年四季均可发病，但以冬春多发，夏季减缓或平息。在大群舍饲养的猪，无明显的季节性。家畜的口蹄疫多呈流行性或大流行，并有一定的周期性，每隔 1～2 年或 3～5 年流行一次。往往沿交通线扩散式传播，也可呈跳跃式远距离传播。同一群舍饲养管理、卫生条件、营养状况、畜群的免疫状态对流行都有一定的影响。

我国是口蹄疫流行的重灾区，连年不断，每十年暴发一次大流行。目前，我国口蹄疫流行的形势主要有以下两点：

O 型毒将持续存在，A 型散发流行，Asia1 型趋于消亡。

境外毒株传入风险增加，对我国构成重大威胁。近年来我国的疫情均来源于东南亚国家，而且频度极高，从2009～2013年，几乎一年传入一个新毒株，其境外口蹄疫传入的通路有三个：①西南区通路，广西、云南为高风险地区，目前主要传入O型、A型。②西北区通路，新疆为高风险地区，主要受中亚、西亚和中东等地区流行毒株影响，对我国的威胁最大。③南亚通路，印度号称口蹄疫病毒库，目前主要流行O型Ind-2001，A型和Asia1型也持续流行，威胁长期存在。

（三）病理变化

典型病变为皮肤或黏膜出现泡状斑疹。除口腔和蹄部的水疱和烂斑外，在咽喉、气管、支气管和前胃黏膜有时可见到圆形烂斑和溃疡，胃和肠黏膜可见出血性炎症，心包膜有弥散性及点状出血，心肌松软，心肌切面有灰白色或灰黄色条纹和斑点，似老虎皮上的斑纹，故称虎斑心。

（四）临床表现

【人类】

人体发病过程和易感动物十分相似。感染初期常有轻微头痛、不适，发热。在指端皮褶和指端掌面有蜇刺感和烧灼感，继而发生水疱。有时在口腔黏膜也发生水疱。初发时水疱液澄清而呈微黄色，不久就趋浓稠。这类水疱可小至针尖状，大至直径2cm不等。在2～3日内干燥，覆盖的皮肤随即脱落，暴露出新鲜而未角化的红色真皮层。指甲可因发炎而疼痛，有些病例可因水疱侵及邻近部位而使指甲脱落。原发性水疱消退后5日内，还会出现继发性水疱。口腔发生水疱时，影响饮食和说话，加以多量流涎和腐臭气息，病人痛苦不堪。多数患者如能及时对症治疗，常于两周内康复无后遗症。婴幼儿、体弱儿童和老年患者，可有严重呕吐、腹泻或继发感染，如不及时治疗可导致严重后果。

患者对人无传染性，但可传染家畜动物，再度引起畜间口蹄疫流行。

【动物】

牛：潜伏期平均2～4d。体温可达40℃以上，精神沉郁，食欲减退，流涎，开口时有吸吮声，1～2d后，在唇内面、齿龈、舌面和颊部黏膜发生水疱，常融合成片。病牛大量流涎，呈白色泡沫状。水疱约经一昼夜破裂形成浅表的红色糜烂，水疱破裂后，体温降至正常，糜烂逐渐愈合，全身症状逐渐好转。在口腔发生水疱的同时或稍后，足趾间的皮肤发生水疱，并很快破溃，出现糜烂，或干燥结成硬痂，逐渐愈合。如果病牛衰弱，或饲养管理不当，可发生继发性感染引起化脓、坏死，表现为跛行，严重的甚至蹄甲脱落。成年牛一般良性经过，但怀孕母牛经常出现流产，幼龄牛常为恶性口蹄疫，侵犯心肌，死亡率高达50%～70%。

猪：潜伏期1～2d，主要以蹄部水疱为特征，症状与牛相似，仔猪病死率达60%～80%。

绵羊、山羊、骆驼、鹿等其他动物与牛症状相似，一般感染率低，症状较轻。

（五）诊断

根据主要侵害偶蹄动物、发病急、传播迅速，呈流行性或大流行性，一般为良性转归以及口和蹄部出现特征性的水疱和烂斑，可做出初步诊断。确诊需进行实验室检查。

1. 病毒分离 取病畜水疱皮或水疱液，进行病毒培养分离。

2. 免疫学检测 采用EIISA、CFT等免疫学方法，进行免疫学诊断。

3. 分子生物学检测 RT-PCR是最常用的特异性核酸诊断方法。其他如核酸杂交、核酸序列分析、核苷酸指纹分析等，对口蹄疫有诊断和科研价值。

4. 鉴别诊断

（1）人口蹄疫需和水痘、带状疱疹、单纯疱疹、疱疹性咽峡炎等相鉴别。水痘皮疹先见于躯干、头部，最后达四肢，呈向心性分布，且皮疹开始时为斑疹，数小时后变为丘疹，继为水疱，最后结痂脱落；带状疱疹皮疹沿一定的神经干路分布，不对称，不超过躯干中线，局部有灼痛；单纯疱疹多见于表皮和黏膜交界区，如口角、唇缘，鼻孔等附近，水疱成簇，容易复发；疱疹性咽峡炎主要由柯萨奇病毒所引起，其中口腔疱疹不超过 10～12 个，常限于咽舌壁、悬雍垂、扁桃体及舌部。确诊需借助病毒分离和特异性血清学检查。

（2）牛的口蹄疫应注意与牛瘟、牛黏膜病、牛恶性卡他热和传染性水疱性口炎鉴别。牛瘟主要在口腔、真胃和小肠黏膜呈坏死性病变，无水疱的形成过程，有剧烈的腹泻，死亡率极高，但蹄部没有病变；牛黏膜病也不见水疱，糜烂小而浅表，一般呈地方性流行。牛恶性卡他热除口腔黏膜糜烂外，在鼻腔黏膜也有坏死病变，角膜浑浊，死亡率极高，呈散发。水疱性口炎，发病率低，流行范围小，很少死亡。

（六）防制

1. 加强管理和检疫 口蹄疫是人兽共患病，当有疑似口蹄疫发生时，应及时上报，同时严格实施局部封锁、隔离、消毒和治疗等综合措施。禁止从疫区或解除封锁不久的地区购入动物、动物产品或饲料等。对疫点、疫区内患病动物及同群动物进行捕杀，尸体进行焚烧或化学处理，对污染的环境和用具进行彻底消毒，以消灭传染源。

2. 及时采取预防接种 对疫区内的假定健康动物及受威胁区的易感动物，进行同型疫苗的紧急免疫接种。凡与病畜有密切接触的工作人员应特别警惕。

（七）治疗

人感染口蹄疫，尚无有效的治疗办法，可采取对症治疗。家畜发生口蹄疫后，一般直接捕杀。若为珍贵动物，可在加强消毒、隔离等管理措施条件下，对症治疗。

第十六节 戊型肝炎

戊型肝炎（hepatitis E）简称戊肝，是由戊型肝炎病毒引起的、以肝脏损害为主的急性传染病。人、猪之间相互传播。戊型肝炎呈全世界分布，但以东亚和南亚地区流行率最高，或散发，或引起暴发流行，感染戊型肝炎的孕妇病死率高，为本型肝炎的特点。

1955 年印度新德里洪水泛滥，由水源污染发生了第一次戊型肝炎大暴发，发病人数 9.7 万，孕妇病死率达到 10.2%，怀疑是某种未知的肝炎病毒所致。1981 年在电子显微镜下观察到戊肝病毒颗粒。直到 1989 年，成功克隆了戊肝病毒基因组。将引起新德里肝炎大暴发的病原体，正式命名为戊型肝炎病毒。

我国是戊型肝炎的高流行区，曾多次发生本病的暴发或流行。1986～1988 年，新疆发生急性暴发，12 万人发病，707 人死亡，其中死亡者中孕妇为 414 名。近年来我国的戊型肝炎发病率呈上升的趋势，已成为日益严重的公共卫生问题。

（一）病原学

戊型肝炎病毒（hepatitis E virus，HEV），简称戊肝病毒，为杯状病毒科（*Calicivirus*）、嗜肝 RNA 病毒属（*Heparnavirus*）。呈圆球状颗粒，无包膜，直径为 27～34nm，基因型为单股正链 RNA 病毒，核衣壳呈二十面体立体对称。病毒颗粒在胞质中进行装配，以晶格状排列，组成包涵体形态。应用改进的免疫电镜技术观察可以发现，病毒颗粒具有两种不同的形态：实心颗粒及空心颗粒。实心颗粒内部致密，是完整的病毒颗粒；空心颗粒内部透亮，是装配不完整的缺陷病毒颗粒。

戊型肝炎病毒分 5 个基因型（Ⅰ～Ⅴ）。Ⅰ和Ⅱ型戊肝病毒是人源性病原体，不感染哺乳类动物，引起人际间戊型肝炎病毒传播。而基因Ⅲ和Ⅳ型戊肝病毒是一种人兽共患病原体，其自然宿主包括猪等多种野生哺乳动物，引起急性散发性戊型肝炎病毒。Ⅴ型仅发现于禽类。Ⅰ～Ⅳ型戊肝病毒属于同一种血清型，相互间能够很好地交叉保护，有利于疫苗的研制。

戊型肝炎病毒在碱性环境中稳定，有镁、锰离子存在情况下可保持其完整性，长期保存需放在液氮内。对高热敏感，煮沸可将其灭活。

（二）流行病学

1. 传染源 戊型肝炎的传染源主要是戊型肝炎患者和亚临床感染者。利用免疫电镜观察患者粪便标本，显示在发病前2周时，患者粪便中病毒颗粒含量最高，传染力最强，此时正处于戊型肝炎的潜伏期末至急性期早期。人兽共患型戊型肝炎除了感染人体外，还可感染其他多种动物宿主。由于猪与人类生活最为密切，接触最为频繁，猪成为Ⅲ和Ⅳ型戊肝病毒最重要的自然宿主。猪的感染率可高达90%以上。

2. 传播途径 有消化道传播、母婴垂直传播、血液传播和密切接触传播等途径。

（1）消化道传播是最经典的途径。粪便中的戊肝病毒通过污染饮用水、餐具、蔬菜水果等，直接或间接经消化道传播；食用感染戊肝病毒的猪、牛、羊等肉制品或海产品。其中食用未煮熟的猪肉、猪肝及海产品，是感染戊型肝炎的重要危险因素。调查显示，在渤海湾13处河口滩收集的贝类样品中，戊肝病毒检出率为17.5%，其中毛蚶检出率最高（28.2%），其次为花蛤（14.3%）、泥蚶（11.5%）。

（2）母婴传播。孕妇感染戊型肝炎后，可引起流产和宫内死胎；还可将病毒传染给新生儿，导致新生儿感染戊型肝炎。妊娠晚期合并戊型肝炎病死率为10%～40%。

（3）血液及器官移植手术也是感染的途径之一。

（4）有报道，接触猫粪以及清理猫粪的沙土，是造成孕妇感染戊型肝炎的重要原因。

3. 易感性 各年龄段的人群普遍易感。从事某些特殊行业的工作者，由于与戊肝病毒接触机会较多，感染风险更高。如畜牧业及养殖业工作者、食品从业人员（包括家畜屠宰及肉类加工人员、餐饮业人员，尤其是冷荤类食品厨师等）、疫区工作者、野外考察者、商务旅客、军人以及大学生等，其戊肝病毒抗体水平显著高于其他行业工作者。人体感染戊肝病毒后可产生保护性抗体，二次感染的风险降低。

（三）病理

肝汇管区有中性多核细胞浸润，kupffer 细胞增生，小叶内可见点状坏死，肝细胞气球样变、嗜酸性变及嗜酸小体，炎症反应轻，肝细胞内淤胆及毛细胆管胆栓形成则较多见，大多数戊型肝炎患者的肝组织病理改变呈中度损坏，偶见大块坏死。

（四）临床表现

【人类】

戊肝与甲肝类似，大多数病例为自限性。戊型肝炎潜伏期平均为6周左右。临床上表现为乏力、食欲缺乏、恶心、呕吐、上腹不适、肝区疼痛、腹胀、腹泻等症状。部分患者可有肝脏肿大并有压痛、触痛和叩击痛，尿色逐渐加深，巩膜黄染等。与甲肝相比，戊型肝炎的发病率不高，但病死率高，为0%～10%。临床上一般将戊肝分为急性戊肝、淤胆型戊肝及重型戊肝。

1. 急性戊肝 最多见，占戊肝发病总数的86.5%～90.0%，又分为急性黄疸型和急性无黄疸型。前者黄疸期长，肝炎症状重，后者无黄疸，肝炎症状轻。

2. 淤胆型戊肝 黄疸期更长，有明显梗阻性黄疸和肝脏肿大等。影像学检查，一般无肝内外胆管扩张，且预后普遍良好。

3. 重型戊肝 约占戊肝的5%，病情严重，同时伴有多种并发症。感染前有其他肝病的患者容易迅速出现肝衰竭、肝腹水甚至肝性脑病等体征。此型女性的罹患率比男性高，其中孕妇感染最多见，可占所有重型戊型肝炎的60%～70%，并且感染后病情严重，妊娠后3个月病死率高达 15%～

25%。老年人、重叠感染肝炎病毒的患者也较多见，尤其是乙型肝炎患者再感染戊肝病毒时，易发生重型肝炎。

有的戊型肝炎患者呈慢性化表现。因器官移植、癌症化疗、HIV 感染等原因造成免疫力低下，是戊肝病毒持续感染并出现慢性化的原因。

【动物】

猪　猪感染戊型肝炎多为隐性或亚临床感染。

（五）诊断

主要是根据患者临床表现和实验室检查结果，同时参照流行病学史加以综合分析，做出诊断。

1. 流行病学史　近期是否有接触戊型肝炎患者；是否食用烹煮不当的猪肉、疑似不洁饮食史；饮用或频繁接触未经适当处理的沟河水；是否密切接触生猪或其他牲畜；近期是否输血或频繁透析治疗。

2. 临床症状　同前述。

3. 实验室检查

（1）肝功能指标。短期内突然出现 ALT 和 AST 升高。ALT 的升高较慢性肝炎更为明显。

（2）病原学指标。急性感染的诊断指标包括：抗戊肝病毒 IgM 阳性；抗戊肝病毒 IgG 阳转或含量升高 4 倍以上；血清和（或）粪便戊肝病毒 RNA 阳性。这三项指标的任何一项阳性，都可作为戊型肝炎肝炎急性感染的临床诊断依据，如同时有 2 项指标阳性则可确诊。

（六）防制

（1）加强传染源的管理，及时发现病人、病猪，适时隔离，防止其排泄物污染外周环境，造成食物、水源的污染。

（2）采取以切断传播途径为主的综合性措施，保护水源，加强粪便管理；注意饮食卫生，不喝生水，肉类及海产品等应煮熟烧透再食用；饭前便后要洗手，食具、茶具及其他生活用具经常消毒；不与他人共用卫生用品等。疫区旅行者应注意饮水卫生，加氯消毒和煮沸饮用水均可使 HEV 灭活。

（3）接种戊型肝炎疫苗是经济有效的预防方式。

（七）治疗原则

适当休息；合理营养为主，选择性使用药物为辅；应忌酒，防止过劳，避免应用损肝药物。

（李春江）

第十七节　流行性感冒

流行性感冒（infuenza）简称流感，是由流行性感冒病毒引起的一种急性呼吸道传染病，传播迅速，呈流行性或大流行性。比普通感冒严重，有明显的发热及全身症状。猪、牛、马等动物都可能传播流行性感冒。

在 1918～1919 年发生的西班牙型流行性感冒，是人类传染病史上灾难最为深重的一次疫情，先是一处位于美国堪萨斯州的军营发生流感，接着在中国、西班牙、英国流行，直至后来在全球大暴发，造成约 10 亿人感染，近 4000 万人死亡（当时世界人口约 17 亿人）。其全球平均致死率约为 2.5%～5%，远超普通流感 0.1%的致死率。因为当时西班牙有 800 万人感染了流感，甚至连西班牙国王也感染了此病，所以被称为西班牙型流行性感冒。直到 1933 年，英国科学家才分离出第一个人类流感病毒，并命名为 H1N1，可能来源于感染突变 H1N1 病毒的猪或禽类；1957 年“亚洲流感”H2N2，起源于亚洲的一个动物同时感染了人 H1N1 病毒与禽 H2N2 病毒株，造成大流行。此后至今，在人和动物相继发生多起流行事件，病毒株也在不断变异。在人和哺乳动物，流行性感冒以发热、衰弱无力、伴有急性呼吸道症状为特征；在禽类则可有急性败血症、呼吸道感染以及隐性经过等多种临床表现。

（一）病原学

流行性感冒病毒（influenza virus），简称流感病毒，属于正黏病毒科（*Orthomyxoviridae*），为多节段单股负链 RNA 病毒。典型的病毒粒子呈球形，有包膜，包膜上有两种呈辐射状致密镶嵌的纤突，一种是血凝素（H 或 HA），是棒状的糖蛋白多聚体；另一种是神经氨酸酶（N 或 NA），呈蘑菇状。

流感病毒有内部抗原和表面抗原。内部抗原为核蛋白（NP）和基质蛋白（M_1、M_2），很稳定，具有种特异性，用血清学试验可以区分。根据 NP 和 M 的差异，将流感病毒分成 A、B、C 三型：A 型流感病毒（influenza virus A）、B 型流感病毒（influenza virus B）和 C 型流感病毒（influenza virus C）。表面抗原为 HA 和 NA。A 型流感病毒的 HA 和 NA 容易变异，根据 HA 和 NA 抗原性的不同，又将 A 型流感病毒进一步分型，HA 抗原共有 16 个亚型（H1-H16），NA 抗原共有 9 个亚型（N1-N9），它们相互组合，使 A 型流感病毒有许多亚型（如 H1N1、H2N2、H3N3、H5N1、H7N9 等），各亚型之间无交互免疫力，H1、H2、H3、H5、H7、H9 禽流感都能传染人。B 型流感病毒的 HA 和 NA 则不易变异，无亚类之分。HA 在 4℃条件下能凝集马、驴、猪、羊、牛、鸡、鸽、豚鼠和人的红细胞，但在 37℃时，由于 NA 对受体的破坏作用，使病毒迅速从红细胞上释放。据此可应用血凝试验和血凝抑制试验进行诊断。C 型流感病毒的形态大小与 A、B 型相似，含有由 7 个节段组成的单股 RNA。包膜内只含有一种糖蛋白，具有血凝、与 *N*-乙酰基神经氨酸结合、破坏受体以及诱导膜融合等功能。

病毒可以在鸡胚肾、牛胚肾、猴胚肾和人胚肾细胞内增殖，但各毒株产生细胞病变的能力有一定差异。流感病毒对外界环境的抵抗力不强，56℃ 30min 或 60℃ 20min 可使病毒灭活。一般消毒剂对病毒均有作用，对碘蒸气和碘溶液特别敏感。

（二）流行病学

1. 传染源 A 型流感病毒可自然感染猪、马、禽类和人类，其他动物如貂、海豹、鲸等也可感染。病人、病畜、病禽和带毒者、带毒的动物是主要的传染源，以人、猪、禽最常见。病愈后的猪可带毒 6～8 周。现已证明，A 型流感病毒可种间传播，猪源 H1N1 病毒能传播到禽群中，并能引起火鸡发病。

2. 传播途径 病毒存在于人和动物的鼻液、口涎、痰液以及肺和肺淋巴结内，随咳嗽、喷嚏、呼出气体散布在空气中，通过飞沫经呼吸道感染，这是主要的传播途径。此外还可通过接触病禽的各种排泄物、分泌物和尸体，以及污染的饮水和饲料，经皮肤黏膜伤口或消化道传播。流感病毒尚无可以垂直传播的证据。

3. 易感性 人类对禽流感病毒普遍易感，老年人和儿童的易感性更高，尤以 12 岁以下的儿童多发，可能因儿童接触鸡、鸟类及其排泄物机会多的缘故。

4. 流行特点 世界性分布，发病突然，传播迅速，常呈地方性流行或大流行。多发在秋末、春初气候骤变的季节，通常于冬季暴发，1、2 月为高峰期。饲养管理、环境卫生条件差、营养不良、体内外寄生虫病都可促进流行性感冒的发生和流行。近年来不断有禽流感病毒直接感染人类的报道，目前已经引起全球 60 多人死亡，病死率在 80%以上。

2009 年甲型 H1N1 流感在世界暴发流行。2009 年 5 月～2010 年 2 月，我国在 31 个省（市、区）累计确诊病例 12.7 万例，其中死亡 793 例。2013 年 3 月，中国上海、安徽首次发现 H7N9 禽流感病例。2013 年 4 月～2014 年 3 月，我国 H7N9 禽流感确诊病例总计 384 例，其中死亡 100 例。

2016 年 10 月，波兰西滨海省发生 1 起 H5N8 亚型高致病性禽流感，有 5 只鸭科动物发病和 1 只鸥科动物死亡。据 1997 年我国香港统计，18 例确诊禽流感患者死亡 6 例，死亡率为 32.3%。越南 10 例确诊患者中，有 8 例死亡。

基于流感病毒传播快、感染性强等特点，流感病毒可能被恐怖分子选择用于制造生物武器。禽流感已被列入《国际禁止生物武器公约》的动物传染病名单中。

（三）发病机制

流感病毒首先侵犯鼻黏膜纤毛上皮细胞，进一步侵犯气管、支气管，若曾感染过类似病毒，体内抗体和糖蛋白抑制物，与病毒结合将其清除；若是首次感染新的病毒亚型，病毒会大量复制，穿破呼吸道黏膜感染其他细胞，细胞遭到破坏后，有液体渗出，病毒借此扩散，累及气管、支气管、细支气管和肺泡上皮。肺部发生广泛炎症反应，导致病毒性肺炎、呼吸窘迫综合征、呼吸道免疫力下降并继发细菌感染。呼吸道黏膜损伤后，部分病毒及产物进入血流，引起全身中毒症状，病毒随血流进入脑脊液，导致中枢神经系统症状。病情严重时，病人可死于病毒性肺炎、呼吸衰竭、多器官功能衰竭等。在对禽类感染的研究中发现，HA 裂解位点处的碱基氨基酸的数目，是决定流感病毒高致病性的分子基础之一。H5N1 和 H7N7 均在裂解位点处，有多个碱基氨基酸；决定流感病毒高致病性的另一个分子基础是 PB2 基因，H5N1 禽流感病毒在小鼠体内，不需适应就可以表现出对小鼠的致病性。其 PB2 基因 627 位氨基酸的组成，是决定该病毒在小鼠体内复制能力的关键因素。

（四）临床表现

【人类】

有禽流感、甲型 H1N1 流感。

禽流感病原体为 H1N1、H5N1、H7N9、H7N7、H9N2 等；猪流感的病原体为甲型 H1N1 病毒，研究表明，甲型 H1N1 流感病毒是 A 型流感病毒，包含有禽流感、猪流感和人流感三种流感病毒的核糖核酸基因片段，同时拥有亚洲猪流感和非洲猪流感病毒特征。

禽流感和甲型 H1N1 流感的临床表现无明显差别。并发症多、病死率高。禽流感疫苗接种无效，而甲型 H1N1 流感疫苗有一定效果。初期与普通感冒一样，潜伏期一般为 1～3d，通常在 7d 以内。除了高热、咳嗽、流涕、肌痛外，多数伴有严重的肺炎，重者可因心、肾等多种脏器衰竭导致死亡。流感区别于其他呼吸道感染最显著的症状就是高热，可达 41℃，持续 2～3d，有时可持续 1 个月。婴幼儿有时呈双峰热，热度退下后，全身症状也随之急速消失，但咳嗽、鼻水等呼吸道病症反而增强，持续 1～2 周后，一般可痊愈。婴幼儿可有腹泻、恶心、呕吐、腹痛等消化道症状。症状的轻重和流行株的种类、病人年龄、机体免疫状态有关。在婴幼儿、高龄者、支气管哮喘及其他肺部疾病，或心脏病等高危人群，容易诱发并发症，如中耳炎、肺炎、脑炎等。

【动物】

有禽流感、猪流感、马流感等。

（1）禽流感：症状多样，禽类突然发病并迅速蔓延，鸡未表现症状即死亡，发病率可达 100%。多在 5 天内死亡，病死率为 30%～80%。死前皮肤发绀，极度消瘦，腹泻，身体蜷缩，出现共济失调、惊厥等神经系统症状。

（2）猪流感：病原体多为 H1N1、类禽 H1N1、类人 H3N2 亚型，其中 H1N1、H3N2 能引起猪群大流行，且与人流感关系密切。其特征为突发高热、厌食、精神沉郁、呼吸急迫，流鼻液，结膜潮红。发病率高，可达 100%；康复也迅速，死亡率低，一般小于 1%，

（3）马流感：病原体为 H7N1、H3N8 亚型。自然情况下，只有马属动物易感，没有年龄、品种、性别的差异。主要是通过呼吸道、消化道传播，交配也可感染。马流感传播迅速，在易感畜群中短期内引起广泛的流行，发病率极高。其特征为突发高热、咳嗽、鼻炎、鼻孔有脓性分泌物流出，

肩部肌肉震颤等。病马多呈良性转归，病死率不超过 5%。

（五）诊断

人感染禽流感的诊断主要参考流行病学与临床症状，确诊有赖于病毒分离。病毒抗原和抗体的检测有助于辅助诊断。

1. 流行病史 包括是否到过疫区，或与家禽有密切接触，或与禽流感患者有密切接触史。

2. 临床表现 1 周内出现流感样临床表现，并出现持续高热 39℃者，应警惕禽流感。

3. 病原检查 在患者的咽拭子、鼻咽或支气管吸出物、痰液或肺组织等呼吸道标本中，分离病毒。

4. 免疫学检测 采集患者的鼻咽或支气管吸出物，用 ELISA、IHA、IFA 等免疫学方法，检测 H5N1、H7N9 等相应的特异性抗体。

5. 检测核酸 采用 RT-PCR 技术，检测呼吸道标本中的病毒核酸。

6. 鉴别诊断 需与其他呼吸道疾病鉴别，如支原体肺炎、其他病毒性肺炎、细菌性肺炎、军团菌肺炎和非典型性肺炎等。

（六）防制

预防和控制禽流感、甲型 H1N1 流感的主要环节如下：

1. 消除传染源 做到四早，即早发现病人；早向卫生防疫部门报告流感病人：早隔离病人，要至少隔离至热退后 2d；早治疗病人，对病人进行综合性治疗。

2. 切断传播途径 流感病人、接触者必须戴口罩；病房、居室加强通风换气；远离易感场所，少去或不去人群密集的场所与养鸡场，去时戴口罩；病房的空气、病人的分泌物与排泄物、被病毒污染的物体表面等都要及时有效的消毒。

3. 减少易感人群或高危人群 加强健康教育，对儿童、免疫力低下者、慢性病患者以及 60 岁以上老人等易感人群，要特别注意御寒，加强户外锻炼，增强抵抗力，接种流感疫苗。在医院或疫点、疫区进行流感防治工作的各级医务人员、疾病预防控制机构及其他有关人员，应进行免疫接种和定期体检。

4. 疫苗接种 这是目前预防流感的唯一有效措施。我国用禽流感疫苗Ⅱ期试验，证明疫苗安全有效。但目前市民还不能接种，需要Ⅲ期临床观察才能投入使用。Ⅲ期需要在有疫情暴发时才能进行，鉴于这种疫苗的特殊性，在Ⅱ期试验成功完成的情况下，当应对流感大流行等紧急状况时，可在国家批准下进行生产和接种。

甲型 H1N1 流感疫苗已研制试验成功。2009 年 6 月，我国从 WHO 获得可直接用于疫苗生产用毒种，按照季节性流感疫苗的生产工艺经过研制，生产出临床试验用疫苗，中国成为全球第一个可以应用甲型 H1N1 流感疫苗的国家。

5. 封锁疫区 疫情暴发时，应及时对病禽进行隔离、诊断、上报疫情。对疫区进行封锁。以疫点为中心，将半径 3 km 内的区域化为疫区；将距疫区周边 5～10km 内的区域划为受威胁区。捕杀疫点、疫区内所有禽类，关闭禽类产品交易市场。对相关的所有污染物或场所，进行严格彻底消毒，消灭疫源。对受威胁区所有易感禽类，进行紧急强制免疫接种。疫区内所有禽类及产品按规定处理后，经过 21d 以上的监测，未出现新的疫源，按照有关规定严格审验后，方可解除封锁。

（七）治疗

对患者进行隔离治疗，采用对症和支持疗法，可适当应用抗生素防止继发感染，减少并发症，避免病情恶化及疾病扩散。

第十八节 严重急性呼吸综合征

严重急性呼吸综合征（severe acute respiratory syndrome，SARS）是由 SARS 冠状病毒引起的急性呼吸系统传染病。主要表现为肺炎，重症病例表现明显的呼吸困难，并可迅速发展为急性呼吸窘迫综合征。SARS 具有传染性强、群体发病、病死率较高等特点，通过近距离空气飞沫和密切接触传播，在家庭和医院有显著的病例聚集现象。在流行初期人们称 SARS 为传染性非典型肺炎（infectious atypical pneumonia）。

典型肺炎又称为细菌性肺炎，常指由肺炎双链球菌等常见细菌引起的肺炎。非典型肺炎曾泛指细菌以外的病原体所致的肺炎，现在只是一种暂未找到明确病原体前的过渡名称。自 2002 年 11 月，SARS 首发病例在广东佛山出现以来，疾病传播速度之快，涉及范围之广，使世界为之震惊。发病涉及 32 个国家和地区，以亚洲流行严重，如中国、新加坡等国家；欧洲和美洲也出现少量病例。2003 年 4 月 WHO 宣布，经 10 个国家 13 个实验室密切合作，发现了 SARS 的病原体，即一种在人类从未见过的新型冠状病毒。新型冠状病毒是冠状病毒的一个变种，WHO 将其命名为 SARS 病毒，将本起流行的传染性非典型肺炎，命名为严重急性呼吸综合征。

据 WHO 公布，截至 2003 年 8 月 7 日，全球共报道累计病例 8422 例，死亡 919 例，病死率近 10.91%。中国内地累计病例 5329 例，死亡 349 人；中国香港 1755 例，死亡 300 人；中国台湾 665 例，死亡 180 人；加拿大 251 例，死亡 41 人；新加坡 238 例，死亡 33 人；越南 63 例，死亡 5 人。我国内地发病地区主要集中在北京、广东、山西、内蒙古、河北等地区。其中仅广东、北京发病人数，占内地发病人数的 75.7%。

SARS 不仅严重影响了人类的健康和生活质量，还给社会经济造成了不可估量的损失。因受 SARS 的影响，全球在此期间经济损失总额达到 590 亿美元，其中我国内地经济损失总额 179 亿美元，我国香港经济损失为 120 亿美元。

SARS 被列为我国法定乙类传染病，但按照甲类传染病管理。

（一）病原学

SARS 冠状病毒（SARS coronavirus）为冠状病毒科（*Coronaviridae*）、冠状病毒属（*Coronavirus*）。可用 Vero-E6 细胞孵育分离。电镜下病毒呈圆形，直径约 100nm，周围有包膜，厚度约 20nm，呈棒状突起，基底较窄，环形排列。整个病毒颗粒呈日冕状。核酸为单链 RNA。经全基因组序列测定显示，SARS 冠状病毒是基因变异后的新型冠状病毒。

在人体常见的排泄物和血液中，SARS 病毒能长时间保持活力。在 24℃条件下，在痰和粪便中存活约 5d，尿液中存活约 10d，血液中可存活 15d；在室温条件下，滤纸、棉布、木块、土壤、金属、塑料、玻璃等表面可存活 3d。SARS 病毒对温度敏感，随着温度的升高，病毒存活力显著下降，56℃ 10min 或 37℃数小时，感染性即丧失；75℃加热 30min 能够灭活。对消毒剂较敏感，易被乙醚、氯仿、吐温、70%乙醇、甲醛和紫外线灭活。

（二）流行病学

1. 传染源 患者是本病的主要传染源。患者的传染性较强。少数病例传染性特强，存在超传播者，这样的病例排毒量大，排毒时间长，特别是咳嗽症状明显、行气管插管时喷出飞沫量多者，可能是最危险的传染源。

研究证明，果子狸是非常重要的 SARS 冠状病毒携带源。果蝠、貂等野生动物也可能是 SARS 冠状病毒的储存宿主。

2. 传播途径 以近距离飞沫传播为主，1m 以内喷嚏或咳嗽的飞沫是最危险的途径。密切接触患者呼吸道分泌物，经口鼻也会受到感染。此外，也不排除粪-口传播、病毒由气溶胶吸入传播的可能。

3. 易感性 人群普遍易感，青壮年占70%，儿童少见。与SARS病人有密切接触，并缺少防护措施的人群是高危人群，如医护人员、与SARS病人同居一室者。2003年从广州市3家野生动物市场，选取635名从业人员，进行血清学调查，结果发现SARS病毒抗体阳性率为16.69%，单营果子狸者抗体阳性率为58.54%，明显高于单营蛇类者的9.46%。说明动物市场从业人员也是SARS病毒感染的高危人群，野生动物则是其中的危险因素，尤其是果子狸。

4. 流行特征 SARS的发生没有地区性、人种或性别的差异，但有明显的季节性，多发生于气温较低的季节。

（三）发病机制

SARS的发病机制还不十分明确，研究者多倾向于两点：SARS病毒可直接损害肺组织细胞；SARS病毒感染诱导的免疫损伤，是SARS发病的主要原因。

尸检发现，肺是SARS最主要的靶器官。肺部的病理改变明显，最基本的病变表现为：①弥散性肺泡壁上皮细胞损伤、肺水肿及肺透明膜形成。②脱屑性肺炎，脱屑细胞以肺泡Ⅱ型上皮细胞为主，夹杂较多量的巨噬细胞。③肺泡和肺间质纤维化导致的肺实变。

（四）临床表现

【人类】

SARS的潜伏期2～10d。起病急骤，多以发热为首发症状，体温常高于38℃，可有寒战，咳嗽、少痰，偶有血丝痰，心悸、气促，甚或呼吸窘迫。患者多无上呼吸道卡他症状。肺部体征不明显，部分患者可闻及少许湿啰音，或有肺实变体征。死亡率在10%左右。患者可能引起并发症，最短在5d之内病情急剧恶化。

SARS病人白细胞正常或下降。X光胸片特点与临床状况分离，一般的肺炎先有很重的临床表现，后有X光胸片上的肺部阴影，但SARS的症状较轻时，X光胸片中已显示肺部有絮状阴影，并呈快速发展趋势。

【动物】

果子狸、果蝠、貂等野生动物感染后，不表现临床症状，处于隐形感染。

（五）诊断

遇到疑似病例，需结合一般实验室检查、胸部X线影像学检查，配合SARS病毒的分离培养、血清学检查、RNA检测，排除其他表现类似的疾病，可以作出SARS的诊断。

1. 流行病史 发病前2周曾到过或居住于SARS疫情地区；与SARS病人有密切接触史。

2. 临床表现 有发热和一项或多项呼吸系统症状，包括咳嗽、气短或呼吸困难。

3. 一般检查 外周血白细胞计数通常正常或下降，淋巴细胞则常见减少；血浆丙氨酸氨基转移酶（ALT）、乳酸脱氢酶（LDH）及其同工酶等均可不同程度升高。血气分析可发现血氧饱和度降低。

4. 免疫学检测 采用IFA、ELISA检测血清中SARS病毒特异性抗体。IgG型抗体在起病后第1周检出率低或检不出，第2周末、第3周末，检出率分别达到80%和95%，且效价持续升高，在病后第3个月仍保持很高的滴度。故IgG型不适合早期诊断，若能检测IgM对早期有诊断价值。

5. 分子生物学检测 以RT-PCR法，检测患者血液、呼吸道分泌物、粪便标本中SARS冠状病毒的RNA。

6. 细胞培养分离病毒 将检材接种到细胞中进行培养，分离到病毒后，还应以RT-PCR法来鉴定是否SARS病毒。

7. 影像学检查　早期多有胸部 X 线检查异常，多呈斑片状或网状改变，部分患者进展迅速，呈大片状阴影。胸部 CT 检查以玻璃样改变最多见。肺部阴影吸收、消散较慢；阴影改变与临床表现有时可不一致。

8. 鉴别诊断　临床上要注意排除上感、流感、细菌性或真菌性肺炎、艾滋病合并肺部感染、支原体肺炎、军团病、肺结核等。

（六）防制

及时发现与隔离疑似病例或感染者，及时治疗病人。

医务人员尤应注重自身防护，检查病人时应戴口罩，穿隔离衣，戴手套。抢救病人时戴防护眼镜。病房注意通风，每日用过氧乙酸喷雾。对于 SARS 病人接触过的物品或病人的分泌物，应及时进行消毒处理。常用的消毒方法有物理消毒（焚烧、加热、紫外线照射等）、化学消毒（药物喷洒等）。

对于聚集的人群，采取机械防护措施，如戴口罩、保持良好卫生习惯等。

（七）治疗

早发现、早隔离、早治疗。一般性治疗：休息，对症治疗。适当补充液体及维生素，避免用力和剧烈咳嗽。密切观察病情变化。定期复查胸片、心、肝、肾功能等。

第十九节　尼帕病毒病

尼帕病毒病（Nipah vrius disease，NVD）是一种严重危害人畜健康的急性高度致死性传染病。主要侵害中枢神经系统和呼吸系统，引起人畜严重脑炎和呼吸系统疾病。

1997 年在马来西亚首次发现尼帕病毒病，1998～1999 年，尼帕病毒病在马来西亚猪群、人群中再次暴发，265 名养猪工人感染发病，105 人死亡，116 万头猪被捕杀，随后尼帕病毒病又殃及到新加坡。2000 年 2 月，尼帕病毒病在马来西亚再度流行。

起初尼帕病毒病被认为是日本脑炎病毒所致，但流行病学又与日本脑炎有所差异，表现为养猪场的成年男性工人多发。1998 年 2 月，从尼帕病毒病患者血清和病死猪的脑、肺和肾组织中，分离到一种未知病毒，与 1994 年从病马分离的亨德拉病毒相比，病毒基因型有 21%的差异，氨基酸序列有 11%的差异，故命名为“类亨德拉病毒”。1999 年 3 月，经美国 CDC 鉴定，这种病毒为新的病毒，因从马来西亚尼帕镇患者体内首次分离所得，故将其命名为尼帕病毒，并归属于副黏病毒科。由于尼帕病毒病致病性强，死亡率高，被美国 CDC 列为最危险的生物安全 4 级病原微生物。

2001～2005 年，孟加拉国先后暴发过 5 次尼帕病毒病，死亡近 70 人。2008 年孟加拉再次发生尼帕病毒感染，造成至少 9 人死亡。据统计，尼帕病毒病在马来西亚、新加坡、孟加拉国、印度北部流行，约有 400 人患病，其中 200 人死亡。泰国和柬埔寨未发现人或猪感染尼帕病毒的报道，但是在该国境内的果蝠中均能检测到病毒核酸。我国也在蝙蝠体内检测到尼帕病毒的抗体，提示我国蝙蝠体内存在类似病毒。

尼帕病毒病是继疯牛病、猪口蹄疫、禽流感后，又一引起世界广泛关注和恐慌的人兽共患病。

（一）病原学

尼帕病毒（Nipah virus，NiV）为副黏病毒科（*Paramyxoviridae*）、副黏病毒亚科（*Paramyxivirinae*）的亨尼帕病毒属（*Henipavirus*）。尼帕病毒是不分节段的单链 RNA 病毒，绝大多数为负链，也有正链。尼帕病毒颗粒呈多形性，大小差异较大，直径 120～150nm，有包膜，由聚集的纤维状核衣壳组成。核衣壳结构呈副黏病毒典型的螺旋形，直径平均为 21nm，螺距为 5nm。尼帕病毒在电镜下的结构特征符合副黏病毒科，其抗原性只与亨德拉病毒有交叉反应，基因组序列与亨德拉病毒的同源性最高。尼帕病毒的基因组包括 6 个基因，每个基因的 3′端有引导序列，5′端有追踪序列，与亨德拉病毒的基因组非常接近，两种病毒的基因起始和终止信号、P 基因编辑信号和所有蛋白的推导序列均极为接近，因此命名为 *Henipavirus* 属。两种病毒的核酸序列同源性为 70%～88%，氨基酸水平同源性为 67%～92%。

尼帕病毒极易分离，可在任一种哺乳动物细胞上生长，并形成融合体细胞，但不能在昆虫细胞系生长。尼帕病毒在不同细胞系的生长速度和细胞病变模式不同。

尼帕病毒在体外很不稳定，对热和消毒剂抵抗力不强，加热 56℃ 30min 即被破坏，用肥皂等清洁剂和一般消毒剂很容易灭活。

（二）流行病学

尼帕病毒的自然宿主十分广泛，包括猪、人、马、山羊、猎犬、猫、狐狸、狼、果蝠（飞狐）及鼠类等。果蝠和猪是主要的传染源。

尼帕病毒病具有明显的人兽共患特征，易由动物传染给人类。猪感染后，病毒可在猪体内大量繁殖，病毒血症持续时间较长，并可通过呼吸道、尿液、粪便等途径向外界散播病原。病人主要是通过伤口，与猪排出的体液及分泌物接触而受感染。猎犬、猫、野猪或其他鼠类等虽然也可以被感染，但由于它们死亡很快，因此不会造成病毒传播。此外也可通过共用针头、人工授精等方式传播。

马来西亚检验人员发现，患者唾液和尿液中都带有尼帕病毒，虽然其家庭成员均未受到感染，但有 3 个医护人员被检测出尼帕病毒抗体阳性，说明人与人之间，也存在着较低的传播机会，具体传播方式目前还不清楚。

（三）发病机制

尼帕病毒具有嗜神经性和嗜细胞性，病毒进入体内后，直接侵入内皮细胞进行快速复制，导致血管内皮细胞发生融合、坏死、破裂，产生异常的巨大细胞。随后病毒被释放，侵入神经系统、呼吸系统。尼帕病毒还可影响干扰素抗病毒感染的功能。

病理变化主要为全身内皮系统受损，导致血管炎和多核白细胞浸润；脑部是感染最严重的器官，脑灰质、脑白质、基底核、小脑、脑干和脊髓等均可受到侵犯，脑组织可出现广泛充血和水肿。肺、心、肾等器官也可受到侵犯，可见不同程度的肺充血、肺气肿和肺瘀血，气管和支气管出现不同程度的渗出，充满泡沫液，有的可带有血液；肾脏皮质和髓质充血。

（四）临床表现

【人类】

潜伏期大约为 1～3 周。颈部和腹部痉挛是特征性症状，是与其他病毒性脑炎的鉴别要点。其他症状包括不同程度的头痛和发热，少数病例会出现呼吸道症状，部分病人在 24～48h 内出现嗜睡、意识混乱、痉挛、颤抖，几天后发展到昏迷不醒，并有 1/3 的病人会在昏睡中死亡，即使度过昏迷期，但易出现永久性脑损伤。也有部分患者无临床症状，但免疫学检测呈阳性反应。

【动物】

猪感染尼帕病毒的潜伏期为 7～14d。不同年龄的猪临床症状有所不同，多表现为神经和呼吸道症状。怀孕早期的猪还可能出现早产；受感染的仔猪大多出现呼吸困难、后肢软弱无力等症状，哺乳仔猪感染后死亡率高达 40%；野猪发病急，鼻腔有少量脓性、黏性分泌物，常于发病后数小时内死于肺炎。感染地区可见到猫、狗、马和山羊呈免疫学阳性反应。

（五）诊断

尼帕病毒病与流行性乙型脑炎临床症状相似，需注意鉴别诊断。

尼帕病毒性脑炎的成年死者，多是与猪直接接触的养猪场人员，其中很多人曾注射过流行性乙型脑炎疫苗，且在患病前几周猪群也有发病现象。流行性乙型脑炎常发生于有蚊虫的季节，主要感染儿童，成年人对其具有一定的免疫力。尼帕病毒病还有最重要的特征性症状，颈部和腹部痉挛，具有临床诊断意义。

对于 ELISA 检测结果呈阳性的病例，必须送到符合安全等级条件的实验室，加以进一步鉴定。

（六）防制

发生尼帕病毒病疫情后，应立即封锁疫区，捕杀疫区内的患病动物及潜在受感染动物，并进行深埋或焚烧。隔离病人，防止交叉感染，对疫区进行全面彻底的消毒，以消灭或减少传染源。禁止疫区内动物向外运送，以防止疫情的蔓延。疫情控制后要加强监测。

我国尚无尼帕病毒病的报道，检测技术和手段还没有建立。但毗邻的东南亚和南亚一些国家和地区发现了疫情，与这些地区频繁的贸易往来，加大了尼帕病毒病传入我国的风险，应加强检疫，防止本病传入。我国存在大量宿主，生猪和猪肉交易频繁，运输范围广，因此不排除其暴发的可能性。由于尼帕病毒病具有传染性强、死亡率高的特点，存在成为生物恐怖武器的可能，有必要加强对尼帕病毒感染的防控。

（七）治疗

目前尼帕病毒病无有效的治疗和预防方法，相关疫苗尚在研究之中。治疗均为对症支持疗法，亦可试用广谱抗生素和阿昔洛韦等抗病毒药。

第二十节　传染性海绵状脑病

传染性海绵状脑病（transmissible spongiform encephalopathy，TSE）又称朊病毒病，是由朊病毒（virino）引起的人和动物的一组亚急性、渐进性、致死性中枢神经系统变性的疾病，属于人兽共患的新型传染病。其共同特征是潜伏期长，机体感染后不发热，不产生炎症，无特异性免疫应答，脑组织出现海绵状空洞，引起神经错乱和痴呆，最终死亡。

早在三百年前，人类首次发现了感染朊病毒的绵羊和小山羊。因患病动物奇痒难熬，常在粗糙的树干和石头表面不停摩擦，被称为“羊瘙痒症”。广泛传播于欧洲和澳洲，患病动物瘙痒、瘫痪直至死亡。后来又相继发现了传染性水貂脑软化病、马鹿和鹿的慢性消瘦病、猫的海绵状脑病等。这些病以侵犯动物中枢神经系统，造成脑功能紊乱，终至死亡为主要特征。第一例人类朊病毒病是发生于 1957 年的库鲁病，由于新几内亚东部高原的 Fore 族，因独特的分食死者脑子的殡葬仪式而传播。1985 年英国发生首例疯牛病，随后疫病波及德国、爱尔兰、加拿大、瑞士、荷兰、意大利、西班牙、阿曼、丹麦、法国、美国和日本等 11 个国家，造成全球 30 多万头牛感染及死亡。1996 年英国连续出现 12 个青年，患新型克-雅病，成为人类关注的焦点。迄今全世界共发现 160 人感染新型克-雅病，与疯牛病的传染有关。

疯牛病的流行，严重影响着畜牧业和经济的发展，至今欧洲一些国家仍未开放英国牛及其他产品的输入。人类克-雅病是一种死亡率极高的疾病，至今尚无治疗方法

目前已知人和动物的朊病毒病有近 10 种，其中人类朊病毒病包括库鲁病、克-雅病、新型克-雅病、格斯特曼综合征、致死性家族性失眠症等。动物朊病毒病包括：牛海绵状脑病、绵羊瘙痒症、山羊瘙痒症、水貂传染性脑病、麋鹿慢性消瘦病、猫海绵脑病等。

（一）病原学

致病因子本质上是一种具有感染性的蛋白质，称之为朊病毒蛋白（prion protein，PrP）或朊蛋白、朊病毒，是一种特殊传染因子，只含蛋白不含核酸。朊病毒与常规病毒一样，有可滤过性、传

染性、致病性、对宿主的特异性。但远比病毒小，约 30～50nm。电镜下观察不到病毒粒子的结构，且不呈现免疫效应。

朊病毒已经超出了经典病毒的生物学概念。1983 年，朊病毒正式归入亚病毒领域。

朊病毒蛋白用 PrP 代表（Pr 代表 prion，P 代表 protein）。PrP 存在于人和多种正常动物的脑细胞及其他细胞内。PrP 分两类：一类是细胞型（PrP^c），为正常细胞具有的，存在于细胞表面，无感染性，对蛋白酶敏感，易被其消化降解；一类是致病型（PrP^{sc}），存在于细胞内，对蛋白酶 K 有一定抵抗力。PrP^c 和 PrP^{sc} 为异构体，分子量均为 33～35Ku，两者在 mRNA 和氨基酸水平无任何差异，但立体结构和生物学特性显著不同。PrP^c 仅存在 α 螺旋，而 PrP^{sc} 有多个 β 折叠存在。正常动物仅有 PrP^c，痒病感染动物则两者兼备。PrP^{sc} 分子与正常机体细胞膜成分结合在一起，不易为机体免疫系统所识别，很难产生免疫应答。朊蛋白在特定条件下发生突变或构型上的变化，由 PrP^c 转变为 PrP^{sc} 后，即由良性变为恶性，成为具有传染性的朊病毒，可引起人和动物脑神经元海绵状变性。

PrP^{sc} 在感染动物各组织中的含量不同，以脑为最高，脊髓次之，其他淋巴结、骨骼、肺、心、肾、肌肉等组织中含量较低。

PrP^{sc} 的抵抗力非常强，对物理因素，如紫外线照射、电离辐射、超声波以及高温，均有很强的耐受力。病畜脑组织匀浆经 134～138℃高温 1h，对实验动物仍有感染力；对化学与生化试剂，如甲醛、羟胺、核酸酶类（RNA 酶和 DNA 酶）、蛋白酶 K 表现出很强的抵抗力。病畜组织在福尔马林（10%～20%甲醛）中数月仍有感染性，还能耐受 2mol/L 的氢氧化钠达 2h；在生物学特性上，PrP^{sc} 能造成慢病毒性感染，而不表现出免疫原性，不能诱发干扰素的产生，也不受干扰素的作用。总之，凡能使蛋白质消化、变性、修饰而失活的方法，均可使 PrP^{sc} 失活；凡能作用于核酸并使之失活的方法，均不能导致 PrP^{sc} 失活。PrP^{sc} 最大的威胁，可使人、畜中枢神经系统发生退行性病变，最终不治而亡。

（二）流行病学

1. 传染源 朊蛋白存在变异和跨种族感染，具有大量的潜在感染来源，主要为牛、羊等反刍动物，未知的潜在宿主可能很广，传播的潜在危险性不明，很难预测和推断。

2. 传播途径 可通过消化道及器官移植、血液等医源性多途径传播。

（1）消化道传播：食用动物肉骨粉饲料、牛骨粉汤等。

（2）医源性感染：使用脑垂体生长激素、促性腺激素；硬脑膜移植、角膜移植；通过医疗诊断器械，如脑波电极、脑手术器械感染；输血感染。曾有因注射羊胎素至植物人的个例，很多国家禁止使用羊胎素以及细胞疗法。2002 年，为防止疯牛病传入，我国卫生部与国家质检总局联合发出公告，禁止进口和销售瑞士等国以牛羊胎盘、脑等组织为原料的产品，明令封杀羊胎素。

（三）发病机制

PrP^{sc} 的产生目前认为有三种途径：①朊蛋白变构途径，即 $PrP^c \rightarrow PrP^{sc}$ 途径。蛋白稳态受到破坏，PrP^c 变构形成 PrP^{sc}。②朊蛋白基因突变途径，生殖细胞 PrP 基因种系发生突变，产生 PrP^{sc}。③以外源性 PrP^{sc} 为模板，诱导产生内源性 PrP^{sc}。

由于朊蛋白只含有蛋白质而不含核酸，并且只能寄生在宿主细胞内生存。因此，合成朊蛋白所需的信息，可能存在于宿主细胞中。而朊蛋白的作用，仅在于激活细胞中的编码基因，使朊蛋白得以复制繁殖。PrP^{sc} 与细胞表面的 PrP^c 的结合，可能触发后者变构形成更多的 PrP^{sc}。大量 PrP^{sc} 从细胞释放后在脑组织聚合，在神经元树突和细胞本身，发生神经元的退行性变、空泡变性、淀粉样斑块形成、星状胶质细胞增生等，进一步发展为海绵状病变。根据脑部受损的区域不同，发病的症状也不同，如果感染小脑，则会引起运动机能的损害；如果感染大脑皮层，则会引起记忆下降。病变处无炎症反应。

（四）临床表现

朊病毒病可分为散发型、家族型、医源型 3 种类型。主要累及神经系统。人、畜一旦发病，6 个月至 1 年内死亡，死亡率 100%。

【人类】

1. 克-雅病　克-雅病（Creutzfeldt-Jacob disease，CJD）是由 PrP^{sc} 引起的一种人类海绵状脑病。由两位科学家发现，故以两人名字来命名。潜伏期 1.5～10 年，甚至长达 40 年。发病年龄平均为 65 岁。临床表现为视觉模糊、言语不清、肌肉痉挛、共济失调、嗜睡、出现进行性痴呆。组织病理学检查，海绵状病变多见于大脑皮层。

克-雅病 85%为散发型，5%～15%为家族型，1%为医源型。此型多为人与人之间的传播，如病人接受含有朊蛋白的器官移植，日本曾报告 43 例由硬脑膜移植引起的克-雅病；或通过深脑部电极治疗而传播；也有因服用了含有朊蛋白的脑垂体生长激素类药物而感染；少数外科及病理医生，因直接接触病人脑脊髓而致克-雅病。

克-雅病为最常见的人朊病毒病，在世界上分布很广，许多国家都有报告，一般发病率为百万分之一。现已发现 80 多个病例。

2. 新型克-雅病　新型克-雅病（variant Creutzfeldt-Jakob disease，vCJD）是一种新型的人朊病毒病，又称传染性痴呆病。1994 年首次发现于英国。1996 年，在英国和法国出现了 20 多例新型克-雅病人。此型 vCJD 于疯牛病发生和流行后约 10 年出现，在时间和空间上与疯牛病一致，流行病史上均有食牛肉经历。1997 年英、美科学家研究证明，疯牛病的 PrP^{sc} 确能导致人类患新型克-雅病。

vCJD 与典型的 CJD 不同，主要发生于青年，发病年龄多为 14～40 岁，平均 26.3 岁；病程约 14 个月。食入污染的动物组织是主要的感染途径，以常吃牛肉馅汉堡包的人最易感染；医源性传播也是一种方式。临床上主要表现焦虑、抑郁、孤僻、萎靡和其他行为异常；在病程早期均表现肢体和面部的感觉障碍。随后出现记忆力障碍、肌阵挛，后期出现痴呆等症状。组织病理学检查，海绵状病变多见于基底神经节、丘脑，而在大脑和小脑内侧是以灶状形式存在。

3. 库鲁病　库鲁病（kuru）又称震颤病，是人类的一种亚急性海绵状脑病，以小脑变性为主要特征。

库鲁病是认识最早的朊病毒病，发生于新几内亚东部高原的土著部落，1956 年以来已记录 2600 个病例。通过原始食人肉宗教仪式感染。1959 年禁止食尸习惯后，该部落库鲁病发病率逐年下降，1998 年死于库鲁病的仅 6 人，现已几近消灭。

库鲁病的致病因子与痒病朊病毒一样、在感染脑组织中能长期存在。取病死者的脑组织乳剂经脑内或非神经途径注射，可使很多种灵长类、水貂和白鼬感染发病，潜伏期 10 个月以上，实验动物中枢神经系统的基本病理变化与病人相同。

人感染潜伏期长约 4～20 年，多见于成年妇女和儿童，成年男性很少患病。主要表现为共济失调、反射亢进、震颤，进行性吞咽困难，晚期可出现痴呆等精神症状，3～9 个月内死亡。组织病理学检查，神经系统病变与痒病相同，海绵状病变多见于小脑、脑桥和纹状体。

4. 致死性家族性失眠病　致死性家族性失眠病（fatal familial insomnia，FFI）是一种亚急性的家族性朊病毒病，临床上以治疗无效的顽固失眠、自主神经机能失调和运动体征为特征。从 1986 年意大利发现 FFI 第一例患者至今，世界上共报道了 27 个家系 82 例患者。我国发现 2 例：2004 年首发的湖北患者，发病不久已死亡；2006 年河南一年近五旬男性病人，半年多来出现睡眠障碍，伴认知障碍和轻微的精神异常。此前这个怪病的魔影，已经笼罩其家族半个世纪，相继夺去了三代近 10 条性命。

FFI 是由于生殖细胞 PrP 基因种系发生突变所致，具有遗传性，这些突变致使所编码的蛋白质结构不稳定，易于转变为朊病毒。FFI 是常染色体显性遗传性疾病，患者的脑匀浆中含 PrP^{sc}。

5. 格斯特曼综合征 格斯特曼综合征（Gerstmann-Straiissler-Scheinker syndrome，GSS）于1936 年首先发现和描述。其特征是小脑共济失调，伴有痴呆和脑内淀粉样蛋白沉积，多为家族性。1981 年，Masters 接种动物证实了格斯特曼综合征的可传染性。平均病程 5 年。发病年龄 24～66 岁。与克-雅病相反，肌痉挛罕见或没有。发病原因同致死性家族性失眠病。

【动物】

1. 痒病 痒病（scrapie）又称慢性传染性脑病，俗名震颤病、驴跑病、瘙痒病，是绵羊和山羊的一种缓慢发展的传染性中枢神经系统疾病。以瘙痒和运动共济失调为临床特征。痒病早在 18 世纪中叶就发生于英格兰，随后传播到欧洲大陆、北美和印度。我国 1983 年从英国进口羊群中发现疑似病畜。痒病分绵羊瘙痒症（scrapie of sheep）、山羊瘙痒症（scrapie of goats）。

致病因子为痒病 PrP^{sc}。一般发生于 2～4 岁的羊。病羊和带毒羊是主要的传染源。可经口腔或黏膜感染，也可经胎盘感染。痒病存在明显的家族史。潜伏期很长，为 1～5 年或更长。除摩擦和啃咬引起的羊毛脱落、皮肤创伤和消瘦外，神经系统病变以纹状体、间脑、脑干和小脑皮层最为明显。

2. 牛海绵状脑病 牛海绵状脑病（bovine spongiform encephalopathy；BSE）又称疯牛病。1985 年在南苏格兰首次发现疯牛病，以后在欧洲许多国家、加拿大、阿曼和苏丹等也有发病。

本病病原是与痒病病毒相类似的一种朊病毒。一般认为，疯牛病是由痒病相似病原，跨越了种属屏障引起牛感染所致。疯牛病朊病毒在病牛体内的分布仅局限于病牛脑、颈部脊髓、脊髓末端和视网膜等处。

疯牛病可传至猫和多种野生动物，也可传染给人。患痒病的绵羊、种牛及带毒牛是疯牛病的传染源。动物主要是由于摄入痒病病羊或病牛尸体加工成的骨肉粉，经消化道感染。多发于 3～11 岁的牛。病程 2.5～8 年，疯牛病神经系统症状主要表现为：精神异常、运动共济失调和感觉异常，最后衰竭死亡。

3. 水貂传染性脑病 水貂传染性脑病（transmissible mink encephalopathy，TME）是成年貂类似痒病的疾病。病原因子的特性与痒病朊病毒相似。潜伏期约为 8～18 个月，病貂临床上表现为高度易惊，运动障碍，继而嗜睡、昏迷死亡。

（五）诊断

根据临床症状只能做出朊病毒病的疑似诊断。确诊需依赖脑组织病理学检查（包括活检）、PrP^{sc} 的免疫组织化学法检测及 PrP 基因分析。

（六）防制

1. 控制或消灭传染源 一旦发现应及时捕杀和销毁患畜，焚烧病畜及产品。

2. 切断传播途径 加强海关检疫，严禁携带和邮寄牛肉及其产品入境。禁止从发病国家进口牛、牛精液、胚胎和任何肉骨粉等，以防止朊病毒病传入国内。禁止使用肉骨粉、血粉等动物性饲料饲喂家畜。严禁病牛屠宰后供食用，禁止销售病牛肉。医院要注意防止医源性的朊病毒感染或传播。

目前尚无治疗阮病毒病的特效药，也无疫苗预防。

（蔡连顺）

第四章　人兽共患寄生虫病

第一节　寄生虫的生物学特性

（一）寄生虫的概念

寄生虫（parasite）是指寄居在另一种生物的体表或体内，从而摄取被寄居生物体的营养以维持生命，同时可能对被寄居的生物造成损害的一类动物，其中被寄居的生物称宿主（host）。寄生虫在生理上依赖宿主从中受益。

（二）寄生虫的适应性变化

§1. 自生生活能力减弱或丧失

寄生虫长期适应于寄生环境，在不同程度上丧失了独立生活的能力，对于营养和空间依赖性越大的寄生虫，其自生生活的能力就越弱。如人蛔虫成虫一旦离开了人体环境，在外界就不能存活。

§2. 寄生生活的适应能力增强

1. 形态结构的改变　①形体扁、小或细长，利于寄生在狭窄的空间或部位，如寄生于血管的血吸虫呈细长形。②许多结构退化或消失，如肝吸虫肛门退化；肠内绦虫消化器官已退化无遗。③产生新器官，如吸虫和绦虫，演化产生了吸盘为固着器官。有的虫体增加了钩齿、抱雌沟等。

2. 生理功能的改变　①取食方法具多元性；②产生不同的消化酶，如蛋白酶、乙酰胆碱酯酶等；③生殖能力加强，或产卵量增加，或无性生殖方式增殖；④具有抗宿主消化能力，虫体体壁存在胰蛋白酶和糜蛋白酶抑制物，能保护虫体免受宿主小肠消化酶的作用；⑤肠道低氧环境中，可通过无氧糖酵解获取能量；⑥宿主的多样性。许多寄生虫保虫宿主很多，使种群不会遭灭顶之灾。

3. 免疫学的改变　产生各种免疫逃避形式，如解剖位置的隔离、抗原变异、抗原伪装等机制。

4. 特殊向性的产生　如向温性、向组织性、向湿性，向光性等趋向性。

（三）寄生虫的分类

§1. 按生物学分类

1. 蠕虫（helminth）　是一类多细胞的软体动物的总称，运动借助肌肉的收缩进行蠕动。主要包括线形动物门的线虫类、扁形动物门的吸虫和绦虫类、棘颚门的棘头虫类，大多数可以引起人兽共患病。如旋毛虫、广州管圆线虫、肝吸虫、肺吸虫、猪带绦虫、曼氏迭宫绦虫等。线虫类成虫外形呈线形或圆柱形，体不分节，雌雄异体，有完整的消化道，生殖系统发达；吸虫类多背腹扁平，体不分节，雌雄同体（血吸虫除外），消化道无肛门，生殖系统发达；绦虫类多扁长如带，体分节，雌雄同体，消化道退化，生殖系统非常发达（图 4-1）。

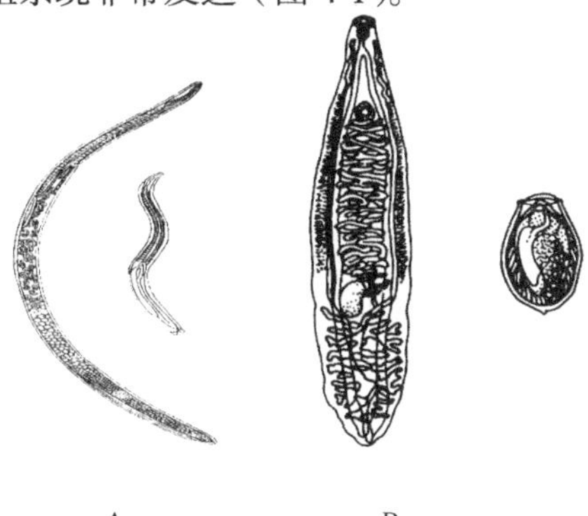

A　　　　　　　　B

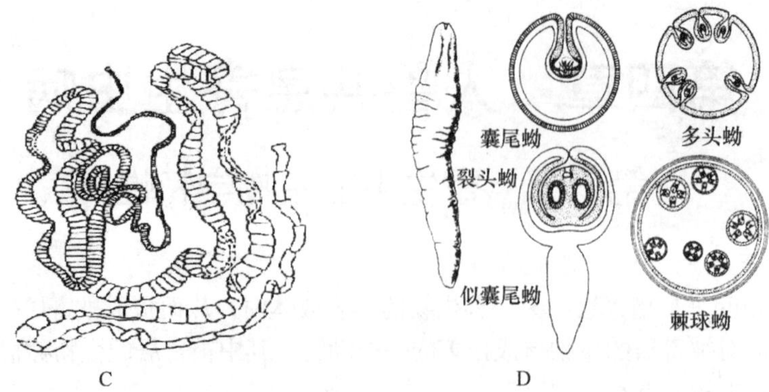

图 4-1　各种寄生蠕虫模式图

A. 线虫成虫；B. 吸虫成虫和虫卵；C. 绦虫成虫；D. 常见绦虫幼虫

2. 原虫（protozoon）　是一类体积微小，但能独立完成生命活动全部生理功能的单细胞真核生物。主要包括原生动物门中的阿米巴原虫、鞭毛虫、孢子虫、纤毛虫等。其中有的虫种可引起人兽共患病，如杜氏利什曼原虫、结肠小袋纤毛虫、隐孢子虫、弓形虫等（图 4-2）。

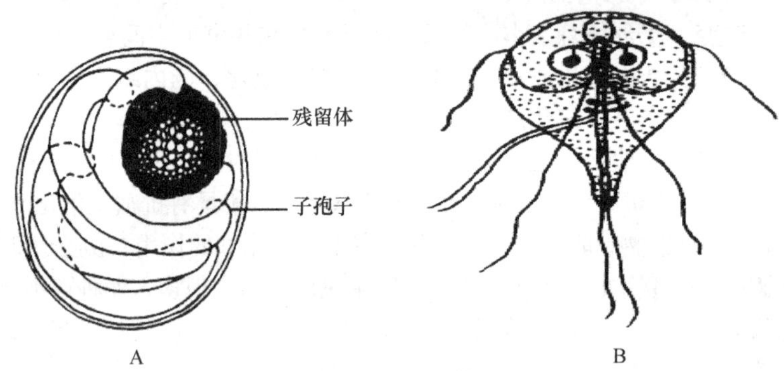

图 4-2　原虫模式图

A. 隐孢子虫卵囊；B. 蓝氏贾第鞭毛虫滋养体

3. 节肢动物（arthropod）　具有节肢和由几丁质组成的外壳的无脊椎动物。包括节肢动物门所属的种类。如蚊类、蝇类、蚤类、螨类、蜱类等。有的直接致病，多数是作为传播媒介。

§2. 按寄生部位分类

1. 体内寄生虫（endoparasite）　寄生于宿主肠道、组织内或细胞内的寄生虫。如血吸虫、猪囊尾蚴。

2. 体外寄生虫（ectoparasite）　寄生于宿主体表的寄生虫，吸血时与宿主体表接触，多数饱食后即离开。如蚊、白蛉、蚤、虱、蜱等节肢动物。

§3. 按宿主的选择性分类

1. 专性寄生虫（obligatory parasite）　全部生活史期或某个阶段必须营寄生生活，如丝虫。

2. 兼性寄生虫（facultative parasite）　既可营自生生活，又能营寄生生活，如粪类圆线虫成虫。

3. 偶然寄生虫（accidental parasite）　因偶然机会进入非正常宿主体内寄生的寄生虫，如广州管圆线虫幼虫偶然寄生人体，引起嗜酸性粒细胞增生性脑膜炎。

§4. 按寄生时间的长短分类

1. 永久性寄生虫（permanent parasite）　如牛带绦虫成虫期必须营寄生生活。

2. 暂时性寄生虫（temporary parasite）　如蚊、蚤、蜱等，吸血时暂时侵袭宿主。

3. 机会致病寄生虫（opportunistic parasite）　如弓形虫、隐孢子虫、卡氏肺孢子虫等，在宿主体内通常处于隐性感染状态，但当宿主免疫功能受累时，可出现异常增殖且致病力增强。

（四）宿主的分类

寄生虫寄居的生物为宿主。人兽共患寄生虫病中，宿主多为人和动物，一般分四种：

1. 中间宿主（intermediate host）　是指寄生虫的幼虫或无性生殖阶段所寄生的宿主。如华支睾吸虫的囊蚴（幼虫）在鱼体内寄生，弓形虫的滋养体（无性生殖期）在人体有核细胞内寄生，其中鱼是华支睾吸虫的中间宿主，人是弓形虫的中间宿主。

2. 终宿主（definitive host）　是指寄生虫的成虫或有性生殖阶段所寄生的宿主。如华支睾吸虫的成虫寄生于人的肝胆管内，弓形虫的雌、雄配子（有性生殖期）在猫的肠上皮细胞内寄生，其中人是华支睾吸虫的终宿主，猫是弓形虫的终宿主。

3. 保虫宿主（reservoir host）　也称储蓄宿主、储存宿主。有些蠕虫成虫或原虫某一阶段既可寄生于人，也可寄生于脊椎动物，在一定条件下可通过感染的脊椎动物传染给人，在流行病学上，称这些脊椎动物为保虫宿主。如血吸虫成虫可寄生于人和牛的血管，牛即为血吸虫的保虫宿主。

4. 转续宿主（paratenic host or transport host）　某些寄生虫的幼虫侵入非正常宿主，虽能生存，但不能发育为成虫，当此幼虫有机会进入正常宿主体内，才能发育为成虫，这种非正常宿主称为转续宿主。例如，卫氏并殖吸虫的童虫，进入非正常宿主野猪体内，可长期保持童虫状态，若犬吞食含有此童虫的野猪肉，则童虫可在犬体内继续发育为成虫。野猪就是该虫的转续宿主。

（五）寄生虫感染与寄生虫病的特点

1. 寄生虫感染　寄生虫侵入人体并能或长或短生活一段时间，称寄生虫感染。寄生虫生活史中有很多发育阶段，并不一定都能感染人体，我们把能感染人体的发育阶段称感染期或感染阶段。

2. 寄生虫病　感染寄生虫后有明显临床表现。

3. 寄生虫感染与寄生虫病的特点

（1）慢性感染：多次少量感染或急性期治疗不彻底，病人较长时间出现较轻的临床症状，如慢性血吸虫病。

（2）隐性感染：感染寄生虫后无明显临床表现，因感染数量少，常规实验方法查不到病原体，往往在宿主免疫力低下时数量增加，毒性增强，机会致病。如弓形虫病。

（3）带虫者：感染寄生虫后无明显临床表现，用常规实验方法能查到病原体，如肝吸虫病。

（4）异位寄生：在常见寄生部位以外器官组织内寄生的现象。如肺吸虫童虫可侵入肝脏引起肝脏的病变。

（5）幼虫移行症：动物寄生虫的幼虫一旦侵入人体，不能发育为成虫，但在皮肤和内脏移行引起幼虫移行症，如犬钩虫可在人体皮肤移行，引起皮肤病变。

（6）人兽共患病：很多寄生虫病可在脊椎动物与人之间自然传播，具有人兽共患的特点。如大部分吸虫、绦虫类所致疾病。

第二节　旋毛虫病

旋毛虫病（trichinosis）是由旋毛形线虫寄生于动物和人体组织器官所引起的人兽共患病，属食源性寄生虫病。

1828年在伦敦首次发现人体旋毛虫病病例。我国在1881年发现厦门猪旋毛虫感染。1964年我国西藏首次报道人感染病例。据不完全统计，1964～2011年，我国发生旋毛虫病暴发流行600余起，发病人数达38797人，死亡336人。2004年，第二次全国重要寄生虫病现状调查显示，旋毛虫病血清抗体阳性率为3.38%。旋毛虫病死亡率较高，国外为6%～30%，国内约为3%。除人以外，目前有 150 多种哺乳动物可自然感染旋毛虫。

旋毛虫病流行于世界各地。我国云南、四川、广西、湖北、河南、四川、黑龙江、吉林、天津、北京、辽宁、山东、河北、江西等地都有过动物或人体感染旋毛虫病的报告，其中云南、河南、湖北三省的发病率最高。

（一）病原学

旋毛形线虫（*Trichinella spiralis*）简称旋毛虫，为毛形科（Trichinellidae）、旋毛形线虫属（*Trichinella*）。生活史期包括成虫及幼虫阶段。①成虫：又名肠旋毛虫，乳白色，微小毛发状。雌虫 3.0～4.0mm；雄虫较小，1.4～1.6mm，咽管很长。②新生幼虫：由寄生于小肠的成虫所产的极为细小的幼虫，称新生幼虫。细小，乳白色，略透明，长 80～120μm，肉眼不可见。③幼虫囊包：新生幼虫随血循环进入横纹肌后，又称肌幼虫。肌幼虫长 1～1.5mm，在膨大的肌细胞内卷曲数圈，形成梭形囊包。1 个囊包内通常含 1～2 条幼虫，多时可达 6～7 条。

旋毛虫幼虫囊包是旋毛虫病的感染期。囊包内的幼虫抵抗力较强，能耐低温。猪肉中的幼虫囊包，在−15℃贮存近 20d 才死亡；在−12℃时可存活 57d；在腐肉中也能存活 2～3 个月。熏烤、腌制及暴晒等常不能杀死囊包内的幼虫，但在 70℃时可杀死幼虫。

（二）生活史

成虫和幼虫寄生于同一宿主，但寄生部位不同。成虫寄生于宿主的小肠上段，幼虫则寄生于同一宿主的横纹肌细胞内，在肌肉内形成具有感染性的幼虫囊包。人、猪、犬、猫、鼠及多种野生动物均可作为旋毛虫的宿主。当宿主摄入了含有活幼虫囊包的动物肉类而受染，含幼虫的囊包在小肠消化液的作用下，数小时囊包被溶解，释放出幼虫，之后幼虫钻入肠黏膜吸取营养，再返回肠腔，经 4 次蜕皮发育为成虫。虫体生殖系统发育成熟，雌雄虫交配，于感染后 5～7d 雌虫开始产出幼虫。每条雌虫一生可产幼虫 1000～10 000 条。雌虫在肠黏膜中的寿命一般为 1～2 个月。

新生幼虫在肠黏膜内经淋巴-血液循环途径到达各器官、组织或体腔，但只有侵入横纹肌细胞内才能继续发育。幼虫在活动量较大的肋间肌、膈肌中较多。由于幼虫机械性或代谢产物的刺激，使肌细胞周围出现炎性细胞浸润，肌纤维增生。在感染后一个月内，幼虫周围形成囊包。成熟的幼虫囊包只对新宿主有感染性，必须转换宿主后才能重复上述的生活史过程。否则，囊包多在半年后出现钙化，幼虫随之死亡而失去感染能力。囊包内幼虫的存活时间，随个体不同，可由数年至 25 年。

（三）流行病学

旋毛虫的保虫宿主众多，猪、犬、猫、牛、羊、马、鼠等 150 多种哺乳动物都可自然感染旋毛虫。一般认为爬行类和变温脊椎动物不是旋毛虫在自然界中的适宜宿主，但在实验条件下，蜥蜴、乌龟、蛙、蛇等亦可感染旋毛虫。此外，给麻蝇蛆喂饲感染旋毛虫的小鼠肌肉，旋毛虫幼虫在蝇蛆体内于 8℃可存活 5d，接种小鼠后还可引起旋毛虫感染，提示节肢动物、爬行类和变温脊椎动物亦有可能传播旋毛虫病。

人类主要通过食入生或不熟的含有旋毛虫囊包肉类食品而感染。动物在捕食或摄食含有感染期囊包的动物肉、废弃物、尸体时而感染；在我国有喜食生肉和半生肉习惯的地区，人体旋毛虫病感染率明显高于其他地区。近年来，在一些没有吃生肉或半生肉习惯的地区，亦发生旋毛虫的感染，这多由于食物、炊具或餐具等受到旋毛虫囊包的污染而造成的。我国绝大多数省市区均有猪感染旋毛虫的报道，个别乡村猪感染率高达 50.2%。生食或半生食受染的猪肉是人体感染旋毛虫病的主要方式。

（四）致病

【人类】

潜伏期 10d 左右，轻者可无明显症状，重者可在发病后 3～7 周内死亡。病情的轻重主要取决于食入囊包的数量、幼虫的活力、幼虫侵犯的部位以及宿主的免疫状态。

（1）肠型期：即幼虫侵入期。成虫及新生幼虫钻入肠黏膜及肠壁，加之排泄物和分泌物的刺激，引起肠黏膜的广泛炎症、局部充血、水肿，甚至出血、溃疡，此期约历时 1 周。主要临床表现为恶心、呕吐、腹泻、便秘、厌食及腹痛，同时伴有乏力、畏寒及发热等全身症状。易误诊为急性胃肠炎。

（2）肌型期：即幼虫移行期。新生幼虫经淋巴-血液循环移行侵入横纹肌，在此过程中，幼虫产生大量毒素，侵入肌肉时使肌纤维遭受严重破坏，肌间质水肿及炎性细胞浸润，可引起全身性血管炎、肌炎。临床表现为持续高热，体温常在 38～40℃之间。眼睑及面部水肿，重症者水肿可遍及全身及各内脏器官，如肺水肿、胸腔积液、心包积液等。旋毛虫病最突出的症状是全身性肌肉酸痛，尤以腓肠肌最为明显；部分患者出现咀嚼、吞咽和说话困难、呼吸疼痛及皮肤斑丘疹，甚至有心肌炎、肝、肾功能损害及视网膜出血的表现。患者还可出现毒血症、心力衰竭、颅内高压、过敏性皮疹、血中嗜酸性粒细胞增多等表现。少数病例则以呼吸道症状为主，可因呼吸道并发症而死亡。此期一般可持续 2 周至 2 个月以上。

（3）恢复期：即囊包形成期。为受损肌细胞的修复过程。随着滞留在肌肉内的幼虫长大并卷曲，其周围的肌细胞逐渐膨大呈纺锤状，形成梭形肌腔包绕幼虫。伴随囊包的形成，急性炎症逐渐消退，囊包内幼虫最终钙化，患者全身症状相应减轻或消失，但肌痛仍可持续数月。重症患者可呈现恶病质或因毒血症、心肌炎而死亡。

【动物】

猪对旋毛虫耐受性比人类大。猪自然感染时，肠型期影响较小，肌型期无临床症状，但肌细胞横纹消失、肌纤维增生。猪人工感染时，在感染后 3～7d，可以见到因成虫侵入肠黏膜而引起的食欲减退、呕吐和腹泻。在感染后的第二周末，出现肌型期症状，运动障碍、声音嘶哑、呼吸、咀嚼与吞咽困难，死亡者极少，多于 3～6 周后康复。

（五）诊断

旋毛虫病临床表现比较复杂，而且在病程的不同期表现出不同的症状。故应结合流行病史，辅以实验室检查进行诊断。

1. 流行病史　患者常有生食或半生食肉类的经历；从事行业与肉制品有关；在群体发病时，同批患者有聚餐史。

2. 临床症状　急性期有发热、水肿及肌痛，应考虑旋毛虫病。

3. 免疫学检查　检测患者血清中的特异性抗体或抗原。常用的方法有酶联免疫吸附试验（ELISA）、间接荧光抗体试验（IFA），敏感性好、特异性高，阳性检出率均可达 90%以上。

4. 病原检查　从患者疼痛的肌肉中，取米粒大小的肌肉压片镜检，查到幼虫囊包即可确诊。取材常用腓肠肌、肱二头肌等。但肌肉活检的检出率仅为 50%，故阴性结果不能排除旋毛虫病。对患者吃剩的肉类压片镜检或动物接种，也有助于确诊。

5. 其他检查　感染 1 周后血中嗜酸性粒细胞开始增多；有时血清中乳酸脱氢酶（LDH）、肌酸磷酸激酶（CPK）增高。

6. 鉴别诊断　旋毛虫病应与钩端螺旋体病、布鲁菌病、流感、风湿热、血管神经性水肿、皮肌炎等多种疾病相鉴别。

（六）防制

（1）开展爱国卫生运动，消灭鼠类，最大限度的杜绝家畜的感染，减少旋毛虫病的传染源。

（2）改变养猪方式，提倡生猪圈养及饲料加热处理，尤其用洗肉泔水喂猪或其他家畜时亦应加热处理。

（3）加强肉类检疫，严格执行肉类卫生检疫制度，加强食品卫生监督，未经检疫的肉类不准上市交易。对已感染旋毛虫的猪肉，采用高温、辐射、脂制、冷冻等方法，进行无害化处理。

（4）在流行区广泛宣传旋毛虫病预防知识，不生食或半生食猪肉及其他动物肉和其制品；提倡生、熟食品的刀、砧板分开，防止生肉屑污染餐具。

（七）治疗

口服阿苯达唑（albendazole，丙硫咪唑、肠虫清）驱虫，此药不仅能驱除肠内早期幼虫和抑制雌虫产幼虫的作用，且能杀死肌肉中的幼虫。病情严重者，给予支持疗法及肾上腺皮质激素作为对症治疗。猪旋毛虫病可用噻苯咪唑治疗。

第三节　广州管圆线虫病

广州管圆线虫病（angiostrongyliasis cantonensis）是广州管圆线虫幼虫引起的以脑膜炎为主要表现的人兽共患寄生虫病，又称嗜酸性粒细胞增多性脑膜炎。广州管圆线虫是鼠类的寄生虫，其幼虫偶然侵入人体可引起内脏幼虫移行症。1933 年陈心陶首先在广州鼠肺内发现，当时命名为广州肺线虫。1945 年我国台湾报告首例病例。至 1946 年正式命名为广州管圆线虫。广州管圆线虫病主要分布于热带、亚热带地区，迄今全球已报告 3000 多例。我国 1997 年浙江省温州市、2002 年福建省长乐市、2006 年北京市、2007 年广东广宁、2008 年云南大理等地，均发生过不同程度的流行。2003 年，广州管圆线虫病被列为我国新发的传染病。

（一）病原学

广州管圆线虫（*Angiostrongylus cantonensis*）属于管圆科（Angiostrongylidae）、管圆线虫属（*Angiostrongylus*）。

成虫呈细长线状，乳白色，头端钝圆，尾端呈斜锥形。雌虫长 17～45mm，肠管内充满血液，与白色双管型子宫缠绕成红、白相间的螺旋形纹理，此为雌虫的形态特征。雄虫略短，11～26mm，尾端向腹面弯曲，并具肾形交合伞。第三期幼虫无色透明，细长线状，长 449±40μm，头端稍圆，尾端尖细，食管、肠管和肛孔均易看到。

（二）生活史

生活史阶段包括成虫、卵、幼虫三个发育阶段。成虫寄生于鼠的肺动脉内，偶见于右心。产出的虫卵随血流沉积至肺毛细血管，在此发育并孵出第一期幼虫。幼虫穿破毛细血管进入肺泡，沿呼吸道上行至咽部，被吞入消化道，随粪便排出体外。当中间宿主螺类，将第一期幼虫吞食后，经两次蜕皮发育成具有感染性的第三期幼虫。鼠由于食入含第三期幼虫的中间宿主、转续宿主，或被幼虫污染的食物而受感染。第三期幼虫穿过鼠的肠壁进入血循环，随血流移行至脑部，并在此发育为第四、第五期幼虫。第五期幼虫随后经血管移行至肺动脉，继续发育至成虫。从第三期幼虫感染鼠类，至其粪便中出现第一期幼虫，约需 42～45d。一条雌虫平均每天产卵 15 000 个。

在此过程中，第三期幼虫对人有较强的感染力。人多因食入含有活的第三期幼虫的中间宿主淡水螺肉、转续宿主淡水鱼类、虾类、蟹类而感染。幼虫侵入小肠组织、进入血液循环系统，随血流移行至脑、肺、肝、脾、肾、心、肌肉等各种器官组织，引起幼虫移行症，以神经系统病变为主。由于人是广州管圆线虫的非适宜宿主，故幼虫不能发育为成虫。

（三）流行病学

1. 传染源　广州管圆线虫的终宿主主要是大鼠，如褐家鼠、黑家鼠、黑线姬鼠、黄毛鼠等，以褐家鼠和黑家鼠感染率较高，为重要的传染源。人、小鼠类、家兔、豚鼠及猴等为非适宜宿主。

广州管圆线虫的中间宿主和转续宿主多达50余种。常见的中间宿主有褐云玛瑙螺、福寿螺、巴蜗牛、中国圆田螺、坚螺、蛞蝓（俗称鼻涕虫）等；转续宿主有蛙、鱼、虾、蟹等，这些转续宿主因摄入含有第三期幼虫的螺类，幼虫侵入其体内长期存活，并具有感染力，在流行病学上较为重要。

2. 传播途径 多经消化道感染。感染方式主要是生吃或半生吃含有第三期幼虫的淡水螺肉而感染；或食入被感染期幼虫污染的蔬菜、饮水；或生吃或半生吃含感染期幼虫的淡水鱼类、虾类、蟹类及其肉制品等；当婴幼儿在有蛞蝓孳生的地方爬行时，也可因误食被感染。

3. 易感性 人群普遍易感，无性别、年龄差异。

4. 流行特征 广州管圆线虫病主要流行于东南亚和我国东南沿海地区，包括泰国、马来西亚、越南、中国、日本、夏威夷、新赫布里底群岛等国家和地区。在我国的台湾、香港、浙江、福建、广东、海南、天津、黑龙江、辽宁和湖南等省市区，广州管圆线虫病呈散在分布。近年来在浙江、辽宁、福建、北京、云南和广东等地先后出现不同规模的暴发流行。

（四）发病机制

广州管圆线虫的幼虫主要侵犯人体中枢神经系统，引起嗜酸性粒细胞增多性脑膜炎（eosinophilia meningitis or meningoencephalitis）（简称酸脑）或脑膜脑炎。病变主要发生在大脑和脑膜，亦可波及小脑、脑干和脊髓等处。主要病理改变为充血、出血、脑组织损伤，以及嗜酸性粒细胞、巨噬细胞、淋巴细胞等组成的肉芽肿性炎症反应。因血流供应障碍，受影响的脑神经细胞出现空泡变性、软化，脑膜出现嗜酸细胞性脑膜炎，脑脊液中嗜酸粒细胞显著增多为重要特征；肺组织则可出现脓肿或肉芽肿；幼虫可经筛孔板进入眼球，引起视网膜炎、视神经炎、视网膜色素沉着、甚至视网膜剥离，最终可导致失明。眼球损害有较明显的个体差异，可能与免疫反应有关。在尸检病例的肺内，曾发现较多的广州管圆线虫蚴，多为第四期幼虫。

（五）临床表现

【人类】

潜伏期多为 7～14d。由于中枢神经系统的病变较明显，症状较重。临床上出现急性持续性头痛，全身酸痛、食欲下降、恶心、呕吐、颈项强直等症状。约 30%患者出现感觉异常，如肢体感觉减退，痛觉过敏。患者常有三痛症状，即头痛、肌肉痛和皮肤刺痛。少数患者可出现面瘫、精神异常。严重病例可有瘫痪、视力减退、嗜睡和昏迷，甚至死亡，但死亡率通常小于0.5%。

【动物】

动物感染临床表现尚不清楚，但有实验鼠感染与人症状相似。

（六）诊断

对于可疑患者，询问近期有无食入生的或半生淡水螺肉、鱼肉、蟹、蛙的生活经历，参考起病急，剧烈头痛，伴有神经系统损害的症状和体征，做进一步的实验检查以确诊。

1. 实验室检查

（1）病原学检查：从脑脊液中或其他部位检获幼虫即可确诊。但一般检出率低，且多为死后尸检时发现。

（2）免疫学检查：检测血清或脑脊液中的特异性抗体或抗原。ELISA 法检测 IgG 抗体是最常用的方法。间接荧光抗体试验（IFA）、免疫酶染色试验（IES）等也较常用。

（3）其他检查：血常规可见嗜酸性粒细胞明显增高；脑脊液检查，压力升高，白细胞总数增高，特别以嗜酸粒细胞数增高明显。

2. 鉴别诊断

（1）脑囊尾蚴病：患者自身有猪带绦虫病，或有进食不洁蔬菜史。常以癫痫发作、头痛为主要临床表现，有时皮下可触及活动的囊虫结节。头颅 CT 检查，可见脑组织中有囊性占位性病变，直径多为 0.5～1cm。皮下结节活检可发现猪囊尾蚴。血清中抗猪囊尾蚴 IgG 抗体阳性。若自身有猪带绦虫病，粪便中可检获猪带绦虫孕节或虫卵。

（2）脑裂头蚴病：患者有生食或半生食蛙、蛇肉，或局部生贴蛙肉，或有生饮湖、塘河水的经历。酷似脑瘤，常有阵发性头痛、癫痫、肢体麻木、抽搐。头颅 CT、MRI 检查有占位性病变。若皮下、眼或口腔有裂头蚴结节，取出活检可见裂头蚴。检查血清中抗裂头蚴 IgG 抗体阳性。

（七）防治

1. 预防措施 大力灭鼠，消灭传染源。加强健康教育，不吃生的或半生的淡水螺、蛞蝓、蛙、鱼、虾、蟹，不食不洁净的蔬菜瓜果，不喝生水。还应防止在加工螺类时受感染。

2. 治疗 杀虫药物首选阿苯达唑。对严重病例，需同时采用对症处理及支持疗法。必要时选用皮质激素类药物，以减轻脑组织的炎性反应和粘连。如能及时诊断并治疗，患者大多预后良好。

第四节 异尖线虫病

异尖线虫病（anisakiasis）是指误食海鱼体内的异尖线虫的幼虫而引起的人兽共患寄生虫病。异尖线虫主要寄生于海栖哺乳动物的胃部，幼虫寄生于某些海栖鱼类体内，人因生食海鱼受感染，可引起剧烈腹痛和过敏症。

异尖线虫病最早于 1960 年由荷兰的 Van Thiel 报道，而后大量病例在日本等地出现。异尖线虫病属于海洋自然疫源性疾病，周而复始地在海洋中的哺乳动物、甲壳动物、鱼类中发生。由于饮食习惯的改变、人员流动性增加、国际贸易的发展，异尖线虫病作为食源性寄生虫病，发病率不断升高。目前全世界已报道的异尖线虫病例超过 3.1 万例。受海产品消费习惯的影响，人类异尖线虫病的主要病例来自日本，每年发病约 2000 多例；美国每年报道约 50 例；欧洲每年约有 500 个病例。目前我国未见异尖线虫病的病例报告。

异尖线虫病已列入《中华人民共和国进境动物检疫疫病名录》（联合公告第 2013 号），是我国禁止入境的第二类传染病、寄生虫病。见附录 3。

（一）病原学

异尖线虫（*Anisakis*.spp）又称海兽胃线虫，属线虫中的异尖科（Anisakidae）。已知异尖科至少有 30 多种，因为幼虫鉴定比较困难，容易造成同物异名。目前公认可使人致病的虫种主要有四个属：即异尖线虫属（*Anisakis*）、伪地新线虫属（*Pseudoterranova*）、对盲囊线虫属（*Contraceacum*）和宫脂线虫属（*Hysterothylacium*）。其中较常见的虫种有简单异尖线虫（*A.simplex*）、抹香鲸异尖线虫（*A.physeteris*）；伪地新线虫（*P.decipiens*）和对盲囊线虫（*C.rudolphii*）。

异尖线虫成虫形似蛔虫，雌雄异体，雄虫长为 31～90mm；雌虫为 63～100mm。雌虫产出的虫卵大小平均为 50.7μm×53μm。在海鱼体内的第三期幼虫形态细长，大小约 30mm×1mm，有侧索。内腔横切面呈 Y 形。口周围有三个唇，背面一个，腹面两个，并有钻齿一个。

海鱼体内的幼虫对热和低温抵抗力差，55℃几秒钟或–20℃冷冻 24h，即可杀死全部幼虫。从朝鲜、俄罗斯进口冰冻鱼中曾发现活幼虫。大型鱼类在冰冻保存时，其深部肌肉内幼虫不一定杀死。

（二）生活史

成虫寄生在鲸、海豚等海生哺乳动物的胃部，虫卵随宿主粪便排入海水中，受精卵细胞经发育后形成胚胎，并成为含第一期幼虫的成熟期。在海水温度适宜时，卵内幼虫脱壳而出，发育为第二期幼虫，长约 230μm，在海水中能自由游动，可存活 2～3 个月。当第二期幼虫被海水中甲壳类动物（第一中间宿主）如虾等吞食后，即钻入体腔，并在其血腔内发育成第三期幼虫。当海鱼和软体动物（第二中间宿主）吞食含幼虫的甲壳类后，幼虫穿过肠壁，进入腹腔，在脏器表面和肌肉内形成囊包，或呈游离状态寄生于腹腔或脏器表面。含第三期幼虫的海鱼，被海生哺乳动物（终宿主）吞食后，幼虫钻入其胃黏膜内，发育为雌、雄成虫，交配产卵，完成其生活史。人不是异尖线虫的适宜宿主，因食入含有第三期幼虫的鱼肉或鱼内脏而受感染。第三期幼虫在人体胃或肠内游离出来，并以其头部钻入胃或肠黏膜内寄生，不能发育为成虫，引起内脏幼虫移行症。虽然侵入的幼虫多在1个月内死亡，但此期间可引起异尖线虫病。

（三）流行病学

海栖哺乳动物是异尖线虫病主要的传染源，常见有鲸、海豚、海豹、海狮等。

异尖线虫病的流行取决于海鱼是否带异尖线虫幼虫、居民是否有生吃海鱼的习惯。感染途径主要有：①生吃、半生吃含活异尖线虫幼虫的海鱼，如鲐鱼、小黄鱼、带鱼等是主要的感染方式。生活中吃腌海鱼，或吃生拌海鱼片、鱼肝、鱼子作佐酒佳肴，均有感染的危险。据报告，其他海鱼，如三文鱼、大马哈鱼、金枪鱼、海鲈鱼、鳕鱼、海鳗、石斑鱼、鲱鱼等均可易感异尖线虫。②生吃、半生吃含幼虫的海产软体动物，如墨鱼。

异尖线虫病呈世界性分布，在日本、韩国、荷兰、加拿大、法国等20多个喜欢生吃深海鱼的国家流行。日本居民喜吃腌海鱼或生鱼片，故发病率最高，仅在1990年之前，日本就发现了异尖线虫病1.6万多例。我国虽无异尖线虫病病例，但北部湾、东海、黄海、渤海、辽河及黑龙江的鱼类，共有56种受到异尖线虫幼虫感染。宁波曾抽查菜场和饭店出售的海鱼，共检海鱼63条，其中18条鱼分离到异尖线虫幼虫。我国人群中，感染异尖线虫病潜在危险性很大。

（四）致病

按寄生部位，异尖线虫病可分为胃异尖线虫病、肠异尖线虫病和胃肠外异尖线虫病（即异位异尖线虫病）。异尖线虫幼虫感染又可归入内脏幼虫移行症。各型轻者仅有胃肠不适，重者表现为在进食后数小时，腹部突发剧痛，伴恶心、呕吐、腹泻等症状。因局部急性水肿、肿胀，可触及硬块，有压痛。末梢血象白细胞增加。

病理特点：黏膜下层有嗜酸性粒细胞浸润的脓肿或瘤样肿物，肿物内可见虫体断片、角皮或肠管等。除在胃肠外，虫体可在腹腔、泌尿系统、皮下组织等处形成肿物。

（五）诊断

如果患者最近有生吃海鱼史，腹痛且疼痛部位在上腹部，可以做胃镜检查。从胃内检获幼虫即可诊断，虫体多在胃大弯侧发现。用体外培养的幼虫分泌排泄物作抗原，采用酶联免疫吸附试验（ELISA）、间接荧光抗体试验（IFA）等方法，检测患者血清中特异性抗体，也有辅助诊断意义。

（六）防治

预防异尖线虫病的关键是不吃生海鱼，鱼烹熟后食用。

对于胃肠道异尖线虫病，如果虫体仅头部钻入胃黏膜，可通过胃镜用钳子取出。为防死亡虫体留在组织内成为致敏原，可手术治疗取出全部虫体。若虫体钻入黏膜下，或进入肠道，或异位寄生时，可试用甲苯达唑（mebendazole，甲苯咪唑）、阿苯达唑驱虫，并辅以对症治疗。

第五节 吸吮线虫病

吸吮线虫病（thelaziasis）是由结膜吸吮线虫寄生于人和动物眼部所引起的疾病。1917年在重庆首次发现犬结膜囊内有结膜吸吮线虫寄生。同年北京、福建报告了最早的人吸吮线虫病例。吸吮线虫病主要流行于亚洲，又称“东方眼虫病”。近来发现在欧洲动物感染结膜吸吮线虫也较普遍。

我国人体病例最多，迄今报道近 400 例。

（一）病原学

结膜吸吮线虫（*Thelazia callipaeda*）隶属吸吮科（Thelaziidae）、吸吮线虫属（*Thelazia*）。

成虫细长线状，两端较细，在人眼结膜囊内寄居时为淡红色，离开人体后呈乳白色。头端具圆形角质口囊。除头尾两端光滑外，其余体表均具有边缘锐利的环形皱褶，侧面观呈锯齿形。雌雄异体，雄虫长 4.5～15.0mm，尾端向腹面弯曲，雌虫比雄虫大，长 6.2～20.0mm，直接产幼虫，为卵胎生。初产出的幼虫外被鞘膜，尾部有一气球状鞘膜囊，由多余的鞘膜形成，大小为（350～414）μm×（13～19）μm。

（二）生活史

成虫寄生在犬、猫等动物的眼结膜囊及泪管内，偶可寄生于人眼。雌虫在结膜囊内产幼虫，当中间宿主蝇类舔吸宿主眼部分泌物时，幼虫进入蝇消化道，穿过中肠入血腔，蜕皮 2 次，发育为感染期幼虫，进入蝇的口器，当蝇类再次舐食其他宿主的眼分泌物时，感染期幼虫剧烈活动，自蝇口器逸出，侵入终宿主的眼部，经 15～20d，再蜕皮 2 次，发育为成虫。从感染期幼虫发育至成虫产幼虫，约需 1～2 个月，成虫寿命可达 2 年以上。

（三）流行病学

吸吮线虫病主要分布于亚洲，印度、缅甸、菲律宾、泰国、日本、朝鲜及俄罗斯远东地区均有报告。我国发病人数最多，分布在 26 个省、市、区。以山东、江苏、湖北、安徽、河南、云南、河北等地较多。

传染源主要是犬、猫，还有家兔、鼠和野兔等。

冈田绕眼果蝇是结膜吸吮线虫的中间宿主和传播媒介，在舔吸眼部时传播病原体。吸吮线虫病的流行高峰在 6～9 月，感染者中儿童多于成人，尤以农村婴幼儿多见，可能与饲养犬、猫以及婴幼儿对蝇的防御能力较弱有关。

（四）致病

虫体蠕动、口囊的吸附作用、虫体体表横纹的划伤，以及其排泄物、分泌物的刺激，导致眼部出现炎症反应或肉芽肿形成。

主要表现为眼部异物感、痒感、畏光流泪、眼痛等。重者可出现结膜充血、发炎和溃疡以及角膜浑浊、眼睑外翻等。如虫体寄生于眼前房，可有眼部丝状阴影飘动感。亦可致睫状体充血、房水浑浊、眼压升高、视力下降，继发青光眼，甚至失明。一般仅单侧受感染，少数病例可发生双眼感染。

（五）诊断

用镊子或棉签，自患处取出虫体，根据形态特征诊断。结膜吸吮线虫病应与眼蝇蛆病、眼曼氏裂头蚴病、沙眼、眼内异物等相鉴别。

（六）防治

加强健康教育，注意个人眼部卫生，特别是幼儿。根除果蝇孳生的烂果类垃圾。饲养宠物者要定期检查，控制感染，注意防蝇、灭蝇。

治疗方法简单，可用镊子、消毒棉签直接取出虫体；或用 1%丁卡因、2%普鲁卡因滴眼，虫体受刺激自行从眼角爬出。遇取虫困难部位，需行手术取虫。

第六节　肺吸虫病

肺吸虫病（lung fluke inction）又称并殖吸虫病（paragonimiasis），是由并殖吸虫寄生于人和动物各组织器官所引起的人兽共患寄生虫病。主要寄生于肺脏，故得名，还可寄生于脑、肝、皮肤等部位，引起相应的病变。我国主要有两种并殖吸虫，卫氏并殖吸虫和斯氏狸殖吸虫。前者是以人为主的致病虫种，后者是以兽为主的致病虫种，人是其非适宜宿主，感染后主要引起幼虫移行症。

1877 年由 Westermani 首先在印度虎肺中发现卫氏并殖吸虫，1879 年 Ringer 在我国台湾省的一位葡萄牙籍人肺部检获虫体，此为首发人体病例。1930 年在浙江绍兴报道我国大陆第一个病例。卫氏并殖吸虫分布广泛，亚洲的日本、韩国、朝鲜、菲律宾、马来西亚、印度、泰国以及俄罗斯、非洲、南美洲一些国家均有报道。我国除西藏、新疆、内蒙古、青海、宁夏外，其他各省、市、自治区均有报道，尤以浙江、台湾、福建、安徽、四川、辽宁、吉林、黑龙江等省流行较为严重。2004 年第二次重要寄生虫感染现状调查，我国人群卫氏并殖吸虫血清抗体阳性率为 1.71%。

斯氏狸殖吸虫为中国独有虫种，国外未见报道。1959 年由陈心陶教授首次报道。斯氏狸殖吸虫分布于甘肃、陕西、四川、重庆、山西、河南、云南、贵州、湖南、湖北、浙江、江西、福建、广西、广东 15 个省市区，以青海至山东连线以南地区为主。

（一）病原学

1. 卫氏并殖吸虫（*Paragonimus westermani*）　属吸虫中的并殖科（Paragonimidae）、并殖属（*Paragonimus*）。成虫虫体肥厚，椭圆形，背面隆起，腹面扁平，常伸缩活动，体形多变。活虫暗红色。长 7.5～12mm，宽 4～6mm、厚 3.5～5.0mm。口吸盘位于虫体前端，腹吸盘位于体中横线之前。生殖器官构造复杂，睾丸 2 个，呈分叶状，左右并列于虫体后部。卵巢形如指状，子宫盘曲成团，与卵巢左右并列于腹吸盘之后。虫卵金黄色，椭圆形，大小平均为 91.7μm×50.4μm。一端有卵盖，较宽大，略倾斜。卵壳厚薄不匀，卵盖对侧的卵壳常有增厚的现象。卵内含一个卵细胞及十余个卵黄细胞。囊蚴存在于蝲蛄、石蟹体内，呈球形，乳白色，具两层囊壁，直径约 300～400μm。

2. 斯氏狸殖吸虫（*Pagumogonimus skrjabini*）　属并殖科中的狸殖属（*Pagumogonimus*）。成虫梭形，窄长，两端较尖，长 11.0～18.5mm，宽 3.5～6.0mm。腹吸盘略大于口吸盘。珊瑚状分支的卵巢，与盘曲的子宫并列于腹吸盘后。睾丸 2 个，分支状，左右并列于虫体后部。虫卵与卫氏并殖吸虫卵相似，但略小，可因地区和宿主的不同而有差异，平均大小为 71μm×48μm。

（二）生活史

1. 卫氏并殖吸虫　成虫主要寄生于人和多种肉食类哺乳动物肺脏，产出的虫卵随痰排出，或痰被咽下随粪便排出。虫卵入水后，在 25～30℃条件下约经 3 周孵出毛蚴，遇到适宜的第一中间宿主，如黑贝科和蜷科淡水螺类，则主动侵入螺体，经胞蚴、母雷蚴、子雷蚴的发育和无性生殖，形成尾蚴。尾蚴体大，具球形短尾。成熟的尾蚴离开螺体，或随螺体被第二中间宿主淡水蟹或蝲蛄吞食，发育为囊蚴。人和动物因食入含活囊蚴的淡水蟹或蝲蛄而感染。

囊蚴进入终宿主小肠上段，在消化液作用下经 0.5～1h，后尾蚴脱囊逸出，进一步发育为童虫。童虫依靠强劲的伸缩运动和穿刺腺分泌物的作用，穿透肠壁进入腹腔，徘徊于腹腔和腹腔器官之间，经 1～3 周移行窜扰后，童虫穿过膈肌经胸腔入肺，破坏肺组织形成虫囊，在囊内逐步发育为成虫。1 个虫囊通常含 2 个虫体。童虫在移行过程中，还可侵犯肺以外的组织器官，引起异位寄生。如侵入腹部皮下、肝脏、心包；还可沿纵隔经颈内动脉周围软组织上行，通过颈动脉管外孔和破裂孔上口入颅中窝，侵入脑组织；有时可侵犯脊髓、眼眶、睾丸、淋巴结等处。异位寄生的童虫成熟时间延长，多数不能发育为成虫。从感染囊蚴至成虫发育成熟，约需 2～3 个月。成虫寿命一般为 5～6 年，长者可达 20 年。卫氏并殖吸虫还有转续宿主，终宿主生食或半生食含童虫的转续宿主肉类也可感染。

2. 斯氏狸殖吸虫 生活史与卫氏并殖吸虫相似。终宿主是动物，如果子狸、犬、家猫、豹猫、野猪等哺乳类动物。第一中间宿主为小型及微型螺类，如小豆螺、拟钉螺等，多栖息于溪流较小、流速缓慢的山沟中，附着于枯枝、落叶下、石块周围及苔藓之中。因其体型微小，检获螺体时易被疏漏。第二中间宿主为淡水华溪蟹和石蟹。

人不是斯氏狸殖吸虫适宜宿主，生食或半生食含囊蚴的淡水蟹，或含童虫的转续宿主肉类而感染。脱囊童虫徘徊于组织器官之间，一般不能发育为成虫。

（三）流行

1. 传染源 肺吸虫病属自然疫源性疾病：①卫氏并殖吸虫的传染源除病人、带虫者外，还有多种肉食类动物。自然感染的保虫宿主种类繁多，包括犬、猫、羊、猪、牛等家畜，以及狮、虎、豹、狼、狐狸、猞猁、果子狸等野生动物。常见的转续宿主有家猪、野猪、鼠、恒河猴、山羊、绵羊、家兔、豚鼠、鸡和鸟等，大型肉食类动物如虎、豹等常因捕食这些转续宿主而感染。②斯氏狸殖吸虫的传染源是果子狸、犬、猫等动物。在人迹罕至地区，流行于野生动物间，构成了肺吸虫病的自然疫源地。

2. 传播途径 肺吸虫病属于食源性寄生虫病，其感染途径和方式有：①生食或半生食含囊蚴的蟹或蝲蛄，此为主要感染途径，如在疫区有食生蟹、腌蟹、醉蟹、烤蝲蛄、蝲蛄酱、蝲蛄豆腐等习惯，因囊蚴未被杀死而导致食用者感染。实验表明，经盐、酒腌浸后，大部分囊蚴仍可存活。囊蚴浸在酱油（含盐 16.3%）、10%～20%盐水或醋中时，部分囊蚴可存活 24h 以上。②加工蝲蛄、蟹制品时，活囊蚴污染了炊具、食具、饮水等，被人误食，或直接饮用含囊蚴的溪水、河水等而感染。③食入含活童虫的猪、鼠、鸡等转续宿主的肉类。

3. 易感性 肉食性哺乳动物对两种并殖吸虫均易感。人群一般对卫氏并殖吸虫易感，有时可感染斯氏狸殖吸虫，引起幼虫移行症。

4. 流行特征 潜伏期长短不一，故发病无明显的季节性。由于并殖吸虫的中间宿主淡水螺类、蝲蛄、蟹类等，常共同栖息于水流清澈、卵石较多的山溪和河沟，故肺吸虫病多流行于山区和丘陵地带。国内存在蝲蛄型和溪蟹型流行区，前者仅分布于东北三省，后者呈点状分布。

（四）发病机制

§1. 卫氏并殖吸虫病

主要是童虫或成虫在组织器官内移行、寄居造成的机械性损伤，以及代谢产物等引起的免疫病理反应。

急性期主要由幼虫移行所致，在腹腔移行可引起混浊或血性腹水；进入胸腔可致胸膜炎及胸腔积液；在肝表面移行或穿过肝组织，引起局部出血、坏死。

卫氏并殖吸虫病以慢性期较常见，幼虫进入肺脏发育和寄生所致，引起慢性卫氏并殖吸虫病。病理过程分三期：

1. 脓肿期 虫体在肺组织移行，引起组织破坏、点状或片状出血，形成隧道状或窟穴状病灶。继之病变周围产生肉芽组织，形成薄膜状脓肿壁。X 线显示边缘模糊的浸润性阴影。

2. 囊肿期 脓肿内大量炎性细胞浸润、死亡、崩解和液化，形成赤褐色黏稠性液体，周围肉芽组织增生，囊壁变厚，形成囊肿。肉眼可见边界清楚的结节状虫囊。X 线显示边缘清晰的结节状阴影，或多房囊样阴影，有时可见液平。

3. 纤维瘢痕期 虫体死亡或转移，囊内容物逐渐被吸收或随痰咳出，囊腔被肉芽组织充填，继而纤维化形成瘢痕。X 线显示硬结性或条索状阴影。

以上三期病变常可同时见于肺脏，也可见于肺以外的其他组织器官。

§2. 斯氏狸殖吸虫病

童虫在体内移行游窜，引起幼虫移行症，侵犯部位及机制同卫氏并殖吸虫。

（五）临床表现

【人类肺吸虫病】

常累及全身多个器官，故临床表现复杂多样。根据病情及病变部位，分以下类型。

1. 急性卫氏并殖吸虫病　潜伏期短，数天至 1 个月。轻度感染者表现为食欲缺乏、乏力、消瘦、低热、皮疹等；重度感染者在数小时即可出现症状，发病急，毒血症状明显，高热伴有胸闷、胸痛、咳嗽、气短等呼吸系统症状，或腹痛、腹泻、肝大、腹水等消化系统症状；血象检查嗜酸性粒细胞明显升高。

2. 慢性卫氏并殖吸虫病　①胸肺型：最常见。以咳嗽、胸痛、咳痰为主，铁锈色或棕褐色血痰为典型特征。痰中含有大量虫卵、夏科-雷登结晶及嗜酸性粒细胞。②腹型：约占病例的 1/3。以全腹或右下腹隐痛、腹泻为主。③肝型：儿童多见。以肝区疼痛、乏力、食欲缺乏为主，肝脏常肿大，伴肝功能受损。④皮肤型：以游走性皮下包块为特征，结节呈单发，或多个成串，直径 1～6cm，皮肤表面正常。⑤脑脊髓型：多见于青少年。脑型表现为阵发性剧烈头痛、癫痫、瘫痪，以及颅内高压症状，脊髓型患者较少见，受损部位在第 10 胸椎上下，表现为下肢麻木、腰痛、坐骨神经痛，甚至截瘫。⑥亚临床分型：在流行区普查时较为多见。无明显的症状和体征，但有生食蟹或蝲蛄史，多项免疫学检测阳性，嗜酸性粒细胞明显增高。⑦其他型：虫体可累及眼部，膀胱、阴囊等处。

3. 斯氏狸殖吸虫病　引起皮肤和内脏幼虫移行症。

（1）皮肤幼虫移行症：表现为游走性皮下结节或包块，结节位置表浅，多紧靠皮下，边界不清，质地中等，皮肤表面无明显红肿，可移动。大小 1～3cm，单个或成串出现。

（2）内脏幼虫移行症：因幼虫侵犯部位不同而表现各异。腹型以腹痛、腹泻、便血、腹内肿块为主；肝型表现为肝痛、肝肿大及 ALT 升高；胸肺型可出现咳嗽、咳痰、胸痛及胸闷等症状；侵犯心包，可致血性心包积液，表现为心悸、气短等；脑型可出现类似脑膜炎、脑脓肿、脑瘤或蛛网膜下腔出血等症状；侵入眼可致眼球突出，视力障碍；侵犯其他部位，可出现相应的临床体征。全身反应有低热、乏力、食欲下降。血象嗜酸性粒细胞明显增高，血沉加快。儿童患者症状更为明显，且多伴有肝肿大。

【动物肺吸虫病】

症状与人相似，但一般较轻。由于很多动物是斯氏狸殖吸虫的适宜终宿主，动物感染斯氏狸殖吸虫后，可以在肺内发育为成虫，引起与卫氏并殖吸虫病相似的症状。

（六）诊断

对可疑患者，询问有无生食或半生食淡水蟹、蝲蛄或野猪肉、羊肉、鸡肉的经历，是否经常饮用疫区生水，再结合临床症状和体征，通过以下检查方法进行诊断。

1. 病原学检查　卫氏并殖吸虫病以痰中检获虫卵为确诊依据，部分患者因将痰咽下，也可在粪便中找到虫卵得以确诊。但斯氏狸殖吸虫病一般查不到虫卵。对于皮肤结节可手术摘除，进行组织活检，发现童虫及嗜酸性肉芽肿，也可确诊。

2. 免疫学检测　检测特异性抗体或抗原具有重要的辅助诊断意义，尤其适合虫卵检查阴性的患者。可用于肺吸虫病的检查方法很多，常见有：皮内试验（ID）、酶联免疫吸附试验（ELISA）、间接血凝试验（IHA）、放射免疫法（RIA）、间接荧光抗体试验（IFA）等；还有各种改进的 ELISA 法：斑点-ELISA（Dot-ELISA）、葡萄球菌蛋白 A-ELISA（SPA-ELISA）、凝胶扩散-ELISA（DIG-ELISA）、生物素-抗生物素 ELISA（ABC-ELISA）；此外，体结合试验（CF）、酶标记抗原对流免疫电泳（ELACIE）、酶联免疫印迹技术（ELIB）、金标免疫渗滤法（DIGFA）及杂交瘤技术，均具有辅助诊断价值。其中 ID 试验常用于普查初筛，阳性符合率可达 95%，但常有假阳性和假阴性。ELISA 和 RIA 敏感性高、特异性强，特别是 ELISA 为目前最常用的检测技术，其阳性符合率可达 90%～100%。Dot-ELISA 检测血清中的循环抗原，阳性率达 98%以上，适用于早期诊断及疗效考核。由于各种免疫学方法的特异性、敏感性和可重复性存在一定的差异，故同时采用两种以上方法检测，可提高诊断的准确性。

3. 分子生物学检测 PCR、实时荧光 PCR 和 DNA 探针等分子生物学检测技术，已应用于肺吸虫病诊断，特异性强，敏感性高，但操作复杂。

4. 其他检查方法 血象检查白细胞增多，以嗜酸性粒细胞增多明显。其他还有肝功能检查、超声检查、X 线检查、脑电图、心电图和 CT 等。

5. 鉴别诊断 肺吸虫病应注意与阿米巴肺脓肿、肺结核、肺部肿瘤、结核性胸膜炎、腹膜炎、脑肿瘤等鉴别。

（七）防制

健康教育是控制肺吸虫病最重要的措施。不生食或半生食蟹、蝲蛄及野猪、羊、鸡、兔等动物的肉类。不饮生水，提倡熟食。加强粪便和水源管理，不随地吐痰，防止虫卵入水；不用生蟹、蝲蛄喂养动物。积极治疗病人和带虫者，治疗或捕杀保虫宿主，以消灭或控制传染源。

（八）治疗

1. 病原治疗 首选吡喹酮（praziquantel），具有疗效高、毒性低等优点。也可用阿苯达唑、三氯苯达唑（triclabendazole，三氯苯唑）驱虫治疗。对脑型或较重型患者可适当增加剂量，延长疗程。因吡喹酮对童虫也有明显的致死作用，亦可用于转续宿主的治疗。

2. 手术治疗 对慢性病例和伴有占位性症状者，可配合手术治疗，如皮下包块或虫囊压迫脑脊髓者，手术摘除。根据患者的病情，辅以必要的对症治疗。

第七节 华支睾吸虫病

华支睾吸虫病（clonorchiasis）又称肝吸虫病，是由华支睾吸虫寄生于人和动物肝胆管内所引起的疾病。1874 年首次在印度加尔各答一华侨胆管内发现华支睾吸虫，因两个睾丸呈分支状，故得名中华分支睾吸虫，后改为华支睾吸虫，俗称肝吸虫。1908 年证实我国有华支睾吸虫病存在。1975 年，在湖北省江陵县西汉古尸、战国楚墓古尸内相继发现华支睾吸虫虫卵，证明华支睾吸虫病在我国至少已有 2300 多年的历史。

华支睾吸虫病主要分布于中国、韩国和越南等东南亚国家，以及俄罗斯远东地区，感染者 1500 万，其中 1300 万在中国。随着移民的迁入，一些非流行区和包括北美、西欧的发达国家，病例报告也越来越多。

2004 年全国第二次人体重要寄生虫病现状调查表明，流行区华支睾吸虫感染率为 2.40%。广西壮族自治区的一些县市，华支睾吸虫病的感染率接近 50%。2009 年，国际癌症研究署将华支睾吸虫确定为人类 1 类致癌物。2010 年 WHO 发布“全球被忽视热带病首次报告”，华支睾吸虫病作为 17 种（组）“被忽视的热带病”之一；2013 年 WHO 发布“全球被忽视热带病第二次报告”，华支睾吸虫病作为其中的食源性吸虫病再次入围。在流行区华支睾吸虫病已成为严重的公共卫生问题。

（一）病原学

华支睾吸虫（*Clonorchis sinensis*）为后睾科（Opisthorchiidae）、支睾属（*Clonorchis*）的吸虫。雌雄同体。其生活史期包括成虫、虫卵、毛蚴、胞蚴、雷蚴、尾蚴及囊蚴阶段。

成虫外形很像柳叶，扁平，前窄后宽。虫体长 10～25mm，宽 3～5mm。活体肉红色，死后呈灰白色。有口吸盘和腹吸盘。消化道简单、半退化，有口、咽、食道和两个肠支，但没有肛门。睾丸1对，呈分支状，前后排列于虫体后部。卵巢1个，分叶状，位于睾丸之前。子宫盘曲状。虫卵黄褐色，西瓜籽状，是寄生蠕虫卵中最小的一种，平均大小为29μm×17μm，上端有一小盖，下端可见一突起。自终宿主粪便排出时，卵内含一成熟的毛蚴。

囊蚴是华支睾吸虫病的感染阶段，存在于淡水鱼、虾体内。囊蚴呈椭圆形，大小140μm×120μm，有两层囊壁，内含1条后尾蚴，在鱼体可存活3个月～1年。实验证明，1mm厚鱼片中的囊蚴，在60℃、70℃和90℃水中，分别需15s、6s和1s便可被杀死。囊蚴在烹调用普通食醋中可存活2h，在酱油中可存活5h。其他鱼生蘸料，如大蒜汁、辣椒浸液短时间内不能杀死囊蚴。

（二）生活史

华支睾吸虫成虫寄生在人、猫、犬、猪等哺乳动物的肝胆管内，成熟后产卵，产出的虫卵随胆汁进入小肠，随粪便排出体外。虫卵随雨水或粪便进入小河、池塘或江水中，被第一中间宿主淡水螺（纹沼螺、长角涵螺和赤豆螺）吞食，在螺消化道孵出毛蚴。毛蚴穿过肠壁，在螺体内经过胞蚴、雷蚴的发育和无性增殖，最后产生大量尾蚴。在感染后约100d，成熟尾蚴开始逸出螺体，在水中游动，如遇到合适的第二中间宿主淡水鱼、虾类，尾蚴钻入皮下、肌肉，经过20～35d发育成囊蚴。第二中间宿主以野生小型鱼感染率高，感染度也较重。如麦穗鱼、克氏鲦鱼等。

人和动物如果食入生的或未煮熟的含囊蚴的鱼、虾，可感染华支睾吸虫病。囊蚴进入小肠，在小肠消化液的作用下，囊壁被软化，加之其内幼虫分泌的蛋白酶的作用，幼虫在十二指肠内脱囊，逆胆汁流动的方向移行，经胆总管进入肝内胆管，也可经血管或穿过肠壁经腹腔进入肝胆管内，发育为成虫。从食入囊蚴到粪便中查到产卵，不同的宿主需要20～40d的时间。成虫每日排卵2000～4000个，在人体内的寿命可达20～30年。

（三）流行病学

1. 传染源 包括病人、带虫者和保虫宿主。猫、狗、猪、鼠是重要的动物宿主。华支睾吸虫病是一种自然疫源性疾病，保虫宿主有40多种，其感染率及感染度比人群高，是人体华支睾吸虫病的重要传染源。

2. 传播途径 粪便处理不当，如直接在水中刷洗马桶、在鱼塘上建造厕所及动物随意便溺等，使虫卵有机会入水，此为华支睾吸虫病传播的重要环节。水中同时存在第一、第二中间宿主，是虫卵得以继续发育的必要条件。

生食或半生食含感染期囊蚴的淡水鱼虾，是感染华支睾吸虫病最常见的途径。如我国广东、香港和台湾等地居民有食生鱼片、鱼生粥或烫鱼片的习惯，东北地区的居民有生拌鱼肉佐酒的习惯。在野外食用未烧烤熟透的鱼虾，也有被感染的风险。此外炊具、砧板生、熟食不分或饮用被囊蚴污染的水，亦可感染。在河边剖杀活鱼，将鱼内脏和鱼鳃等废弃物丢入水中，或直接喂饲犬、猫等动物，都可增加动物因饮生水、食生鱼而感染的风险。

3. 易感性 人群对华支睾吸虫普遍易感，关键因素是饮食及烹调习惯。一般男性感染者多于女性。各年龄段人群均可感染，多在20～50岁。家畜、野生动物、宠物均易感。

4. 流行特点 华支睾吸虫病主要分布于中国、韩国、朝鲜和越南等东南亚国家以及俄罗斯远东地区，呈现随水系流域分布的规律。我国以东南沿海、长江流域、松花江流域及五大淡水湖泊为主，呈点片状分布特点，有一定的家庭聚集性。我国除新疆、内蒙古、甘肃、青海、西藏、宁夏等尚未报道外，包括台湾、香港在内的27个省市区均有不同程度的流行。

（四）发病机制

成虫寄生于肝内胆管，虫体的机械性损伤以及分泌物、代谢产物的化学性刺激作用，引起胆管壁上皮细胞不断脱落、增生和纤维化，管壁变厚，管腔狭窄，甚至堵塞，引起胆汁淤滞，胆管出现局限性扩张，严重者出现阻塞性黄疸。由于胆汁流通不畅，易合并细菌感染，导致胆管炎、胆囊炎或胆管肝炎。如伴有腺体大量增生，也可形成胆管息肉。虫卵、死亡的虫体碎片、脱落的胆管上皮细胞以及形成的胆红素钙等，可在胆管或胆囊内形成结石。扩张的小胆管及胆汁的外渗，压迫肝内血管，使邻近肝细胞发生缺血和坏死。胆管周围纤维组织增生，逐渐向肝小叶内延伸，分割肝小叶，形成肝纤维化。因左肝管与胆总管的连接较平直，幼虫易上行，故病变以肝左叶为主。华支睾吸虫病严重时，虫体可阻塞胰管，引起慢性胰腺病变。长期感染还可诱发胆管上皮癌、肝细胞癌。

（五）临床表现

【人类】

急性期多因一次食入大量华支睾吸虫囊蚴所致。潜伏期 1 个月左右。起病急，以发热、上腹部疼痛、腹泻、肝肿大为主要表现，伴血中嗜酸粒细胞增多。华支睾吸虫病一般呈慢性感染，反复多次小量感染是其主要原因，急性期如未得到及时有效的治疗，也可演变为慢性。轻者可无自觉症状，或仅有胃部不适、上腹胀等消化道反应；中度感染者出现食欲缺乏、乏力、肝肿大、肝区疼痛、慢性腹泻、消瘦及低热等体征。长期慢性感染可出现胆管炎、胆石症、阻塞性黄疸等多种并发症。重感染者可形成肝硬化。晚期常因上消化道出血、肝昏迷，或由于长期腹泻导致脱水和电解质平衡紊乱而死亡。儿童重度感染可伴有明显的生长发育障碍，甚至形成侏儒症。华支睾吸虫病的并发症和合并症多达 21 种，及易被误诊。

【动物】

多呈慢性经过，轻度感染时，症状不明显。重度感染时，出现精神萎靡、消化不良、食欲不佳，病情逐渐加剧，出现呕吐、下痢、黄疸、贫血、消瘦，后期肝硬化。多继发腹水而致腹部膨大，可伴发各种并发症。如不及时治疗，常导致死亡。

（六）诊断

对可疑患者应详细询问感染病史，了解其是否来自或到过流行区，有无生食或半生食鱼虾的习惯；结合临床症状和体征，有针对性地进行各种实验室检查，在粪便或十二指肠引流液中检获虫卵是确诊的主要依据。

1. 病原学检查 包括粪便检查虫卵、十二指肠引流液检查虫卵。一般在感染后 1 个月，在粪便中可检获虫卵。

（1）粪便检查虫卵：①生理盐水直接涂片法：简便易行，但由于所用粪便量少，虫卵小，轻度感染者易漏检，反复多次检查可提高检出率。②浓聚法：较直接涂片法检出率高，包括沉淀法和浮聚法，前者检出率高于后者。③改良加藤厚涂片法：为 WHO 推荐的一种粪便查卵法，操作简单，省时，成本低，既可定性，又可定量，检出率达 95%以上，被认为是最有效的粪检方法之一，特别适合普查以及疗效的考核。华支睾吸虫卵与异形异形吸虫卵、横川后殖吸虫卵极为相似，应注意仔细鉴别。

（2）十二指肠引流液检查：将引流的胆汁离心沉淀后检查虫卵，检出率可达 100%；亦可引流出活成虫确诊。但本法操作较复杂，患者一般不愿意接受，适用于疑难病例的诊断。

2. 免疫学检测 常用的方法有皮内试验（ID）、酶联免疫吸附试验（ELISA）、间接荧光抗体试验（IFA）、金标免疫渗滤法（DIGFA）等，用于肺吸虫病的各种免疫诊断方法，也适用于华支睾吸虫病的检测。ID 的优点在于普查时起过筛作用，从而减少粪检的工作量。ELISA 具有简便快速、敏感性高、特异性强、样品用量少、判断结果容易等优点，是符合现场需要的较为理想的免疫诊断方法，被广泛应用于各种蠕虫病的检查。

3. 影像学检查　B 型超声图像上呈多种异常改变，胆管壁出现双轨征或“等号”样声像，尽管特异性不强，仍不失为较好的辅助诊断和疗效考核的方法之一。CT、MRI 也有辅助诊断意义。

4. 其他检查方法　包括血化验中嗜酸性粒细胞的计数、肝功能检测等。

5. 鉴别诊断

（1）急、慢性病毒性肝炎：消化道症状、肝区隐痛及全身症状较显著，血浆检查病毒标志物、粪便检查华支睾吸虫卵，可鉴别诊断。

（2）肝片吸虫病：多发生于牛羊牧区，主要感染家畜。人因生吃水生植物偶有感染，阻塞性黄疸更为明显，粪检肝片吸虫卵可确诊。

（3）血吸虫病：大多有腹痛、腹泻；均有皮肤接触疫水史；粪便毛蚴孵化法阳性；免疫学检测血吸虫特异性抗体阳性。

（七）防制

（1）在流行区对居民进行普查普治，对感染家畜、宠物，有条件者予以驱虫，大力捕杀鼠等有害宿主，以控制传染源。

（2）加强粪便管理，防止未经无害化处理的人畜粪便入水。禁止在鱼塘上或周围修建厕所，以防虫卵污染水体。不食生或未熟的鱼虾，不用生鱼虾喂家畜、宠物，注意生、熟食品的厨具分开使用。掌握正确的烹调方法和改变饮食习惯，是预防华支睾吸虫病的关键。

（3）在易感人群中开展健康教育，普及华支睾吸虫病的防治知识，使人群真正了解本病的危害及传播途径，自觉预防华支睾吸虫病的发生。

（八）治疗

（1）病原治疗：首选驱虫药物为吡喹酮，具有疗程短、疗效高、在体内吸收、代谢、排泄快等优点。也可用阿苯达唑治疗，或阿苯达唑与吡喹酮配伍应用。服用新药三苯双脒（tribendimidine）驱虫，其疗效与吡喹酮相似，且副作用较小。

（2）驱虫同时，予以保肝护胆等对症和支持疗法。

第八节　布氏姜片吸虫病

布氏姜片吸虫病（fasciolopsiasis）俗称姜片虫病、肠吸虫病，是由布氏姜片吸虫寄生于人、猪小肠所致的人兽共患寄生虫病。临床上以腹痛、慢性腹泻、营养不良为主要表现。其流行常与种植水生植物及养猪业有密切关系。

早在 1600 多年前，我国东晋时期就有姜片虫病的记载。我国广州发现临床确诊的第一个病例。姜片虫病主要流行于亚洲的温带和亚热带地区，养猪业发达国家多见。国内除东北、内蒙古、新疆、青海、西藏、宁夏等地区外，其他 18 个省、市和自治区都有分布，各地感染率不一。

（一）病原学

布氏姜片吸虫（*Fasciolopsis buski*）是一种大型吸虫，隶属于片形科（Fasciolidae）、姜片属（*Fasciolopsis*），因外形似姜片，又寄生于宿主小肠，故常称姜片虫、肠吸虫。生活史期包括成虫、虫卵、毛蚴、胞蚴、两代雷蚴、尾蚴、囊蚴等发育阶段。成虫扁平肥厚，活体呈肉红色，体长 20～75mm，宽为 8～20mm。腹吸盘十分发达，漏斗状，吸附力很强。睾丸两个，珊瑚状高度分支，前后排列于虫体的后半部。虫卵椭圆形，大小为（130～140）μm×（80～85）μm，是寄生于人体最大的蠕虫卵，淡黄色，卵壳薄而均匀，卵盖不明显。卵内含一个卵细胞和几十个卵黄细胞。

（二）生活史

成虫寄生在人、家猪、野猪等终宿主的小肠上段，自体或异体受精后可产卵，虫卵随终宿主粪便排出，入水，在 26～32℃适宜温度下，约经 3～7 周孵出毛蚴。毛蚴遇到中间宿主扁卷螺，侵入螺内，经胞蚴、母雷蚴、子雷蚴，最后发育形成尾蚴。尾蚴从螺体逸出，吸附在水生植物表面，分泌成囊物质形成囊蚴。人或猪因生食含囊蚴的水生植物或喝疫水而感染。囊蚴进入消化道后，在小肠消化液和胆汁的作用下，幼虫脱囊而出，吸附在小肠黏膜上，经 1～3 个月发育为成虫。成虫寿命在人体最长可达 4 年半。

（三）流行病学

1. 传染源 传染源为病人、带虫者和保虫宿主。家猪是重要的保虫宿主，是姜片虫病主要的传染源。往往猪感染姜片虫病的流行区比人姜片虫病的流行区更广泛。此外，野猪、猕猴、兔也可作为传染源。

2. 传播途径 许多水生植物均可作为姜片虫的传播媒介，如荸荠、茭白、红菱等。①生食或啃食受染的水生植物、或用受染的水生植物直接喂猪，是造成姜片虫病传播的主要途径；②在流行区喝生水也有感染的风险。

3. 易感性 主要与是否有生食水生植物的习惯有关，以儿童和青少年多发。与性别无关，感染过的人对再感染无明显的保护性免疫，其原因可能与姜片虫仅寄生于肠道有关。

4. 流行特征 由于姜片虫成虫和囊蚴对宿主的选择性较严格，囊蚴在植物表面成囊，当随植物暴露于外界环境时，存活时间较短，故姜片虫病多呈小面积、点状分布，有明显的地方性特点。姜片虫病好发于 7～9 月，这与水生植物的生长周期有关，夏季正是各种水生植物成熟、根茎发达时节，而这些植物既是扁卷螺喜欢的食物，也是姜片虫囊蚴喜欢附着的媒介，故姜片虫病也有季节性的特点。

（四）发病机制

姜片虫成虫体大，吸盘十分发达，吸附力很强，可使肠黏膜发生炎性病变，局部水肿、点状出血、甚至溃疡或脓肿。肠道的消化与吸收功能障碍，导致不同程度的营养不良和消化功能紊乱。其分泌物、代谢产物被吸收后，可引起变态反应和嗜酸性粒细胞的增加。大量感染时可堵塞肠道引起肠梗阻。

（五）临床表现

【人类】

姜片虫病 潜伏期 1～3 个月。临床表现取决于患者的感染程度和营养状况。轻者可无症状，重度感染者主要表现为营养不良和消化功能紊乱，出现水肿、贫血和重度乏力等症状。如寄生虫数较多，可引起肠梗阻、胆道阻塞等体征。儿童重度感染，可出现不同程度的生长发育及智力障碍，少数可因衰竭、虚脱而死亡。

【动物】

猪姜片虫病 病猪发育不良，体毛稀疏，精神不振，食欲减退、消化不良，腹泻、消瘦。母猪泌乳量减少，严重时可致死亡。

（六）诊断

遇到患者来自或到过姜片虫病的流行区，有生吃或啃咬荸荠、红菱等水生植物史，出现慢性腹泻、消化不良、消瘦、水肿等临床症状，应考虑姜片虫病的可能。

1. 病原诊断 检获粪便中的虫卵或排出的成虫，即可确诊。用直接涂片法连检三张，可查出绝大多数患者，但轻度感染者容易漏诊，可采用粪便浓集法，如沉淀法、浮聚法等，以提高检出率。

在大规模普查时，可用改良加藤氏厚涂片法查卵。

2. 鉴别诊断 姜片虫病与肝片吸虫病的感染史相同、虫卵的形态相似，应注意鉴别。肝片吸虫病多伴有肝胆系统的体征，如右上腹疼痛或胆绞痛，肝肿大等；肝片形吸虫卵直径略长，卵盖略大，卵壳周围可见胆汁染色颗粒附着，卵细胞较易见到。

（七）防制

防制原则包括加强粪便管理，防止人、猪的粪便入水。大力开展卫生宣传教育，不生吃菱角、荸荠、茭白等水生植物，不喝生水。不用青饲料喂猪。选择适宜的措施杀灭中间宿主扁卷螺，如用0.1%的石灰水，对水生饲料塘库进行消毒。在流行区查治病人、病猪，以减少传染源。

（八）治疗

1. 支持疗法 重症患者于驱虫治疗前，宜先进行支持疗法，纠正贫血，改善营养状况，再进行病原治疗。

2. 病原治疗 病人首选吡喹酮驱虫。病猪可选硫双二氯酚（bithionol，硫氯酚，别丁）进行驱虫。

第九节 肝片吸虫病

肝片吸虫病（fasciolasis）是肝片形吸虫寄生于牛、羊等哺乳动物肝胆管内的一种常见寄生虫病，人也可感染。1379 年由法国学者从绵羊体内发现。肝片吸虫病广泛分布于世界各地，尤以中南美、欧洲、非洲等地比较常见。特别是牧区，牛、羊的感染率多为 20%～60%，对畜牧业的危害较大。我国动物感染时有发生，但人体感染报道不多，主要是因生食含有囊蚴的水生植物所致。目前我国共报道人体病例 224 例，分散在江西、福建、湖北、内蒙古、云南、广西等 21 个省、市、区。

（一）病原学

肝片形吸虫（*Fasciola hepatica*）隶属片形科、片形属（*Fasciola*），是片形科的另一种大型吸虫，与姜片虫的形状、颜色和大小十分相似。肝片形吸虫成虫的主要形态特征为：虫体前端有明显突出的头锥；体表密布细小棘刺；腹吸盘不及姜片虫发达；肠支有很多分支，呈树枝状；睾丸 2 个，高度分支，前后排列在虫体中部。虫卵的形态特征：纵径比姜片虫略长，130～150μm；卵盖略大；卵壳周围可见胆汁染色颗粒附着；卵细胞较易见到。

（二）生活史

成虫寄生在牛、羊和人的肝胆管内。产出的虫卵随胆汁流入肠腔，混在粪便中排出体外。虫卵入水后，在适宜的温度下经过 2～3 周，卵内毛蚴发育成熟并从卵盖处孵出。当遇到中间寄主锥实螺类，即迅速钻进螺体内，发育为胞蚴。胞蚴的胚细胞经无性生殖，发育为两代雷蚴及尾蚴，后者从螺体逸出，附着于附近水生植物表面，形成囊蚴。家畜饮水或吃草、吃饲料时吞进囊蚴即可感染。囊蚴在肠腔中脱囊，童虫主动穿过肠壁，进入腹腔，钻破肝被膜，深入肝实质数周后，最终进入肝胆管中寄生，发育为成虫。也可经肠系膜静脉或淋巴管到达肝胆管。从囊蚴感染到发育为成虫产卵，约需 3～4 个月。成虫在绵羊体内可存活 11 年，牛体内存活期短，为 9～12 个月，在人体内的寿命可长达 12 年。

（三）流行病学

数十种哺乳动物可作为肝片形吸虫的传染源，以牛、羊为主。在低洼潮湿的沼泽地，牛羊的粪便污染环境，又有椎实螺类存在，牛羊在饮水或吃草时，较易造成感染。生食水生植物，如水芹、茭白、野生莴苣等，是人体感染的主要途径。

（四）发病机制

肝片形吸虫的童虫、成虫均可致病。童虫在经小肠、腹腔、肝和肝胆管移行中，引起组织器官的病理损伤。在腹腔移行时，可进入或随血流到达皮下、脑、肺、咽部、膀胱等处，引起异位损害，也称肝外肝片吸虫病，以皮下组织较为多见。成虫在肝内胆管的病理改变，同肝吸虫相似。病情发展至晚期最严重的结局为肝硬化，出现相应的各种并发症，危及生命。

（五）临床表现

【人类】

人肝片吸虫病 急性期主要由童虫引起，患者可有剧烈头痛、后背痛、高热、右下腹痛及胃肠道症状，肝脾肿大、外周血嗜酸粒细胞增多。慢性期主要有乏力、右上腹疼痛或胆绞痛、腹泻和不规则发热、贫血、黄疸和肝肿大等表现。肝外肝片吸虫病，表现为相应系统的症状，常见有皮肤结节。

【动物】

牛、羊肝片吸虫病 多表现为急性、慢性肝炎和胆囊炎，全身中毒和消化吸收不良的体征。病牛消瘦、水肿和贫血，病羊精神沉郁、腹痛、腹泻、贫血、衰竭。

（六）诊断

同华支睾吸虫病的诊断，粪便或十二指肠引流液中查获虫卵即可确诊。酶联免疫吸附试验（ELISA）对肝外肝片吸虫病的诊断尤为有效。B 超检查有辅助诊断意义。

肝片形吸虫虫卵应与姜片虫卵、棘口吸虫卵相鉴别。

（七）防治

消灭中间宿主锥实螺；加强人畜粪便管理，防止污染水源；不饮生水，不生食水生植物、生菜，不用其喂饲家畜。

与其他吸虫不同，吡喹酮对肝片形吸虫无效，病人首选三氯苯达唑（triclabendazole，三氯苯唑）治疗，动物可选硫氯酚和三氯苯达唑。

第十节　日本血吸虫病

日本血吸虫病（schistosomiasis japonica）是由日本血吸虫寄生于人和家畜门静脉-肠系膜静脉系统所致的人兽共患寄生虫病。又称血吸虫病（schistosomiasis）。

考古时在我国湖南长沙马王堆的西汉女尸、湖北江陵的西汉男尸体内发现典型的日本血吸虫虫卵，由此推算，血吸虫病至今已有 2100 多年的历史。血吸虫病分布于亚洲、非洲和拉丁美洲的 76 个国家和地区，全球受威胁的人口达 6 亿，约有 2 亿人受到不同程度的感染。血吸虫病在我国曾流行于长江流域及其以南的湖南、湖北、广东、广西等 13 个省市区，经过 50 余年的努力，取得了举世瞩目的成就，到 2010 年，上海、浙江、福建、广东、广西 5 省市区已达到消灭血吸虫病（传播阻断）标准，四川、云南和江苏达到基本消灭血吸虫病（传播控制）标准，安徽、江西、湖北、湖南 4 省均达到了疫情控制标准。截至 2013 年年底，全国推算血吸虫病人 184 943 例。

血吸虫病是世界“热带病研究与训练特别规划”要求防治的 10 种主要热带病之一，也曾是我国过去的五大寄生虫病之一，被列入我国乙类法定传染病。

（一）病原学

日本血吸虫（*Schistosoma japonicum*）隶属于裂体科（Schistosomatidae）、裂体属（*Schistosoma*），又称血吸虫（schistosome）。生活史阶段分成虫、虫卵、毛蚴、两代胞蚴、尾蚴期。血吸虫成虫不同于其他吸虫，外观似线虫，雌雄异体，雌虫细长，雄虫短粗，且雌雄虫呈合抱状态，大小约在10～28mm。雄虫乳白色，雌虫因肠管内充满红细胞消化后残留的卟啉类物质，故虫体呈灰褐色。血吸虫成虫的平均寿命为4.5年，最长可活40年之久。成熟虫卵淡黄色，椭圆形，平均大小为89μm×67μm，无卵盖，卵壳一侧有一小棘。卵内含一毛蚴。表面常附有许多宿主组织残留物。血吸虫尾蚴末端分叉，系叉尾尾蚴，在水中可活1～3d。

尾蚴不耐热，在60℃的水中会立即死亡。漂白粉、碘酊及氯硝柳胺等对尾蚴也有杀灭作用。

（二）生活史

终宿主为人和多种哺乳动物。成虫主要寄生在终宿主的门脉-肠系膜静脉系统，雌虫产卵于肠黏膜下层静脉末梢内，由于成熟虫卵内毛蚴分泌的溶细胞物质可透过卵壳，破坏血管壁，并使周围的肠黏膜组织发炎坏死，加之肠蠕动、血管内压和腹内压增加，虫卵可随破损的坏死组织一并落入肠腔，随粪便排出体外。不能排出的虫卵，沉积在肝、肠等局部组织中逐渐死亡、钙化。含虫卵的粪便污染水体，在适宜的条件下，毛蚴孵出，侵入中间宿主钉螺体内，发育增殖，经两代胞蚴，分批形成尾蚴。尾蚴成熟后自螺体逸出，并在水表面活动，当人或其他哺乳动物接触疫水时，尾蚴迅速侵入宿主的皮肤，脱去尾部，逐渐发育为童虫。童虫穿入静脉或淋巴管，随血流或淋巴液，经右心、肺泡毛细血管、左心，到达全身。大部分童虫再进入小静脉，随血流进入肝内门静脉分支，在此发育，童虫雌雄合抱，移行到门脉-肠系膜静脉寄居，逐渐发育成熟并产卵。

尾蚴钻皮过程非常迅速，在20～25℃，血吸虫尾蚴10s即可侵入小鼠和家兔皮肤。从尾蚴钻入皮肤到虫体发育成熟并产卵，约需24d，虫卵出现在粪便中常在感染后35d。

（三）流行病学

1. 传染源　包括人和多种家畜及野生动物。在我国，自然感染血吸虫的家畜有牛、羊、犬、猪等9种，野生动物有褐家鼠、野兔、野猪等31种。其中，病人和病牛是最重要的传染源。

2. 传播途径　含有血吸虫卵的粪便污染水源、钉螺的存在和接触疫水是血吸虫病传播的三个重要环节。当水体中存在血吸虫的阳性钉螺时，便成为疫水。人体接触疫水的方式可分生产接触和生活接触两类。

3. 易感性　人和家畜普遍易感。患者以农民、渔民居多，男多于女，且通常以青壮年的感染率最高，与人群接触疫水的机会较多有关。

4. 流行特点　在我国，血吸虫病人的分布与当地钉螺的分布、水系的分布一致，具有地方性特点。由于钉螺的分布范围广，血吸虫病的防治难度较大。

（四）发病机制

血吸虫生活史中，尾蚴、童虫、成虫和虫卵均可对宿主造成损害，但尾蚴、童虫、成虫引起的病变，均为一过性或较轻微，最严重病变是由虫卵所致的免疫病理损伤。

1. 尾蚴所致的损害　尾蚴钻入宿主皮肤后可引起尾蚴性皮炎，表现为尾蚴入侵部位出现小丘疹，伴有瘙痒。病理变化为局部毛细血管扩张充血，伴有出血、水肿和炎性细胞浸润。尾蚴性皮炎发生机制中，早期为Ⅰ型超敏反应，稍晚为Ⅳ型超敏反应。

2. 童虫所致的损害　童虫在宿主肺内移行时，造成毛细血管栓塞、破裂、局部细胞浸润和点状出血。患者可有发热、咳嗽、咯血、食欲减退、嗜酸性粒细胞增多等症状，这可能与童虫机械性损害和其代谢产物引起的超敏反应有关。

3. 成虫所致的损害　成虫两个吸盘的交替吸附，可引起静脉内膜炎或静脉周围炎。

4. 虫卵所致的损害　虫卵是血吸虫病的主要致病因子。在组织中沉积的虫卵发育成熟后，卵内毛蚴释放的虫卵可溶性抗原，可以刺激免疫系统产生Ⅳ型超敏反应，形成以虫卵为中心的虫卵肉芽肿（egg granuloma），又称虫卵结节。当卵内毛蚴死亡后，肉芽肿逐渐发生纤维化，形成瘢痕组织。虫卵所致的虫卵肉芽肿和纤维化是血吸虫病的主要病变，最终导致干线型肝硬化和肠壁纤维化。

（五）临床表现

【人血吸虫病】

临床上可分急性、慢性、晚期、异位血吸虫病四种类型。

1. 急性血吸虫病 常见于初次感染者，或慢性病人再次大量感染尾蚴后也可发生，多见于青壮年和儿童。潜伏期长短不一，平均 40d。主要表现为发热、肝肿大，肝左叶较右叶明显，常伴有肝区压痛，脾肿大、腹痛、腹泻、黏液血便或脓血便。血中嗜酸性粒细胞增多，粪便中可查到虫卵或毛蚴孵化阳性。

2. 慢性血吸虫病 多见于小量反复感染者或急性期症状消失而未经病原治疗者。病人有的无症状，有的表现为慢性腹泻，粪便中带有黏液及脓血，肝脾肿大，贫血，消瘦。血中嗜酸性粒细胞增多，反复粪检可查到虫卵或毛蚴孵化阳性。

3. 晚期血吸虫病 指肝硬化后出现门脉高压综合征、结肠增殖型肉芽肿或严重生长发育障碍的血吸虫病患者。门脉高压综合征患者可表现为脾肿大，腹壁、食道、胃底静脉曲张，腹水；结肠增殖型表现为腹痛、腹泻、便秘，或便秘与腹泻交替出现；严重生长发育障碍表现为侏儒型，此型患者现已罕见。晚期血吸虫病的主要并发症有上消化道出血、肝性昏迷及结肠息肉或结肠癌。病人常死于上消化道出血、肝性昏迷。

4. 异位血吸虫病 多见于重症感染或急性期患者。血吸虫虫卵沉积于门脉系统以外的器官或组织，引起异位血吸虫病。人体常见的异位损害在肺和脑，其次为皮肤、甲状腺、心包、肾、两性生殖器及脊髓等。

【动物血吸虫病】

急性牛血吸虫病多见于 3 龄以下的黄牛，尤其是奶牛，症状明显。慢性期多见于成年黄牛及水牛，一般无明显症状，有时表现为腹泻、消瘦、耕作能力下降。羊、猪感染血吸虫后，表现为腹泻、消瘦、生长缓慢、贫血，严重者可以死亡。

（六）诊断

根据接触疫水的经历，参考各期临床表现，再通过病原及免疫学检查综合诊断。一般在重流行区，病原学诊断尚能查出一定比例的病人，仍以粪检为主，辅以其他方法；而在基本消灭血吸虫病的地区，则应以免疫诊断为主。

1. 病原学诊断 病原学检查是确诊血吸虫病的重要依据。可从粪便中检查虫卵或孵出毛蚴，也可取肠黏膜组织查卵。①直接涂片法：操作简单，省时，但虫卵检出率低，仅适用于重感染病人和急性感染者。②毛蚴孵化法：采用全部粪便沉渣，促使虫卵中的毛蚴在适宜条件下孵出，放大镜观察毛蚴在水中的直线往返游动。由于粪便量多，可以提高检出率。③改良加藤厚涂片法：可作虫卵计数，用于测定人群的感染度和疗效。④直肠黏膜活体组织检查：对慢性特别是晚期血吸虫病患者，粪便中不易查获虫卵，可用肠镜取直肠黏膜组织检查虫卵。血吸虫病人肠黏膜内沉积的虫卵，有活卵、变性卵和死卵。对未曾治疗者，检出的虫卵不论死活均有诊断意义；对经治疗者，需找到活卵或近期变性卵，方有诊断价值。

2. 免疫学诊断 与肺吸虫病的免疫检测相似。除了常用的皮内试验（ID）、酶联免疫吸附试验（ELISA）、间接血凝试验（IHA）外，还可采用环卵沉淀试验（COPT）、胶乳凝集试验（LA）和快速试纸法（dipstick assay）检测血清中的抗体。由于血清抗体在病人治愈后仍能存在较长的时间，因此抗体的检测不能区分是现症感染还是既往感染。单克隆抗体斑点 ELISA、双抗体夹心 ELISA 法则用于检测循环抗原。

（七）防制

1. 控制和消灭传染源 人畜同步普查普治，是控制和消灭传染源的有效途径。

2. 切断传播途径 ①消灭钉螺是切断血吸虫病传播的关键。改变钉螺孳生环境，局部地区配合使用物理、化学药物灭螺。目前常用灭螺药为氯硝柳胺。②加强人畜粪便管理，避免新鲜粪便污染水体，是控制血吸虫病传播的重要措施。

3. 加强健康教育 保护易感人群，对预防血吸虫病具有十分重要的作用。对难以避免接触疫水者，必须采取防护措施，如穿长筒胶靴、经氯硝柳胺浸渍过的防护衣，或涂擦邻苯二甲酸二丁酯油膏等防护药物。

（八）治疗

1. 病原治疗 首选药物为吡喹酮。此药为广谱抗蠕虫药，具有安全、高效、副作用轻、使用方便的特点。对急性血吸虫病患者，总剂量 120mg/kg，4～6d 疗程。慢性或晚期患者采用总剂量 60mg/kg，分 2d 服用。家畜类亦用吡喹酮治疗，黄牛按总剂量 30mg/kg，羊为 20mg/kg，猪为 60mg/kg，均一次顿服。

2. 对症及支持疗法 对晚期血吸虫病伴有腹水者，需改善肝功能、控制感染、纠正水、钠潴留；对脾大或合并有门脉高压、食管静脉曲张并发上消化道出血者，均应作脾脏切除手术，对上消化道出血者，先止血后再择期进行门脉减压手术。

第十一节 尾蚴性皮炎

尾蚴性皮炎（cercarial dermatitis）是指动物血吸虫尾蚴侵袭人体皮肤所引起的一种急性炎症反应。自然界除了人体血吸虫外，还有许多动物血吸虫。广义的尾蚴性皮炎，泛指各种人或动物血吸虫侵入皮肤引起的病变，而这一节的尾蚴性皮炎，单指动物血吸虫尾蚴而言，主要包括禽类与畜类动物的血吸虫。世界各地均有尾蚴性皮炎的报告，为一些地区的常见病。在国外，人多因游泳而感染，故称游泳者痒。在我国多见于稻田区，故又称稻田性皮炎（paddy-field dermatitis）。

（一）病原及生活史

尾蚴性皮炎的病原种类很多，国外有数十种，我国常见的有毛毕属和东毕属血吸虫。毛毕属（*Trichobilharzia*）血吸虫：终宿主为鸭。虫种有包氏毛毕吸虫（*T. paoi*）、集安毛毕吸虫（*T. jianensis*）；东毕属（*Orientobilharzia*）血吸虫：终宿主为牛。虫种有土耳其斯坦东毕吸虫（*O. turkenstanica*）、程氏东毕吸虫（*O. cheni*）。

两属血吸虫生活史与日本血吸虫类似，成虫分别寄生在鸭、牛的静脉系统内，中间宿主为椎实螺，分布于稻田、水沟和池塘。人因接触疫水而感染。因为人不是其适宜宿主，尾蚴从皮肤钻入后，仅限于在皮肤内寄生，引起皮肤幼虫移行症，不能发育为成虫。

（二）致病和诊断

尾蚴性皮炎属Ⅰ型和Ⅳ型超敏反应。

皮肤接触含有尾蚴的水田后，局部有刺痛痒感，几小时后，接触部位的皮肤出现粟粒大的红斑、丘疹、水疱，伴有瘙痒。反复感染者，如丘疹数量多可融合成风疹块。若搔破皮肤，可继发感染，有时并发淋巴管炎及淋巴结炎。病程 1～2 周，可自行消退。病变常见于与疫水接触的皮肤，如手、足及上、下肢。

（三）流行和防制

我国尾蚴性皮炎流行于吉林、辽宁、江苏、上海、福建、广东、湖南、四川等省市。传染源主要为家鸭和牛，人体感染主要是因在种植水稻、放养牛、鸭或捕鱼、捞虾、游泳、洗衣、洗菜等活动时接触疫水所致。

预防主要是加强个人防护措施，避免与疫水接触，尤其有尾蚴性皮炎史者，以防再发。在流行区下水前，在手脚等浸水部位涂搽一层防护剂，如凡士林、蛤蜊油等，防止尾蚴钻入皮肤。接触疫水后，迅速将皮肤拭干，局部可用乙醇擦洗。

尾蚴性皮炎属自限性疾病，若无继发感染，一般几天内即可自愈。治疗主要是止痒，局部止痒可用1%～5%的樟脑乙醇或复方炉甘石洗剂，中药如五倍子、蛇床子等煎水洗浴也有止痒作用。症状严重者可用抗过敏药。

第十二节　猪囊尾蚴病与猪带绦虫病

猪囊尾蚴病（cysticercosis cellulosae）是由猪带绦虫的幼虫（猪囊尾蚴）寄生于人体及猪的各组织器官所引起的人兽共患寄生虫病，简称囊尾蚴病（cysticercosis），俗称猪囊虫病、囊虫病。猪带绦虫病（taeniasis　suis）是由猪带绦虫成虫寄生于人体小肠所致的寄生虫病。从定义可知，猪带绦虫不同发育阶段寄生于人体，引起两个病：囊尾蚴病和猪带绦虫病，而猪只感染囊尾蚴病。猪带绦虫是一种古老的寄生绦虫，早在公元217年，我国古代医书《金匮要略》中就有关于“白虫”的记载。公元610年巢元方在《诸病源候论》中将该虫描述为“长一寸而色白、形小扁”，并指出是因“炙食肉类而传染”。患囊尾蚴病的猪肉，俗称“豆猪肉”“米猪肉”或“米糁子肉”，因猪散放时或从饲料、饮水中吃到猪带绦虫卵而感染。人患囊尾蚴病有多种感染方式，或者通过不洁饮食误食猪带绦虫的虫卵直接感染，或者吃到豆猪肉肠道先感染了猪带绦虫成虫，然后自体感染了囊尾蚴病。囊尾蚴在人体和猪体内的寄生部位很广，可侵犯皮下组织、肌肉、脑、眼、心、舌等多种组织器官，不仅影响猪的健康，更会对人的健康造成危害，其中以脑囊尾蚴病最为严重，甚至危及生命。

囊尾蚴病及猪带绦虫病呈全球性分布，但主要流行于亚、非、拉一些经济欠发达的国家和地区。我国虽有26个省市区报道过本病，但主要发生于东北、华北和西北地区及云南、广西与西藏的部分地区；沿海和长江流域地区已极少发生；东北地区感染率仍较高。2004年全国第二次重要寄生虫感染现状调查，囊虫病血清学阳性率为0.58%。

近年来，由于国家加强了肉食品的安全检查，人们生活条件也大为改善，囊尾蚴病及猪带绦虫病的发生率已呈逐步下降的趋势。

（一）病原学

猪带绦虫学名链状带绦虫（*Taenia solium*），又称猪肉绦虫或有钩绦虫，隶属绦虫中的带科（Taeniidea）、带属（*Taenia*），是我国主要的人体寄生绦虫之一。其成虫寄生于人的小肠，引起猪带绦虫病。猪囊尾蚴是其幼虫期，寄生于猪和人体，引起猪囊尾蚴病。

1. 成虫　扁长带状，乳白色，宽面条样，长2～4m。虫体分节，由近千个节片构成。节片薄而透明。虫体前端较细，向后渐扁阔。分头节、颈节和链体三部分。头节粟粒大，近球形，有4个吸盘和1个顶突。顶突在头节的顶端，其上有25～50个小钩，排列成内外两圈。头节下端紧连颈节，纤细，内有许多生发细胞，由此再生形成下端的链体。链体节片700～1000个。近颈部的幼节短而宽，其内的生殖器官尚未发育成熟。体中部的成节近方形，每节片具有雌、雄性生殖器官各一套。睾丸呈滤泡状，约150～200个，分布在节片两侧。卵巢分三叶，位于节片中后部，两侧叶大，中间一叶较小，位于阴道和子宫之间。卵巢之后为卵黄腺。每节片侧缘中部各有一个生殖孔，不规则地排列于链体两侧。孕节为长方形，其中除充满虫卵的子宫外，其他器官均退化。子宫呈树枝状，向两侧分支，每侧约7～13支，每一支又再分支。每个孕节中约含 4 万个虫卵。

2. 囊尾蚴　呈囊状，椭圆形，乳白色，黄豆大小，半透明状，囊内充满透明的液体。囊壁分两层，外为皮层，内为间质层，囊壁内层可见一米粒大小的白点，是向内翻卷收缩的头节，显微镜下观察，头节上有 4 个吸盘和若干个小钩。囊尾蚴的大小因寄生部位、营养条件和组织反应的差异而不同，在疏松组织与脑室中多呈圆形，直径约 5～8mm；在肌肉中略大，直径 8～10mm；在脑室体积可更大。虫体囊壁外另有由宿主结缔组织形成的外膜包绕。

3. 虫卵　呈球形或近似球形，棕黄色，卵壳极薄，易破碎，自孕节散出后，卵壳多已脱落，成为不完整虫卵。卵壳内为厚而坚固的胚膜，光镜下呈放射状条纹，内含具有 3 对小钩的球形幼虫，称为六钩蚴。

虫卵的抵抗力较强。在外界 4℃条件下能存活 1 年，–30℃也能存活 3～4 个月，37℃时能存活 7d 左右。一般消毒剂对其无效，70%乙醇、3%甲酚、酱油和食醋对虫卵均无杀灭作用；2%碘酒和 100℃高温可以杀死虫卵。

（二）生活史

猪带绦虫在其发育过程中需要两个宿主，人是唯一终宿主，中间宿主为家猪与野猪，人也可作为猪带绦虫的中间宿主。成虫寄生于人的小肠上段，以头节上的吸盘和小钩固着于肠壁。虫体后端的孕节常以单节或 5～6 节相连，由链体脱落，随粪便排出。节片自行收缩或破裂，排出大量虫卵。当虫卵或节片被猪等中间宿主吞食，虫卵在其小肠内，经消化液作用 24～72h 后，胚膜破裂，六钩蚴逸出，并借小钩的作用钻入肠壁，经血液循环到达中间宿主身体各处，其中以运动较多的肌肉最多。在寄生部位，虫体逐渐长大，60d 后头节上出现小钩和吸盘，约经 10 周，囊尾蚴发育成熟。当人误食生的或未熟透的含囊尾蚴的猪肉后，囊尾蚴在人体小肠受胆汁刺激，头节翻出附着于小肠黏膜，约经 2～3 个月发育为成虫，并排出孕节和虫卵。成虫在人体内可存活数年，长者可达 25 年之久。

猪带绦虫的孕节或虫卵若被人误食，也可在人体内发育为囊尾蚴，但不能继续发育为成虫。囊尾蚴在中间宿主体内平均可存活 3～5 年，在人体甚至可存活 15～17 年。随着寄生的时间延长，囊尾蚴可自然死亡并钙化。囊尾蚴在人体常见的寄生部位是皮肤组织、肌肉、眼和脑，其次为心、口、舌、肝、肺等部位。

（三）流行病学

§1. 传染源

猪带绦虫病人是囊尾蚴病的唯一传染源。猪带绦虫在人肠道寄生的时间越长，发生囊尾蚴病的可能性越大，作为传染源的危险性也越大。感染了囊尾蚴的猪为猪带绦虫病的主要传染源。

§2. 传播途径

居民生活习惯、人粪便的处理方法及猪的饲养方式等与本病的传播、流行关系密切。

1. 猪带绦虫病　只有人类感染，人是唯一终宿主。吃生的或未煮熟的豆猪肉是感染猪带绦虫病的主要方式。在流行严重的地区，当地居民喜吃生的猪肉或野猪肉，或用热汤烫吃，若温度不高、肉未烫熟，则可感染猪带绦虫病。如云南的一些少数民族地区吃“生皮”“剁生”等，均系用生猪肉制作。此外，西南各地群众喜爱的“生片火锅”，云南的“过桥米线”，福建的“沙茶面”等，都是将生肉片在热汤中稍烫后，蘸以佐料或拌米粉、面条食用。其他地区的散在病例，往往是偶然吃到含有活囊尾蚴的猪肉包子或饺子，或食用未经蒸煮的带囊尾蚴的熏肉或腌肉，或用切过生肉的刀、砧板再切熟食而致人感染。因猪只作为猪带绦虫的中间宿主，故只感染囊尾蚴病。

2. 猪囊尾蚴病

（1）误食猪带绦虫虫卵所致：用新鲜人粪施肥，虫卵或节片污染环境，加上个人不良的卫生习惯，以致误食他人粪便中排出的虫卵。此种感染方式又称异体感染，或外源性感染。猪的饲养方式不当，如某些农村将猪群散放户外，任其在户外自由觅食，加之某些居民随地大便的不良行为，或将人厕直接建造于猪圈之上（连茅圈），或给猪喂饲被虫卵污染的饲料等，可增加猪感染的机会。人、猪均可通过食人虫卵的方式感染。

（2）猪带绦虫病患者自体感染所致：感染方式包括：①自体内感染。患者体内已经有成虫寄生，当遇到反胃、呕吐时，肠管逆蠕动，使肠内容物中的孕节返入胃或十二指肠中，绦虫卵经消化孵出六钩蚴，经血循环到各组织器官，发育为囊尾蚴。自身体内感染往往最为严重。②自体外感染。患者误食自己排出的虫卵而引起的再感染。囊尾蚴对人体的危害程度因寄生的部位、数量及寄生的时间不同有很大差异。自体感染的方式只在人体发生，猪无自体感染的方式。

§3. 易感性

普遍易感，与人的饮食习惯密切相关。患者一般以青壮年为多，男性多于女性、农村多于城市。

§4. 流行特点

囊尾蚴病及猪带绦虫病分布较广，除因为宗教教规而禁食猪肉的国家和民族外，其他地区都有散在病例，尤以发展中国家多见，主要分布于中非、南非、拉丁美洲和南亚地区。在我国主要分布在东北、华北、中原、西北和西南的某些地区，北方各省较多，长江流域较少，有的地方呈局限性流行或散在发生，以黑龙江省的感染率最高。

（四）发病机制

1. 猪带绦虫致病 成虫寄生在小肠，头节上的顶突、小钩的伸缩活动，体壁微毛的摆动，均可不同程度的损伤肠黏膜。

2. 囊尾蚴致病 囊尾蚴寄生人体引起的损害远较成虫重。主要是由于虫体的机械性刺激和毒素的作用。囊尾蚴可破坏局部组织，同时在宿主组织内寄生，是一种占位性病变，压迫周围器官，或引起腔道梗阻性病变。囊尾蚴的毒素作用，可引起明显的局部组织反应、程度不等的血液嗜酸性粒细胞增多，并能诱生相应的特异性抗体。

囊尾蚴引起的病理变化有三个阶段：①激惹组织产生细胞浸润，病灶周围有中性粒细胞、嗜酸性粒细胞、淋巴细胞、浆细胞及巨细胞等浸润。②发生组织结缔样变，胞膜坏死及干酪样变性等。③最终出现钙化现象。整个过程约 3～5 年。囊尾蚴常被宿主组织形成的包囊所包绕。在脑部寄生的囊尾蚴，活虫期囊内异体蛋白未进入脑组织，脑组织无水肿，患者无或者只有轻微症状。当囊尾蚴蜕变死亡时，囊内异体蛋白进入脑组织，引起周围脑组织炎性反应。侵入脑组织的囊尾蚴多寄生在大脑皮质，是临床上癫痫发作的病理基础。

（五）临床表现

【人类】

1. 猪带绦虫病 通常寄生 1～2 条虫体。患者轻者无症状，多因粪便中发现白色蠕动的节片而求医。有时可出现腹部不适、消化不良、腹泻、食欲缺乏、体重减轻等消化道症状。个别严重者可致肠穿孔，并发腹膜炎或肠梗阻。

2. 囊尾蚴病 囊尾蚴对人体的危害程度因寄生的部位、数量及寄生的时间不同有很大差异。囊尾蚴在人体的寄生部位很广，数量各不相同，可一个至数千个不等。按主要寄生部位，囊尾蚴病分三个临床分型：

（1）皮肌型囊尾蚴病：约占囊尾蚴病的 10%～20%。囊尾蚴在皮下或黏膜下、肌肉中，形成结节，主要分布在头颈部及躯干。在体表可触及囊虫结节，直径 0.5～2cm，圆形或椭圆形，质地较硬，界限清楚，无压痛，光滑，触之活动度大。囊虫结节数量少则 1～2 个，多则数百上千个，但不痛不痒，也无炎症反应及色素沉着。常分批出现，并可自行逐渐消失。

（2）脑囊尾蚴病：此型危害最重，临床症状也最复杂，约占囊尾蚴病的 80%～85%。多数病程缓慢，发病时间以感染后 1 个月至 1 年最为多见，长者可达 30 年。癫痫发作、颅内压增高和神经精神症状是脑囊尾蚴病的三大主要症状，对病人危害十分严重，甚至危及生命。其中尤以癫痫发作最为多见，常常是患者前来就诊的主症。此外还可有头痛、呕吐、神志不清、视力模糊、偏瘫、失语等症状。临床上也有将囊尾蚴病分成癫痫型、高颅压型、脑膜脑炎型、精神障碍型和脑室型五型。不同型患者的临床表现和严重性不同，治疗原则与预后也有差异。

（3）眼囊尾蚴病：囊尾蚴可寄生在眼的任何部位，多见于玻璃体及视网膜下，轻者表现为视力障碍，常可见眼内虫体蠕动，重者可致失明。眼内囊尾蚴的寿命约 1～2 年。当眼内囊尾蚴存活时，患者一般尚能忍受，而虫体一旦死亡，其分解物可产生强烈刺激，造成眼内组织病理变化，引起视网膜炎、脉络膜炎或化脓性全眼球炎，玻璃体浑浊等，甚至产生视网膜剥离、白内障、青光眼等，最终导致眼球萎缩而失明。除上述常见部位外，囊尾蚴有时可寄生在心脏、肝、脑肌、腹膜、神经等组织器官，引起相应的临床症状及功能障碍。

【动物囊尾蚴病】

以家猪最常见。轻度感染时无明显症状；重度感染时出现营养不良、生长迟缓、贫血、水肿、眼皮有结节，舌根部有半透明的小水疱囊；极严重感染的猪身体呈葫芦形，病猪不愿走动。肺及喉头寄生囊尾蚴可出现呼吸、吞咽困难和声音嘶哑；寄生于眼部时，视觉障碍，甚至失明；脑内寄生表现为癫痫症状，发生急性脑炎而死亡。

（六）诊断

询问患者的食肉方式以及是否排出过节片，对猪带绦虫病的诊断有一定意义，但确诊需进行孕节和虫卵检查；因囊尾蚴寄生部位广泛，囊尾蚴病的病原诊断有一定困难，可结合皮肤结节的病理活检、免疫学检查以及询问有无绦虫病史，综合诊断。

1. 病原检查

（1）孕节检查：将送检的节片夹在两个载玻片之间，压薄，对光或镜下观察子宫分支数目，若一侧子宫分支为 7～13 支，即可鉴定为猪带绦虫。

（2）虫卵检查：采用生理盐水直接涂片法、饱和盐水浮聚法等，粪检虫卵；也可用肛门拭子法查卵。但猪带绦虫卵与牛带绦虫卵、细粒棘球绦虫卵相似，光镜下难以区分。对可疑病例应连检数天，必要时还可用槟榔、南瓜子试验性驱虫。

（3）头节检查：当患者服用驱虫药后，应收集 24 h 的全部粪便，经淘洗，在粪便中寻找成虫的头节或孕节，根据特征性的头节结构、孕节子宫分支，即可确定虫种和明确疗效。

（4）囊虫结节检查：发现皮下结节时，可手术摘除后压片镜检，根据囊虫头节结构予以诊断。眼囊尾蚴用眼底镜检查易于发现。

2. 免疫学检测　具有辅助诊断价值，特别是对无明显临床体征的脑囊尾蚴病人更具重要的参考意义。被检标本包括血清、脑脊液、唾液和尿液。常用的免疫学检查方法有：间接血凝试验（IHA）、酶联免疫吸附试验（ELISA）、斑点-ELISA（Dot-ELISA）、间接荧光抗体试验（IFA）等。

猪患囊尾蚴病的生前诊断主要是免疫学诊断，但大多数确诊依靠宰后检验。

3. 其他检查　脑 CT、磁共振成像（MRI）、眼底镜观察等。

4. 鉴别诊断

（1）猪带绦虫病需与牛带绦虫病鉴别，后者往往有生食或半生食牛肉的病史；根据病人排出的孕节加以鉴别，牛带绦虫孕节一侧子宫分支在 15～30 支。

（2）脑囊虫病需与流行性乙型脑炎、森林脑炎、脑包虫病、狂犬病等鉴别。根据病史、病原检查及免疫学检测可加以诊断。

（七）防制

（1）开展健康教育，提高人们对囊尾蚴病的防范意识，注意个人卫生及饮食卫生，养成饭前便后洗手的习惯，以防误食虫卵；肉制品应熟透后食用，切生肉及熟食的刀、砧板要分开使用，提倡熟食。

（2）加强肉类检疫及管理，严禁出售豆猪肉。

（3）加强粪便管理，对粪便进行无害化处理。改进养猪方式，提倡圈养，禁止使用连茅圈。

（4）研制疫苗，预防猪感染囊尾蚴病。目前，囊尾蚴抗原疫苗、六钩蚴疫苗及基因工程疫苗等正在研究中，有些在猪体试验中取得了较好的效果。虫卵攻击试验显示，对猪有一定的免疫保护作用。猪的感染率下降，也是间接阻断人囊尾蚴病传播的重要途径。可望早日有成品大批量使用。

（5）控制传染源，及时驱除人体绦虫是控制本病的重要环节。

（八）治疗

1. 病原治疗 发现猪带绦虫病患者，应尽早驱虫治疗，以防自体感染囊尾蚴病。治疗囊尾蚴病的有效药物有吡喹酮、阿苯达唑。驱肠道猪带绦虫，常用槟榔、南瓜子合剂疗法，效果好，不良反应小。南瓜子（pumpkin seeds）、槟榔（semen arecae）各 80～100g，清晨空腹时先服南瓜子，1h 后服槟榔煎剂，0.5h 后再服硫酸镁导泻。可在 5～6h 内排出完整的绦虫虫体。服药后，应仔细淘洗检查有无头节排出，如未查见头节，要继续随访，若 3～4 个月内未再发现孕节或虫卵，则可视为治愈。

2. 手术治疗 眼囊尾蚴病以手术摘除虫体为主，以免药物杀死的虫体分解时，引起严重的炎症反应。脑囊尾蚴病药物治疗无效，或出现严重压迫症状时，视具体情况行手术治疗。

3. 对症疗法 脑囊尾蚴病有癫痫发作者，应予以抗癫痫治疗；对有颅压增高者，应先降压，待稳定后再杀虫治疗；或服用杀虫药同时，给脱水剂降颅压。

第十三节 牛带绦虫病

牛带绦虫病（taeniasis bovis）是由牛带绦虫成虫寄生于人体小肠所致的寄生虫病，又称肥胖带绦虫病、牛肉绦虫病。牛带绦虫的幼虫（牛囊尾蚴）若寄生于牛、骆驼等动物的肌肉组织，则可引起牛囊尾蚴病（cysticercosis bovis）即牛囊虫病。与猪带绦虫所不同的是，人一般不感染牛囊尾蚴病，全世界仅有几例报告。

牛带绦虫是一种非常古老的寄生绦虫，在古埃及、古印度时期就有关于牛带绦虫的记载。波斯名医阿维森纳也记述了牛带绦虫病及其治疗。在我国古籍《神农本草经》《备急千金药方》中可找到牛带绦虫病的治疗药方。

牛带绦虫病呈世界性分布，以亚洲和非洲较多，北美洲和欧洲呈散发。2013 年我国调查数据显示，全国带绦虫感染率约为 0.15%，推算出全国感染带绦虫约为 0.195 亿人。

（一）病原学

牛带绦虫学名为肥胖带绦虫（*Taenia saginata*）又称牛肉绦虫、无钩绦虫，与猪带绦虫同属带科、带属。两者的形态及生活史相似。其成虫寄生在人的小肠，引起牛带绦虫病。牛囊尾蚴是其幼虫期，寄生于牛体引起牛囊尾蚴病。

牛带绦虫成虫长 4～8m 或更长，是猪带绦虫的两倍。节片较肥厚、不透明，约有 1000～2000 个节片。头节略呈方形，其顶端微凹入，有 4 个杯状吸盘，位于头节的四角，无顶突及小钩。成节内卵巢仅有左右两叶。孕节内子宫分支较整齐，每侧约 15～30 支，支端多分叉。

牛囊尾蚴外观与猪囊尾蚴相似，为充满液体的囊泡，乳白色，囊壁内层有一处增厚，向囊腔凹入，是翻转的头节，肉眼透过囊壁显示为白色小点。虫体外有由宿主结缔组织形成的外膜包绕。低倍镜下观察。头节上仅见 4 个吸盘，无小钩。

囊尾蚴在不同宿主及不同组织中，其存活时间不尽相同，在牛肌肉中的囊尾蚴最长可存活 3 年，而在肝、肺、心中的囊尾蚴在感染后 20d 即退化。

牛带绦虫虫卵与猪带绦虫虫卵，光镜下难以区别。

（二）生活史

人是牛带绦虫唯一的终宿主。成虫寄生在人的小肠，以头节上的吸盘固着在宿主肠壁上，孕节发育成熟后，逐节脱离链体，随宿主粪便排出体外；脱落的孕节蠕动力强，常可自动从肛门逸出，被挤压出的虫卵可黏附于肛周。当孕节沿地面蠕动时，虫卵可从子宫前端排出，或由于孕节的破裂得以散播污染环境。牛带绦虫每天可排孕节 6～12 节，最多达 40 节。每一孕节内含虫卵 6 万～8 万，但其中 40%需到外界发育 2 周才能成熟，另有 10%为未受精卵。成熟的虫卵如被中间宿主牛、羊、羚羊等吞食，先后经胃液和肠液的作用，在十二指肠内六钩蚴孵出，然后借其小钩和穿刺腺的作用，溶解肠黏膜而钻入肠壁，随血循环到达全身各处，尤其是运动较多的股、肩、心、舌和颈部等肌肉内，经 60～ 70d 发育为牛囊尾蚴。

当人食生的或未煮熟的含囊尾蚴的牛肉时，囊尾蚴在小肠受胆汁的刺激，头节翻出并吸附于肠黏膜上，长出节片，形成链体，约经 3 个月即可发育为成虫。成虫寿命 20～30 年，甚至可达 60 年以上，直到宿主死亡，其生命才结束。人不是牛带绦虫的适宜中间宿主，牛囊尾蚴一般不寄生人体，但可寄生于以牛为主的动物体内。

（三）流行病学

1. 传染源 病人是重要的传染源，粪便排出的虫卵污染草场、水源，被动物食入而感染囊尾蚴。牛带绦虫适宜的中间宿主是牛科动物，如黄牛、水牛和印度牛等；野生动物山羊、鹿、野猪以及美洲驼、羚羊和角马等也可感染；在动物园中的长颈鹿、狐和猴也发现过牛囊尾蚴。

2. 传播途径

（1）生食或半生食含囊尾蚴的牛肉，是人感染牛带绦虫的主要途径。如傣族喜吃“剁生”，苗族、侗族喜吃“红肉”“腌肉”等，都是将新鲜牛肉切碎，加佐料后生食；藏族喜将牛肉稍风干，制成“酸牛肉”，直接食用；或在篝火上烤食大块牛肉，因牛肉未烧熟而导致感染。用同一刀和砧板切生、熟牛肉，熟食上污染了囊尾蚴，也有因误食被感染的可能性。

（2）在流行区农牧民常在牧场及野外排便，致使人粪便污染牧草和水源，从而增加了牛群受感染的机会。广西和贵州的侗族，使用连茅圈，人粪直接污染了牛饲料，牛带绦虫虫卵在外界可活 8 周以上，因此牛很容易误食虫卵而受感染。

3. 易感性 人、牛均易感。但在流行地区，患者以青壮年为多，一般男性稍多于女性。

4. 流行特点 具有地方流行的特点，在有生食或半生食牛肉习惯的地区和民族中流行广泛。我国 20 个省、市、自治区有牛带绦虫病流行。新疆、内蒙古、西藏、四川、广西、贵州等地均有牛带绦虫病的流行，其中以西藏的感染率最高，局部地区可达 70%以上。

（四）发病机制

因牛囊尾蚴一般不寄生人体，故牛带绦虫的危害不及猪带绦虫严重。人体内的牛带绦虫一般为 1 条，但在感染严重地区，寄生多条者并不少见，国内最多报道为 31 条。致病作用包括：

1. 夺取营养 牛带绦虫寄生于人体小肠，吸取肠道中大量营养物质，长期剥夺营养，可造成内源性维生素缺乏症及贫血等。

2. 机械性损害 当寄生虫数较多时，头节吸盘黏附、破坏及压迫，引起肠黏膜的损伤，肠道出现轻度炎症反应。当虫体结团时还可造成部分肠梗阻。

3. 化学及免疫性损伤 牛带绦虫的浸出液可使胃肠道的分泌与功能失调，如胃液分泌减少，酸度降低。患者也可出现嗜酸性粒细胞增多、荨麻疹、哮喘等过敏体征。

4. 异位寄生 牛带绦虫除引起肠道病变外，有时可异位寄生于其他组织器官，如阑尾、子宫、胆总管等处，引起相应的病变。

（五）临床表现

1. 人体牛带绦虫病 患者一般无明显症状，感染严重时可有腹部不适、消化不良、腹泻或体重减轻等症状。偶可异位寄生引起阑尾炎、胆管炎等并发症。本病最突出的表现是孕节常自动从肛门逸出，时感肛门瘙痒。多数患者能自己发现排出的孕节。有时脱落的孕节在肠内移动受到回盲瓣阻挡时，可因蠕动增加而引起回盲部剧痛。

2. 牛的囊尾蚴病 幼虫移至肌肉后，多为慢性感染，一般无明显临床症状。在感染急性期或感染较重时，可出现体温升高、食欲缺乏、腹泻，特别严重时，心跳加速、衰弱或死亡。

（六）诊断

由于牛带绦虫的孕节常自动逸出，因此询问患者有无排节片史，是简便而可靠的诊断方法，对发现牛带绦虫病十分重要。患者也常自带排出的孕节前来就医。

观察孕节子宫的分支数、头节的结构可以确诊；采用粪便检查或透明胶纸法、肛门棉拭子法检获虫卵。观察及检查方法与猪带绦虫相同。

牛的囊尾蚴病生前诊断比较困难，可采用免疫学方法诊断。尸检发现牛囊尾蚴即可确诊，但一般感染强度较低，应认真细致地进行肉品检验。为提高宰后牛肉囊尾蚴的检出率，检验人员应尽量多部位检查，以免造成患牛的漏检。

（七）防制

（1）给予患者及时驱虫，以控制传染源。

（2）加强粪便管理，保持牧场清洁。改进家畜的饲养管理方法，提倡牛有栏，羊有圈，但禁止使用连茅圈，改造牛圈远离人厕，减少牛群接触虫卵的机会。

（3）改进烹调方法，注意个人饮食卫生。改变不良的饮食习惯，不吃生肉和不熟的肉，生熟砧板、刀具要分开。改变不用厕所的旧习惯。

（4）统一定点屠宰，加强肉类检疫。对农牧民自宰自食、商业收购和屠宰检出囊尾蚴的病牛，要及时跟踪调查，禁止含囊尾蚴的牛肉上市出售，轻微感染的胴体应做无害化处理，对查出的病畜和牛带绦虫病患者，配合卫生部门开展驱绦灭囊工作。

（八）治疗

常用槟榔、南瓜子合并疗法，服用方法同驱猪带绦虫。

（赵　丹）

第十四节　棘球蚴病

棘球蚴病（echinococcosis）是由细粒棘球绦虫的幼虫（棘球蚴）寄生于人和家畜所致的慢性人兽共患寄生虫病，也称包虫病（hydatid disease）。细粒棘球绦虫的成虫不寄生于人体，主要寄居在狼、犬等食肉性动物小肠，而其幼虫寄生于人和家畜的各组织器官。畜牧业发达的地区往往是棘球蚴病流行区。棘球蚴病呈世界性分布，在澳大利亚、新西兰、阿根廷、乌拉圭、南非及亚洲都有流行。在我国分布于西北、华北、东北以及西南广大农牧区，有 23 个省（市、区）都有流行或散发病例报道。2004 年第二次全国重要寄生虫病现状调查显示，我国人群棘球蚴病血清阳性率为 12.04%，患病率为 1.08%，由此推算我国现有病人约 38 万。2012 年调查，全国受包虫病威胁人口近 5000 万。

棘球蚴病是一种严重危害人类健康和畜牧业发展的动物源性疾病，已成为全球性的公共卫生问题，在我国，棘球蚴病被列为重点防治的寄生虫病之一，是《中华人民共和国传染病防治法》规定的丙类传染病。

（一）病原学

细粒棘球绦虫（*Echinococcus granulosus*）又称包生绦虫，属带科、棘球属（*Echinococcus*）。成虫体长 2～7mm，是绦虫中最小的虫种之一。成虫由头节、颈节和链体组成，整个链体一般仅有幼节、成节和孕节各 1 节。头节略呈梨形，有突出的顶突和 4 个吸盘，顶突上有两圈呈放射状排列的小钩，顶端有一群梭形细胞组成的顶突腺，其分泌物具有抗原性；成节内含雌雄生殖器官各一套，睾丸 45～65 个，卵巢 1 个分左右两叶；孕节生殖孔开口于节片一侧中部，子宫有不规则的分支和侧突，也称侧囊，此为细粒棘球绦虫的重要特征，内含虫卵 200～800 个。

细粒棘球绦虫的虫卵与猪带绦虫卵、牛带绦虫卵相似，在光镜下难以区别。虫卵在外界有较强的抵抗力，能耐低温至–56℃，在干燥的环境中能生存 11～12d，室温水中能活 7～16d；一般化学消毒剂不能杀死虫卵。

棘球蚴为圆形囊状体，囊壁乳白色、半透明。大小因寄生的时间、部位以及宿主的不同而异，虫体直径从不足 1cm 至 40cm 不等。其结构包括囊壁、囊液、原头蚴、子囊、生发囊等。悬浮在棘球蚴囊液中的原头蚴、子囊、生发囊等，统称棘球蚴砂，是病原诊断的重要指标。

（二）生活史

细粒棘球绦虫的终宿主是犬、豺、狼等犬科肉食动物；中间宿主是羊、牛、骆驼等多种食草类动物和人。成虫寄生在终宿主小肠上段，借助小钩和吸盘，固着在肠绒毛基部隐窝内，孕节或虫卵随宿主粪便排出，极有可能污染牧场、畜舍、水源、土壤以及牲畜皮毛。孕节离体后，仍有较强的活动能力，可沿草地或植物蠕动爬行或裂解，因而增加了虫卵的播散范围。虫卵被牛、羊或人吞食后，六钩蚴在肠内孵出，钻入肠壁，经血循环至肝、肺等器官，经 3～5 个月，发育成直径为 1～3cm 的棘球蚴，内含大量原头蚴。棘球蚴最大可长到 30～40cm，在人体内可存活约 40 年。但如遇继发感染或外伤时，可发生变性衰亡，囊液浑浊而被吸收和钙化。当犬、狼等肉食动物吞食了含棘球蚴的病畜内脏后，在胆汁激活下，棘球蚴的顶突翻出，附着于小肠壁，每个原头蚴可发育为一条成虫。由于棘球蚴中含有大量的原头蚴，故犬、狼的肠内寄生的成虫可达数千至上万余条，从吞进棘球蚴至发育为成虫排卵和孕节，约需 40～50d。成虫寿命约 5～6 个月。

（三）流行病学

1. 传染源 棘球蚴病属自然疫源性疾病。犬是棘球蚴病最主要的传染源，狼和狐是野生动物的传染源。羊、绵羊、牦牛、猪、骆驼以及啮齿动物均是细粒棘球绦虫的中间宿主。

2. 传播途径 主要是消化道，但也有通过呼吸道或伤口感染的情况。病死的家畜或其内脏多用以喂狗或抛在野外，犬、狼随意吞食；病犬、狼等粪便极易污染牧场、水源，造成了人和牛羊的感染，这是棘球蚴病传播的主要途径。狗体内的孕节或虫卵抵抗力特别强，儿童常常因与宠物犬嬉戏、玩耍而致病。成人在挤奶、剪羊毛和加工皮毛时，或因食入被虫卵污染的水、蔬菜等食物时易受到感染。在干旱地方，微小的虫卵还能随风飘扬，经呼吸道吸入而致人染病。

3. 易感性 儿童和青年是高发人群，40 岁以下者约占 80%，可能与这些人群与宠物、家畜接触机会较多有关。

4. 流行特征 棘球蚴病分布在世界各地，但以牧区较为多见，我国报告的23个省（市、区）中，内蒙古、四川、西藏、甘肃、青海、宁夏、新疆等7个省区，为棘球蚴病的高发区，平均患病率为0.24%。其次是陕西、山西、河北等地，其他地区有散发病例。疫区动物的感染率也较高，个别地区羊的感染率达到35%。

（四）发病机制

棘球蚴对人体的危害以机械性损害和毒素作用为主。六钩蚴侵入宿主组织后，其周围出现炎症反应和细胞浸润，逐渐形成一个纤维性外囊。因棘球蚴生长缓慢，往往在感染5～20年后才出现症状。原发的棘球蚴多为单个，继发感染常为多发。棘球蚴可寄生在人体的任何部位，最常见部位是肝，多在肝的右叶，其次为肺，还可侵犯腹腔、脾、脑、肾、卵巢、膀胱、盆腔和乳房等组织器官。囊肿大小可与寄生部位有关，如颅内、心脏处的囊肿较小，而腹腔中的虫体可长成巨大囊肿。棘球蚴的致病作用主要表现在以下几点：

1. 局部压迫和刺激症状 受累部位有轻微疼痛和坠胀感。如在肝内可有肝区疼痛；在肺可引起干咳、咯血、呼吸急促、胸痛等呼吸道症状；脑部受累则出现颅内压增高症状；骨棘球蚴可破坏骨质，使之疏松，易造成骨折或骨碎裂；压迫门静脉可致腹水，若压迫胆管可致阻塞性黄疸、胆囊炎等。

2. 毒性和过敏反应 表现为全身中毒症状，以及荨麻疹和血管神经性水肿等，若棘球蚴液大量渗出入血，可引起过敏性休克，甚至死亡。

3. 继发性感染 多见于棘球蚴破裂。囊壁破裂，原头蚴逸出，可引起多发性腹腔包虫病。肝棘球蚴病并发细菌感染后，临床病症酷似肝脓肿或膈下脓肿，肋间隙深部指压痛是定位诊断的可靠依据。

（五）临床表现

【人类】

棘球蚴病潜伏期长，有的可达20年。发病缓慢，不易被早期发现。患病初期无明显的自觉症状，但随包虫逐渐增大，推挤压迫各组织器官，引起相应的临床症状。按照寄生部位，临床上可分肝包虫病、肺包虫病、脑包虫病、骨包虫病、眼包虫病以及生殖系统包虫病等。肝包虫病在临床最为常见。

1. 肝包虫病 随着病程发展，虫囊体积增大或数量增多，压迫邻近组织或牵拉肝脏引起肝肿大、肝区隐痛、坠胀不适、上腹饱满，食欲减退等。巨大型肝包虫可因占位性病变，引起呼吸困难、阻塞性黄疸等，同时可出现门脉高压等并发症。虫囊破裂，常出现过敏症状。

2. 肺包虫病 病变多发生在右肺，虫囊多单发。因压迫肺脏，出现胸痛、咯血、呼吸急促。若虫囊破裂，突然咳出大量粉皮状囊壁碎片、水样囊液，伴有过敏反应甚至休克等。

3. 脑包虫病 出现颅内压增高症状，如头痛、恶心、呕吐、视盘水肿、癫痫甚至偏瘫等。

其他各部位的包虫病，出现相对应的临床体征。

【动物】

1. 牛、羊包虫病 轻度感染时无明显临床症状。绵羊感染严重时，表现为发育不良，被毛杂乱逆立，易脱落。肺部感染时，连续咳嗽而倒地，不能立即起立。牛感染严重时则见消瘦、衰弱症状，表现为慢性呼吸困难和轻度咳嗽，剧烈运动时咳嗽加重；或出现反刍无力、胀气和营养不良。在遭到撞击，或其他原因引起棘球蚴破裂，可产生严重过敏反应甚至死亡。牛羊感染后病死率较高，其他动物表现不明显，或者比牛羊的症状轻。

2. 犬、狼包虫病 犬、狼小肠有成虫寄生，一般无明显症状，严重时有腹泻、消化不良、消瘦、贫血等。

（六）诊断

棘球蚴生长缓慢，在较长时间内可无明显症状和体征，早期难以确诊，在流行区应警惕此病的可能。了解患者是否来自流行区，是否与犬、羊等动物或其皮毛有接触史，对棘球蚴病的诊断有一定的参考价值。确诊应以查到虫体为依据。

1. 病原学检查 检测体液中的包虫碎屑和原头蚴。如从患者手术取出的棘球蚴囊液里找到原头蚴、生发囊或子囊，或从痰、胸腔积液、腹水或尿等检出棘球蚴碎片即可确诊。在未怀疑包虫病情况下，诊断性穿刺需谨慎，因囊液外流会导致过敏性休克，或形成继发性棘球蚴囊肿。

2. 免疫学检测 常用酶联免疫吸附试验（ELISA）、对流免疫电泳（CIEP）、间接血凝试验（IHA）、斑点-ELISA（Dot-ELISA）、生物素-抗生物素 ELISA（ABC-ELISA）等方法，检测抗包虫特异性抗体，是重要的辅助诊断方法，一般适用于治疗前的诊断。

3. 影像学检查 可疑者采用 X 线、B 超、CT、MRI 及同位素扫描等影像学诊断技术，特别是 CT 和 MRI，不仅可早期诊断无症状的带虫者，且能准确地检测出各种病理形态影像，可辅助诊断。

4. 鉴别诊断

（1）泡球蚴病：是由多房棘球绦虫的幼虫所致。多房棘球绦虫与细粒棘球绦虫同属带科、棘球属，形态相似，但成虫比细粒棘球绦虫小，主要寄生在狐、野狗小肠。幼虫是多房棘球蚴（泡型棘球蚴、泡球蚴），是由无数小囊泡聚集而成，寄生在鼠、食虫类动物和人体，引起泡球蚴病，也叫泡型包虫病。原发寄生部位 100%在肝脏，危害比包虫病严重，病死率高。又被称为“虫癌”或“恶性包虫病”。泡球蚴病分布于我国西北、东北 10 个省（市、区）。若病人来自流行区以及有与狐、狗或其皮毛的接触史等，体检发现肝肿块，且质地硬，有结节感时，则应予首先考虑。由于泡球蚴周围缺纤维组织被膜，虫体抗原很容易进入血液，因此免疫学方法有很好的诊断价值。

（2）原发性肝癌：没有包虫病的流行病史，可通过检测肝癌标志物，如血清甲胎蛋白；或在超声波扫描定位时细针活检，病理检查癌细胞。

（七）防制

针对棘球蚴病的发病环节，在流行区采取综合性防治措施。

（1）加强卫生宣传教育。普及预防棘球蚴病知识，养成良好的个人卫生和饮食卫生习惯，不喝生水、生奶。远离动物，必须与其接触时，加强个人防护。

（2）加强屠宰场和个体屠宰点的检疫。严格处理病畜内脏，禁止乱抛或喂犬，提倡深埋或焚烧。

（3）定期对牧犬和宠物犬驱虫，捕杀野犬，以消除传染源。驱虫时应避免犬粪虫卵污染周围环境。

（八）治疗

一般以手术治疗为主。术中应注意避免囊液外溢，防止发生过敏性休克和继发感染。早期较小的棘球蚴可试用阿苯达唑、吡喹酮治疗。以往一直禁忌诊断性穿刺，但近年来，随着手术方法的改进，在超声波引导下穿刺、抽液、灌洗、再抽吸疗法，已应用于临床，疗效显著。

第十五节 微小膜壳绦虫病

微小膜壳绦虫病（hymenolepiasis nana）是由微小膜壳绦虫寄生于人或鼠类的小肠所引起的人兽共患寄生虫病。1845 年首次在鼠肠内发现微小膜壳绦虫。1851 年在埃及尸解中第一次报告人体病例。微小膜壳绦虫病呈世界性分布，在温带和热带地区较多见。国内分布也很广泛，各地的感染率一般低于 1%，以新疆报告的感染率较高，有的地区达 11.38%。各年龄组人群都有感染，其中 10 岁以下儿童感染率较高。

（一）病原学

微小膜壳绦虫（*Hymenolepis nana*）又称短膜壳绦虫，属膜壳科（Hymenolepididiae）、膜壳属（*Hymenolepis*）。

成虫为小型绦虫，平均长度 20mm。头节呈球形，其上有 4 个吸盘、1 个顶突和排列成单环的小钩。有 100～200 个节片。所有节片均宽大于长。成节有 3 个椭圆形睾丸，横线排列。卵巢分叶状。孕节最大，子宫呈袋状，占据整个节片，内含大量虫卵。

虫卵椭圆形或圆形，大小约（48～60）μm×（36～48）μm，无色透明，卵壳很薄，易脱落。胚膜层较厚，内有极丝，卵内含一六钩蚴。

（二）生活史

生活史较简单，有无中间宿主均能完成生活史。

1. 无需中间宿主 成虫寄生在鼠类或人的小肠，虫卵随宿主粪便或孕节排出体外，即具有感染性。被人或鼠类吞食，虫卵进入小肠，经消化液作用孵出六钩蚴，然后钻入肠绒毛，约经 4d 发育为似囊尾蚴，6d 后似囊尾蚴回到肠腔，发育为成虫。成虫寿命仅数周。完成生活史在人体内需 2～4 周，在鼠体内约 11～16d。有时虫卵在肠道可直接孵出六钩蚴，最终发育为成虫，虫数增多，造成自体内重复感染。曾有报道，一患者连续 3 次驱虫排出成虫 37982 条。

2. 需中间宿主发育 一些昆虫类可作为微小膜壳绦虫的中间宿主，虫卵可在昆虫血腔内发育为似囊尾蚴，鼠和人若食入昆虫即可受染。常见的昆虫有：印鼠客蚤、犬蚤、猫蚤和致痒蚤等多种蚤类幼虫，还有面粉甲虫、拟谷盗等。

（三）流行病学

病人和鼠类是主要的传染源。微小膜壳绦虫还可实验感染其他啮齿动物，如旱獭、松鼠等。曾有报告在犬粪便中发现过微小膜壳绦虫卵。微小膜壳绦虫病的传播方式有两种：

1. 误食虫卵 是微小膜壳绦虫病的主要传播方式。由于虫卵散出后即具有感染性，在粪尿中能存活较长时间，但对干燥抵抗力较弱，在外环境中较快失去感染性，故微小膜壳绦虫病的流行主要与个人卫生习惯有关。虫卵由粪便、厕所或便盆直接污染手指，再经口感染人体，即虫卵—手—口的传播途径。在儿童聚集的场所更易互相传播。

2. 通过中间宿主感染 偶然误食含有似囊尾蚴的昆虫，也可感染。

（四）致病

由于头节、小钩及体表的微毛对宿主肠壁的机械损伤，以及虫体的毒性分泌物作用，虫体附着部位的肠黏膜，发生充血、水肿甚至坏死，有的可形成溃疡，并有淋巴细胞和中性粒细胞浸润，引起肠炎，影响肠道的消化、吸收功能。

感染轻者，一般无明显症状；感染重者，特别是儿童可出现胃肠道和神经症状，如恶心、呕吐、食欲缺乏、腹痛、腹泻以及头痛、头晕、烦躁和失眠，甚至惊厥等。少数患者还可出现皮肤瘙痒和荨麻疹等过敏症状，驱虫后症状消失。

微小膜壳绦虫曾有异位寄生在胸部、阴道的报道。研究发现，宿主的免疫状态对微小膜壳绦虫影响很大。临床上使用类固醇激素治疗其他疾病时，因免疫功能受到抑制，造成虫体异常增生，提示在进行免疫抑制治疗前应先驱除微小膜壳绦虫。

（五）实验诊断

从患者粪便中检获虫卵或孕节即可确诊。粪便浓集法查卵，可提高检出率；也可采用肛门拭子涂片法，检查肛门周围虫卵。

（六）防治

加强健康教育，养成良好的个人卫生习惯，饭前便后洗手，生活中经常保持食具、食物和饮用水的清洁，是预防微小膜壳绦虫病的关键；食物中增加蛋白质和维生素 A、维生素 D、维生素 B_{12} 等，提高机体抵抗力；防鼠灭鼠，消灭有害昆虫，及时治疗病人，是控制传染源的重要环节。

可用吡喹酮、阿苯达唑驱虫治疗，亦可使用槟榔南瓜子合并驱虫。

第十六节 曼氏裂头蚴病

曼氏迭宫绦虫又称孟氏裂头绦虫，成虫主要寄生在猫科动物小肠，偶然寄生人体，引起曼氏迭宫绦虫病（spirometra mansoni taeniasis）。其幼虫可寄生于人、蛙、蛇、鸟的组织器官，可致曼氏裂头蚴病（sparganosis mansoni），简称裂头蚴病。裂头蚴可在宿主体内移行，并侵犯眼部、皮下组织或脑、肾、肺等脏器，其危害远较成虫为大。

1882 年，英国医生 Manson 首次从我国厦门发现人体感染裂头蚴。此后陆续出现病例报告。曼氏裂头蚴病分布非常广泛，多见于东亚和东南亚各国，欧洲、美洲、非洲和澳洲也有记录。在我国已有数千例报告，来自广东、吉林、福建、四川等 21 个省、市、自治区。但曼氏迭宫绦虫成虫较少寄生人体，国外仅见于日本、俄罗斯等少数国家。在我国，成虫感染病例报道不到 20 例，分布在上海、广东、台湾、四川和福建等省市。

（一）病原学

曼氏迭宫绦虫（*Spirometra mansoni*）属裂头科（Diphyllobothriidae）、迭宫属（*Spirometra*），生活史包括成虫、虫卵、钩球蚴、原尾蚴、裂头蚴阶段。

成虫外形呈指状，其背腹面各有一条纵行的吸槽。体长 60～100cm，宽 0.5～0.6cm。头节细小，颈部细长，链体有节片约 1000 节，节片宽度均大于长度，但远端的节片近方形。成节和孕节结构基本相似，均具有发育成熟的雌雄生殖器官各一套，肉眼可见每个节片中部凸起的子宫，在孕节中更为明显。睾丸约有 320～540 个，呈滤泡状散布在节片中部，卵巢分两叶，位于节片后部，子宫位于节片中部，螺旋状盘曲，略呈发髻状。孕节中充满虫卵。

虫卵椭圆形，呈浅灰褐色，两端稍尖，大小（52～76）μm×（31～44）μm，卵壳较薄，一端有盖，内有一个卵细胞和若干个卵黄细胞。

曼氏裂头蚴（sparganum mansoni）是曼氏迭宫绦虫的幼虫期。白色，细长带形，长约 300mm。头部膨大，体前端无吸槽，顶端中央向内凹陷成隧道状。体不分节但有不规则横皱褶。

（二）生活史

曼氏迭宫绦虫生活史复杂，需 3 个宿主。终宿主为猫、犬，虎、豹、狐等食肉动物。第一中间宿主是剑水蚤，第二中间宿主有蛙。还有多种脊椎动物可作其转续宿主，如蛇、鸟类和猪。

成虫寄生在猫、犬的小肠内，虫卵随粪便排出体外，在水中适宜的温度下，经过 2～5 周发育，孵出钩球蚴。钩球蚴椭圆形或圆形，直径约 80～90μm，常在水中作无定向螺旋式游动，如被剑水蚤吞食，则脱去纤毛，穿过肠壁入血腔，经 3～11d 发育成原尾蚴。一个剑水蚤血腔里的原尾蚴数可达 20～25 个。原尾蚴椭圆形，前端略凹，后端有小尾球，内含 6 个小钩。含原尾蚴的剑水蚤被蝌蚪吞食，失去尾球，随着蝌蚪逐渐发育成蛙，原尾蚴也发育成为裂头蚴。裂头蚴具有很强的收缩和移动能力，常迁移到蛙的大腿或小腿的肌肉、腹腔、皮下或其他组织内寄居。当受染的蛙被猪等非正常宿主吞食后，裂头蚴穿过肠壁，移居到腹腔、肌肉或皮下等处继续生存，但不能发育为成虫。猫、犬吞食带有裂头蚴的蛙或猪、蛇、鸟等肉类，裂头蚴在其肠道发育为成虫。一般在感染 3 周后，猫、犬粪便中开始出现虫卵。成虫在猫体内寿命约 3.5 年。人可因误食含原尾蚴剑水蚤，或用含裂头蚴的蛙肉、蛇皮贴敷伤口，或生食或半生食蛙肉、蛇肉等而感染。因此，人可作为曼氏迭宫绦虫的中间宿主或终宿主。

（三）流行病学

曼氏迭宫绦虫的生活史复杂，宿主种类繁多，终宿主可有犬科、猫科、鼬科、灵猫科等 15 种哺乳动物，第一中间宿主剑水蚤约有 19 种，第二中间宿主至少有 14 种易感蛙，其中以虎斑蛙、青蛙感染率较高，转续宿主蛇发现有 26 种，以虎斑游蛇裂头蚴的感染率最高，可达 100%，转续宿主鸟类有 6 种，在鸡、鸭体内也发现有裂头蚴寄生。

裂头蚴和原尾蚴对人均具有感染性，可以通过皮肤或消化道途径进入人体。其感染方式包括：

1. 局部贴敷生蛙肉或蛇肉 为主要感染方式，约占患者半数以上。在我国某些地区，民间传说蛙有清凉解毒作用，常用生蛙肉敷贴伤口，治疗疮疥或外伤，包括眼、口、外阴等部位，若蛙肉中有裂头蚴，即可经皮肤、黏膜或伤口侵入人体。

2. 生食或半生食蝌蚪、蛙、蛇、鸡或猪肉 民间有生食蝌蚪败火、吞食活蛙治疗疮疖和疼痛的陋习，或喜食未煮熟的肉类，活的裂头蚴穿过肠壁入腹腔，移行到其他部位寄居。生吃蛇肉、生饮蛇血、生吞蛇胆、食入未煮熟的猪、鸡、鸭和野生动物的肉类均有被感染的风险。

3. 误食剑水蚤 饮用生水，或游泳时误吞湖水、塘水，使含原尾蚴的剑水蚤进入人体。

（四）致病

【人类感染】

1. 曼氏迭宫绦虫病 曼氏迭宫绦虫成虫可偶然寄生人体，但对人体的致病性小，一般无明显症状，可因虫体机械和化学性刺激，出现腹部不适、隐痛、恶心、呕吐等轻微症状，经驱虫治疗后即痊愈。

2. 裂头蚴病 裂头蚴寄生人体较为多见。潜伏期长短不一，与感染方式有关，通常经直接局部侵入者较短，约 6～12d，个别可达 2～3 年。经口感染者潜伏期长，约 1 年到数年。裂头蚴可侵犯多种组织器官，如眼睑、四肢、躯体、皮下、口腔颌面部和内脏，形成嗜酸性肉芽肿囊包，致使局部肿胀，甚至发生脓肿。囊包直径约 1～6cm，囊腔内有盘曲的裂头蚴，可从 1 条至 10 余条不等。按着寄生部位，裂头蚴病可分以下临床分型：

（1）皮下裂头蚴病：最常见。发病部位多累及四肢躯干表浅部，如四肢、腹壁、外生殖器、胸壁、乳房、头颈、腰背、腹股沟或全身各处。可触及皮下结节，具游走性是其重要特征，结节的形状、数目和大小不等，圆形、柱形或不规则条索状，多数为单个，直径长约 0.5～5cm。局部可有瘙痒、虫爬感。若伴有炎症，可出现疼痛或触痛。易被误诊为肿瘤。

（2）眼裂头蚴病：较常见。好发于眼睑，也可累及眼球、眼眶、球结膜及内眦等。多数为单侧眼睑或眼球。表现为眼睑红肿，结膜充血，眼睑下垂，畏光流泪，有奇痒、异物感或虫爬感。有时可反复发作，多年不愈。在红肿的眼睑和结膜下，可有移动性的肿块或条索状物。偶尔破溃，裂头蚴主动逸出而自愈。若裂头蚴侵入眼球内，眼球凸出，眼球运动障碍，重者角膜溃疡、穿孔，虹膜睫状体炎，玻璃体混浊，继发青光眼，甚至并发白内障而失明。眼裂头蚴病在临床上常误诊为麦粒肿，急性葡萄膜炎，眼眶蜂窝织炎，肿瘤等，往往在手术后才被确诊。

（3）口腔颌面部裂头蚴病：多发于颊部及口腔，也可发生于颌下、唇、舌、鼻侧、颜面或咀嚼肌。多数患者有因牙痛、腮腺炎而用蛙、蛇肉敷贴的经历。在口腔黏膜或颊部皮下出现硬结，直径约 0.5～3cm，患处红肿，发痒或有虫爬感，时有小白虫逸出。

（4）脑裂头蚴病：较少见，但病情严重，危害较大。多发于额叶、顶叶，也可侵犯颞叶、外囊、内囊、小脑和基底神经节。临床表现酷似各种脑瘤，如脑膜瘤、胶质瘤及转移性脑瘤等难以区别。患者常有癫痫样发作，阵发性头痛史，严重时昏迷、瘫痪，甚至死亡，极易误诊。

（5）内脏裂头蚴病：罕见，引起较严重后果。寄生于深部组织者常无明显症状，故较难被发现。国内至今仅发现4例。

另外，国内外文献报道了数例“增殖型”裂头蚴病，是一种罕见的寄生虫病，病因尚不清楚，可能是由于裂头蚴病患者免疫功能受抑制，或并发病毒感染后，裂头蚴分化不全引起。虫体具有多态性，较小而不规则，常卷曲，有不规则的分支和芽。大小约10mm×2mm，可广泛侵入各组织芽生增殖。患者日渐消瘦、衰竭，预后差，难以诊断，多于死后解剖发现。

【动物感染】

犬、猫肠道感染曼氏迭宫绦虫成虫后，表现为消瘦、被毛逆乱，神经质和极度饥饿。幼犬、幼猫可发生永久性的发育迟滞。猪多为隐性感染，一般未等发病，在屠宰时被发现。

（五）诊断

患者多有敷贴蛙皮、蛙肉，喝生水及生食蛙、蛇、鸟等动物肉类的经历；不明原因眼部、口腔及皮下出现游走性结节，应考虑曼氏迭宫绦虫的可能。必要时对检获的新鲜虫体，还可以进行动物感染实验。

1. 病原学检查　曼氏迭宫绦虫病可用粪检虫卵法确诊。曼氏裂头蚴病则主要依据从局部检获虫体，或对自排虫体予以鉴定。

2. 免疫学检查　尤其对轻度感染、早期感染、隐性感染、异位寄生和深部组织寄生的病例，是一种较好的术前辅助诊断手段，可弥补病原学和影像学诊断的不足。皮内试验（ID）、间接荧光抗体试验（IFA）、酶联免疫吸附试验（ELISA）、金标免疫渗滤法（DIGFA）检测特异性抗体或抗原，都可获得较满意结果。

3. 影像学检查　脑或其他深部脏器寄生的裂头蚴病，不易发现病灶，难以查见虫体，漏检率高，诊断较困难。可采用CT、MRI、B超等影像技术辅助诊断。

（六）防制

加强健康教育，提高人群的防病意识，对预防曼氏裂头蚴病具有重要意义。加强对鸡、鸭、猪等食用动物饲喂的管理及肉类检疫。生活中养成良好的饮食及卫生习惯，不吃生的或未煮熟的蛙、蛇、鸟、猪及其他动物肉类，不用蛙肉、蛇皮外贴伤口，不饮生水以防感染。

（七）治疗

1. 曼氏迭宫绦虫病　可用吡喹酮、阿苯达唑等药驱虫。

2. 裂头蚴病　视虫体的多少和寄生部位而定，主要靠外科手术取出虫体。手术时应谨慎精细，避免虫体断裂，防止头节遗留而造成复发。一旦虫体断裂，可用乙醚局部麻醉后再将虫体完整摘除。对不能手术摘除的虫体，可向硬结内注射40%乙醇普鲁卡因2～4ml，局部封闭杀虫。但此法不适宜治疗眼裂头蚴病，以免损伤神经，影响视力和眼球活动，可用α-糜蛋白酶溶液进行结节内注射，治疗少数眼部、颌面部裂头蚴病可取得较好疗效。增殖型裂头蚴病也以外科手术为主，但若寄生范围广，常不易彻底摘除，也可采用姑息疗法，但预后较差。

（蔡连顺）

第十七节　阔节裂头绦虫病

阔节裂头绦虫病（diphyllobothriasis latum）是阔节裂头绦虫成虫寄生于人和动物小肠而引起的疾病。多见于亚寒带及温带的湖泊水区。欧洲、北美和亚洲的一些国家（日本、朝鲜、菲律宾）均有流行，俄罗斯病人最多，约占全世界病人数的50%以上。中国仅报道10余例，主要来自哈尔滨、广东、北京、台湾等地，2013 年福建报告 1 例，为境外感染。

阔节裂头绦虫成虫主要寄生于犬科食肉动物，也可寄生于人。其裂头蚴寄生于各种鱼类。喜吃生鱼是阔节裂头绦虫的主要感染方式。流行地区人粪污染河、湖等水源，而使剑水蚤受染也是一重要原因。

（一）病原学

阔节裂头绦虫（*Diphyllobothrium latum*）又称鱼阔节绦虫，隶属裂头科（Diphyllobothriidae）、裂头属（*Diphyllobothrium*）。为绦虫中最大的寄生虫。外形和结构均与曼氏迭宫绦虫相似，但虫体较大，可长达 10m，最宽处 20mm。具有 3000～4000 个节片。虫体扁平，白色或淡黄色。头节细小，呈匙形，长 2～3mm，其背、腹面各有一个深凹的吸槽，成节与孕节的结构基本相同，子宫位于节片中央，盘曲呈玫瑰花状。虫卵卵圆形、呈浅灰褐色，大小为（58～76）μm×（40～51）μm，卵壳较厚，一端有明显的卵盖，另一端有一小棘，虫卵内含有一个卵细胞和若干个卵黄细胞。排出体外时，卵内胚胎已开始发育。裂头蚴细长，长 2～20mm，直径约 2～3mm，体前端有凹陷。

（二）生活史

与曼氏迭宫绦虫相似。不同之处是第二中间宿主为鱼类，人是其终宿主。

成虫寄生在人和犬、猫、熊、狐、猪等食肉动物的小肠内，虫卵随宿主粪便排出后，在水中经 7～15d 的发育，孵出钩球蚴。钩球蚴在水中生存数日，能耐受一定低温。当钩球蚴被剑水蚤吞食后，即在其血腔内逐渐发育为原尾蚴，再被鱼吞食后，原尾蚴即可在鱼的肌肉、性腺、卵及肝等内脏发育为裂头蚴。人或犬、猫食入含裂头蚴的鱼时，裂头蚴在小肠经 5～6 周发育为成虫。成虫寿命可达 5～13 年。人们喜吃生鱼，或食用盐腌、烟熏的鱼肉或鱼卵、果汁浸鱼以及在烹制鱼过程中尝味等习惯，均易感染阔节裂头绦虫病。

（三）致病

成虫寄生于小肠，多数感染者无明显症状，少数人有乏力、腹泻或便秘以及饥饿感、嗜食盐等轻微症状。有时虫体扭结成团，可引起肠道或胆道阻塞。还有在肺部和腹膜外寄生的报告。少数患者并发绦虫性贫血，可能是维生素 B_{12} 被绦虫大量吸收，影响造血功能所致。

（四）诊断

从患者粪便中检获虫卵或节片，即可确诊。

（五）防治

预防的关键在于宣传教育，改变不良的饮食习惯，不吃生或未煮熟的鱼。加强对犬、猫等动物的管理，避免粪便污染河湖水。

驱虫方法同其他绦虫，可用槟榔、南瓜子合并疗法。氯硝柳胺（niclosamide，灭绦灵），复方甲苯咪唑，驱绦胶囊等均有良好疗效。对并发贫血者还应补充维生素 B_{12}。

（苏菊香）

第十八节　犬复孔绦虫病

犬复孔绦虫病（dipylidiasis）是由犬复孔绦虫引起的一种常见的人兽共患寄生虫病。犬复孔绦虫常感染犬和猫，偶可感染人体，特别是儿童，临床表现为食欲缺乏、腹部不适、腹泻等。

1869 年报告犬复孔绦虫的中间宿主为犬虱，1880 年发现蚤为更重要的中间宿主，1920 年以实验方法证明蚤获得感染的方式。1923 年，北京报道我国最早的人体感染病例。

犬复孔绦虫广泛分布于世界各地。犬和猫的感染率很高，狐和狼等也有感染。但人体复孔绦虫病比较少见。全世界至今报道仅 200 例左右，散见于各大洲，如欧洲的奥地利、俄罗斯、意大利、西班牙和英国；亚洲的中国、日本、印度、斯里兰卡和菲律宾；美洲的美国、阿根廷以及非洲的罗德西亚以及大洋洲的澳大利亚等。患者多为婴幼儿，并有一家人同时受感染的报道。截至 2000 年，我国共报告 17 例，散在北京、辽宁、广东、四川、山西、山东和福建以及台湾等地，除山东省 1 例为 44 岁女性成人感染以外，其余均为 9 个月至 2 岁的婴幼儿。

（一）病原学

犬复孔绦虫（*Dipylidium caninum*）隶属圆叶目、囊宫科（Dilepididae）、复孔属（*Dipylidium*）。成虫为小型绦虫，长 10～15cm，宽 0.3～0.4cm，约有 200 个节片。头节近似菱形，具有 4 个吸盘和 1 个发达的、棒状的、且可伸缩的顶突，其上有 30～150 个玫瑰刺状的小钩，排成 1～7 圈，小钩数和圈数可因虫龄和顶突受损伤程度不同而异。颈部细而短，近颈部的幼节较小，外形短而宽，往后节片渐大并接近方形，成节和孕节为长方形。每个节片都具有雌雄生殖器官各两套。两个生殖孔对称分布于节片近中部的两侧缘。成节有睾丸 100～200 个。卵巢 2 个，位于两侧生殖腔后内侧，每个卵巢后方各有一分叶状的卵黄腺。孕节子宫呈网状，内含若干个储卵囊，每个储卵囊含虫卵 2～40 个。虫卵圆球形，直径 35～50μm，具两层薄的卵壳，内含一个钩蚴。

（二）生活史

成虫寄生于犬、猫的小肠内，其孕节单独或数节相连从链体脱落，常自动逸出宿主肛门或随粪便排出，并沿地面蠕动。节片破裂后虫卵散出，如被中间宿主蚤类的幼虫食入，则在其肠内孵出六钩蚴，然后穿过肠壁，进入血腔内发育。约在感染后 30d，当蚤幼虫经蛹羽化为成虫时，发育为似囊尾蚴。随着成蚤到终宿主犬、猫体表活动，此处 31～36℃的温度有利于似囊尾蚴进一步成熟。一个蚤体内的似囊尾蚴可多达 56 个，受染的蚤活动迟缓，甚至很快死亡。当终宿主犬、猫舔毛时吞食病蚤，似囊尾蚴得以进入小肠，经 2～3 周，发育为成虫。人体感染常因与猫、犬接触时误食病蚤引起。犬栉首蚤、猫栉首蚤和致痒蚤是重要的中间宿主。

（三）流行病学

犬复孔绦虫在动物中感染十分普遍，犬和猫是主要的传染源，被感染的动物还有野猫、林猫、麝猫、鬣狗、胡狼、狐以及红狐等。人体感染比较少，患者多为 6 个月至 2.5 岁婴幼儿。犬复孔绦虫的似囊尾蚴需在其中间宿主蚤体内发育，人因误食蚤才被感染，故受染者多是与家中犬、猫密切接触的儿童。

（四）发病机制

虫体在生长发育过程中夺取体内的营养，导致患者消瘦，食欲不良等。

因头节上的吸盘、顶突、小钩的机械性刺激和代谢产物的作用，造成肠黏膜上皮细胞损伤，可出现炎症反应。

（五）临床表现

1. 人类 临床表现主要与感染的数量有关，一般无明显症状，感染严重者尤其是儿童有食欲缺乏、消化不良、腹部不适等，间或有腹痛、腹泻。成虫的孕节从肛门逸出可引起肛门瘙痒、烦躁不安等。

2. 动物 多呈带虫状态，无明显症状。

（六）诊断

询问患者是否有与犬、猫的接触史，对犬复孔绦虫的诊断有一定意义。确诊主要依靠粪便检查虫卵或孕节。

（七）防制

（1）控制传染源：驱虫治疗可用吡喹酮，亦可使用阿苯达唑等。定期给犬、猫驱虫，对被毛也应经常进行清洁。

（2）消毒：犬和猫舍及其周围环境定期消毒，消灭蚤类。

（3）加强健康教育工作：注意个人卫生和饮食卫生，教育孩子尽量不要和犬、猫有过分亲密的接触，接触后应洗手。

（赵 丹）

第十九节 弓形虫病

弓形虫病（toxoplasmosis）是由刚地弓形虫所引起的一种自然疫源性人兽共患疾病。弓形虫属原生动物门、孢子虫纲，属机会性致病原虫，寄生于人和多种动物的所有有核细胞内，是孕期宫内感染导致胚胎畸形的重要病原体之一，免疫功能正常的宿主感染后多呈隐性感染状态，但免疫功能受损及先天感染者常导致严重的后果。

1908 年，法国学者在北非突尼斯的啮齿类梳趾鼠的肝脾单核细胞中首先发现，虫体呈弓形，命名为刚地弓形虫。我国于 20 世纪 50 年代在福建省的猫、兔等动物体内发现。1964 年江西首次报道我国人体弓形虫病例。

弓形虫病广泛分布于世界各地，血清学检查，人群抗体阳性率 25%～50%。英、美调查成人抗体阳性率约为 16%～40%，有的达 70%。我国人群弓形虫抗体阳性率 0.09%～34%，低于世界平均水平，但呈现逐年上升趋势。在动物中，猪的感染率 3.32%～66.39%，牛的感染率 2.41%～67.46%，羊的感染率 27.5%～33.33%，犬的感染率 0.66%～40%，猫的感染率 14.06%～78%。据估计美国每年有 750 人因弓形虫病死亡，其中一半是由于进食污染的肉类引起。弓形虫已成为严重影响人畜健康和社会经济发展的重要的机会致病性原虫。

（一）病原学

刚地弓形虫（*Toxoplasma gondii*）属球虫纲（Coccidea）、艾美目（Eimeriida）、艾美科（Eimeriidae）的原虫。生活史期有 5 种发育阶段：滋养体、包囊、裂殖体、配子体和卵囊。

1. 滋养体 又称速殖子，游离的虫体呈弓形或月牙形，一端较尖，一端钝圆；一边扁平，另一边较膨隆。长 4～7μm，最宽处 2～4μm。经姬姆萨或瑞特染色后，胞浆呈蓝色，胞核呈紫红色。核位于虫体中央，在核与尖端之间有染成浅红色的副核体。细胞内寄生的虫体呈纺锤形或椭圆形，以内二芽殖、二分裂及裂体增殖三种方式不断繁殖，可被宿主细胞膜包绕，形成假包囊，增殖至一定数目时，胞膜破裂，速殖子释出，随血流至其他细胞内继续繁殖。

2. 包囊 圆形或椭圆形，直径 5～100μm，具有一层富有弹性的坚韧囊壁。囊内滋养体称缓殖子，可不断增殖，内含数个至数百个虫体，在一定条件下可破裂，缓殖子重新进入新的细胞形成新的包囊，可长期在组织内生存。

3. 裂殖体 在猫科动物小肠绒毛上皮细胞内发育增殖，成熟的裂殖体为长椭圆形，内含 4～29 个裂殖子，呈扇状排列，裂殖子形如新月状，前尖后钝，较滋养体小。

4. 配子体 由游离的裂殖子侵入另一个肠上皮细胞发育而成。雌配子体呈圆形，成熟后发育为雌配子，其体积可不断增大达 10～20μm，雄配子体较小，成熟后形成 12～32 个雄配子，其两端尖细，长约 3μm。雌雄配子受精结合发育为合子，而后形成卵囊。

5. 卵囊 刚从猫粪排出的卵囊为圆形或椭圆形，大小为 10～12μm；具双层囊壁，内充满均匀小颗粒。成熟卵囊含 2 个孢子囊，每个孢子囊由 4 个子孢子组成，相互交错在一起，呈新月形。

卵囊对外界抵抗力较强，能耐酸、碱及普通的消毒剂，在室温可生存3～18个月，猫粪内可存活1年，对干燥和热的抵抗力较差，80℃1min即可杀死，加热是防止卵囊传播最有效的方法。

（二）生活史

包括有性生殖和无性生殖阶段，全程需两种宿主，在猫科动物体内完成有性世代，同时也进行无性增殖，故猫是弓形虫的终宿主兼中间宿主。在其他动物或人体内只完成无性生殖，为中间宿主。有性生殖只限于在猫科动物小肠上皮细胞内进行，称肠内期发育。无性生殖阶段可在肠外其他组织、细胞内进行，称肠外期发育。弓形虫对中间宿主的选择极不严格，除哺乳动物外，鸟类、鱼类和人都可寄生，对寄生组织的选择也无特异亲嗜性，除红细胞外的有核细胞均可寄生。

1. 在中间宿主体内的发育 猫粪内的卵囊或动物肉类中的包囊或假包囊均有感染性，被中间宿主如人、羊、猪、牛等吞食后，在肠内逸出子孢子、缓殖子或速殖子，随即侵入肠壁，经血或淋巴进入单核吞噬细胞系统寄生，并扩散至全身各器官组织，如脑、淋巴结、肝、心、肺、肌肉等，进入细胞内发育繁殖，直至细胞破裂，速殖子重新侵入新的组织细胞，反复繁殖。在免疫功能正常的机体，部分速殖子侵入宿主细胞后，特别是在脑、眼、骨骼肌的虫体，繁殖速度减慢，并形成包囊，包囊在宿主体内可存活数月、数年，甚至更长。当机体免疫功能低下或长期应用免疫抑制剂时，包囊可破裂，释出缓殖子，进入血流和其他新的组织细胞，继续发育繁殖。

2. 在终宿主体内的发育 猫或猫科动物捕食其他动物肉类组织，将带有弓形虫的包囊或假包囊吞入消化道而感染。此外，食入或饮入外界被成熟卵囊污染的食物或水也可感染。包囊内缓殖子、假包囊内速殖子、卵囊内子孢子在肠腔逸出，侵入小肠上皮细胞发育繁殖，经3～7d，虫体形成裂殖体，成熟后释出裂殖子，侵入新的肠上皮细胞形成第二、三代裂殖体，经数代增殖后，部分裂殖子发育为雌、雄配子，二者结合为合子，再形成卵囊，破出上皮细胞进入肠腔，随粪便排出体外，在适宜环境中，经2～4d发育为具感染性的成熟卵囊。猫吞食包囊后，约3～10d就可排出卵囊，而吞食假包囊或卵囊后约需20d以上。受染的猫每日可排卵囊1000万个，持续10～20d，高峰时间为5～8d，是传播的重要阶段。

（三）流行病学

1. 传染源 弓形虫病为动物源性疾病，几乎所有的哺乳动物和鸟类都是弓形虫病的传染源，特别是感染弓形虫病的猫，是弓形虫病最重要的传染源。其他如猪、牛、马、羊、兔、狗、鸡、鸭、鹅等，也都会传染弓形虫病。感染动物的脏器、分泌物、粪、尿、乳汁、血液及渗出液等，均有传染性。

2. 传播途径 弓形虫病有先天性和获得性两种。前者指胎儿在母体经胎盘血而感染；后者主要经口感染。家畜、家禽等动物体内有时含弓形虫包囊，人因食入未煮熟的肉制品、蛋品、奶类而感染。曾有因喝生羊奶而致急性感染的报告。猫科动物的粪便中，常带有卵囊，可以污染草原、牧场、蔬菜、水果等，故密切接触猫或猫粪便，误食卵囊或通过食物、水源感染也是重要的传播途径。经损伤的皮肤和黏膜也可感染，实验室人员需加注意。国外已有经输血、器官移植引发弓形虫病的报道。节肢动物携带卵囊也具有一定的传播意义。

3. 易感性 人、畜、禽和多种野生动物对弓形虫均具有易感性，其中包括141种哺乳动物、70种鸟类、5种变温动物和一些节肢动物。在家畜中，对猪和羊的危害最大，尤其对猪，可引起暴发性流行和大批死亡。在实验动物中，以小鼠和地鼠最为敏感，豚鼠和家兔也较为易感。

人类对弓形虫普遍易感，尤其是胎儿、婴幼儿、肿瘤和艾滋病患者等。长期应用免疫抑制剂及免疫缺陷者，可使隐性感染复燃而出现症状。职业、生活方式、饮食习惯与弓形虫感染率有密切关系，当机体免疫力低下时，可引起急性发病，甚至死亡。如虫体的毒力较弱，机体能够产生免疫力，疾病转为慢性，或为无症状隐性感染。

4. 流行特点 弓形虫病的流行没有严格的季节性，家畜弓形虫病一年四季均可发病。动物在秋冬季和早春发病率最高，可能与动物机体的抵抗力因寒冷、运输、妊娠而降低有关。温暖潮湿地区感染率较寒冷干燥地区为高。

（四）发病机制

速殖子是主要致病阶段，侵袭宿主的有核细胞，以独特的内二芽殖法增殖，破坏宿主细胞。虫体逸出后又重新侵入新的细胞，刺激淋巴细胞、巨噬细胞的浸润，导致组织的急性炎症和坏死。包囊内缓殖子是引起慢性感染的主要形式，包囊因缓殖子增殖而体积增大，挤压器官，导致功能障碍。包囊增大到一定程度可破裂。游离的虫体刺激机体产生迟发性变态反应，并形成肉芽肿病变，后期的纤维钙化灶多见于脑、眼。宿主感染弓形虫后，可产生有效的保护性免疫，多数无明显症状，当宿主有免疫缺陷或免疫功能低下时才引起弓形虫病。

（五）临床表现

【人类】

1. 先天性弓形虫病 受染胎儿或婴儿多数表现为隐性感染，有的出生后数月甚至数年才出现症状；也可造成孕妇流产、早产、畸胎或死产，尤以早孕期感染，畸胎发生率高。此外，可伴有全身性表现，在新生儿期即有发热、皮疹、呕吐、腹泻、黄疸、肝脾肿大、贫血、心肌炎、癫痫等。融合性肺炎是常见的死亡原因。

2. 获得性弓形虫病 可因虫体侵袭部位和机体反应性而呈现不同的临床表现，无特异症状，须与有关疾病鉴别。淋巴结肿大是最常见的临床类型，多见于颌下和颈后淋巴结；其次弓形虫常累及脑、眼部，表现为脑炎、脑膜脑炎、癫痫和精神异常。弓形虫眼病的主要特征以视网膜脉络膜炎为多见，成人表现为视力突然下降，婴幼儿可见手抓眼症，对外界事物反应迟钝，也有出现斜视、虹膜睫状体炎，葡萄膜炎等，多见双侧性病变，视力障碍，常伴全身反应或多器官病损。

【动物】

猪弓形虫病常呈急性感染和发作，感染后经过 3～7d 的潜伏期，体温开始升高，呈稽留热，食欲减退，常出现异嗜症、精神萎靡和喜卧等，颇似猪瘟。尿液呈橘黄色，粪便多数干燥，呈暗红色或煤焦油色。病后期严重呼吸困难，呈腹式或犬坐姿势呼吸，后躯摇晃或卧地不起。经过急性发作的病猪一般于 2 周后恢复，但易成为僵猪。怀孕母猪若发生急性弓形虫病，表现为高热不食，可产出死胎或流产，即使产出活仔也会发生急性死亡或发育不全，不会吃奶或畸形怪胎。

羊弓形虫病的临床表现主要以流产为主。在流产羊组织内可见有弓形虫速殖子，其他症状不明显。

猫感染此病后，通常无明显症状，个别有体温升高、下痢、呼吸困难和肺炎等症状。

（六）诊断

1. 病原学检查

（1）涂片染色法：取急性期患者的体液、脑脊液、血液、骨髓、羊水、胸水经离心后，沉淀物作涂片，或采用活组织穿刺物涂片，染色镜检滋养体。此法简便，但阳性率不高易漏检。也可将组织切片用免疫酶或荧光染色法，观察特异性反应，可提高虫体的检出率。

（2）动物接种分离或细胞培养法：将检材样本接种于小白鼠腹腔，一周后剖杀取腹腔液镜检滋养体，阴性需盲目传代至少 3 次；样本亦可接种于离体培养的单层有核细胞。动物接种和细胞培养是目前常用的病原检查方法。

2. 免疫学检测

（1）染色试验（dye test，DT）：为经典的特异性血清学方法，在有致活因子的参与下，采用活滋养体与样本内特异性抗体作用，使虫体表膜破坏而不被着色剂亚甲蓝所染。镜检见虫体未着色者为阳性，被染蓝色者为阴性。

（2）间接血凝试验（IHA）：此法特异、灵敏、操作简单，适用于流行病学调查及抗体筛查性检测。

（3）间接荧光抗体试验（IFA）：以虫体为抗原，采用荧光标记的二抗检测特异性抗体，其中检测 IgM 适用于临床早期诊断。

（4）酶联免疫吸附试验（ELISA）：是目前最常用的方法之一，有多种改良法，用于检测宿主的特异抗体或抗原。

3. 分子生物学检测　PCR 及 DNA 探针技术灵敏、特异，具有早期诊断弓形虫病的意义。

（七）防制

弓形虫病重在预防。应加强对家畜、家禽和可疑动物的监测和隔离；对肉类加工厂建立必要的检疫制度，加强饮食卫生管理，教育群众不吃生或半生的肉制品、蛋和奶制品，避免与猫、猫粪等接触，尤其是孕妇，以免感染卵囊。定期对孕妇作弓形虫病常规检查，以防先天性弓形虫病的发生。

（八）治疗

急性期患者应予以药物治疗，尚无理想的特效药物。乙胺嘧啶、磺胺类药物对增殖期弓形虫有抑制生长的作用，两药联合应用可提高疗效。常用制剂为复方新诺明，但孕妇忌用。孕妇妊娠早期感染弓形虫者，宜终止妊娠，以防胎儿先天感染，影响优生优育，妊娠中期以后可用螺旋霉素治疗，此药毒性小，器官分布浓度高，为目前治疗孕妇的首选药。疗程中适当配伍以免疫增强剂，可提高宿主的抗虫功能，发挥辅佐作用。

第二十节　隐孢子虫病

隐孢子虫病（cryptosporidiosis）是由隐孢子虫引起的以腹泻为主要临床特点的人兽共患传染病。隐孢子虫广泛存在于多种脊椎动物体内，寄生于人和多数哺乳动物的主要为微小隐孢子虫。

隐孢子虫是近年来公认的引起腹泻的新病原。隐孢子虫病被 WHO 列为世界最常见的六大腹泻病之一，甚至有的国家将其列为艾滋病患者的常规检测项目。自 1976 年在美国首次发现人体感染隐孢子虫病例以来，已波及澳大利亚、美国、中南美洲、亚洲、非洲和欧洲的 90 多个国家，300 多个地区。在腹泻患者中，欧洲、北美洲隐孢子虫检出率为 0.6%～20%，亚洲、大洋洲、非洲和中南美洲为 3%～32%；艾滋病患者和儿童感染率为 3%～50%。1987 年，我国在南京首先发现了人体病例。目前在中国至少有 19 个省市发现了人感染隐孢子虫，包括南京、徐州、安徽、内蒙古、福建、山东和湖南等省市，均有病例报道。我国隐孢子虫的检出率为 1.36%～13.3%，其中福建的感染率最高。

近年来，英国、美国、日本等地多次报道了水源暴发的疫情，最著名的是 1993 年，发生在美国威斯康星州的密尔沃基市的一起水源性暴发流行，感染 40 万人，死亡 50 例；只有不到 6.5 万人口的西部佐治亚州，大约 1.3 万人发生了胃肠炎，其中 39%的患者粪检隐孢子虫卵囊阳性，饮用自来水者患胃肠炎的危险性高于不饮用者，危险度为 3∶1，在自来水中也找到了卵囊。这些都属大范围的水源暴发。无论在发展中国家还是发达国家，隐孢子虫病都已成为重要的公共卫生问题。我国将隐孢子虫和蓝氏贾第鞭毛虫列为影响水质的两大重要病原体。

（一）病原学

隐孢子虫（*Cryplosporidium sp.*）属球虫纲（Coccidea）、艾美目（Eimeriida）、艾美科（Eimeriidae），是一种专性细胞内生长的寄生原虫，已记录的隐孢子虫有 20 多种，对人体致病的虫种主要是人隐孢子虫（*C. hominis*）和微小隐孢子虫（*C. parvum*，小球隐孢子虫），前者主要在人群中广泛传播，引起人类隐孢子虫病；后者是一种人兽共患寄生虫，除引起人类疾病外，还能感染多种哺乳动物。

生活史发育过程有滋养体、裂殖体、配子体、合子和卵囊 5 个阶段，寄居于同一宿主小肠上皮细胞的刷状缘中，成熟卵囊随宿主粪便排出体外，具有诊断意义。

卵囊是隐孢子虫的唯一感染阶段，呈圆形或椭圆形，直径 4～6μm。成熟的卵囊内含 4 个裸露的子孢子和由颗粒物组成的残留体。子孢子呈月牙形。未经染色的卵囊很难识别。经用改良抗酸法染色后，在被染成蓝绿色背景的标本中，虫体被染成玫瑰色。由于卵囊在标本中所处的位置不同，显微镜下观察时，囊内子孢子呈不规则排列。残留体呈暗黑色和棕色的颗粒状。

卵囊对外界的抵抗力强，常用的消毒剂不能将其杀死，福尔马林（10%甲醛）、5%氨水可灭活卵囊，冷冻干燥可使卵囊失去感染力，在冰点以下或 65°以上加热 30min 可杀死卵囊。

（二）生活史

隐孢子虫完成整个生活史只需一个宿主。生活史简单，可分为裂体生殖，配子生殖和孢子生殖三个阶段，均在同一宿主小肠上皮细胞内完成。虫体在宿主体内的发育时期称为内生阶段。随宿主粪便排出的成熟卵囊为感染阶段。

人和许多动物都是隐孢子虫的易感宿主，当宿主吞食成熟卵囊后，在消化液的作用下，子孢子在小肠脱囊而出，先附着于肠上皮细胞，再侵入其中，在胞膜下与胞质之间形成纳虫空泡，虫体在空泡内开始无性繁殖，先发育为滋养体，经 3 次核分裂发育为 I 型裂殖体。成熟的 I 型裂殖体含有 8 个裂殖子。裂殖子被释出后侵入其他上皮细胞，发育为第二代滋养体。第二代滋养体经 2 次核分裂发育为Ⅱ型裂殖体。成熟的Ⅱ型裂殖体含 4 个裂殖子。此裂殖子释出后，侵入肠上皮细胞发育为雌、雄配子体，进入有性生殖阶段，雌、雄配子体进一步发育为雌、雄配子，经配子生殖，形成合子，进入孢子生殖阶段，发育为卵囊。卵囊有薄壁和厚壁两种类型，薄壁卵囊约占 20%，仅有一层单位膜，其子孢子逸出后直接侵入宿主肠上皮细胞，继续无性繁殖，形成宿主自身体内重复感染；厚壁卵囊约占 80%，在宿主细胞内或肠腔内孢子化（形成子孢子）。孢子化的卵囊随宿主粪便排出体外，即具感染性。隐孢子虫完成生活史约需 5～11d。

（三）流行病学

隐孢子虫病呈世界性分布。

1. 传染源　感染隐孢子虫的人和动物都是传染源，特别是无症状的卵囊携带者，可从粪便排出大量具有感染力的卵囊，是主要的传染源。动物传染源主要包括感染隐孢子虫的猪、羊、猫、犬和兔等动物，其排出的卵囊对人也有感染力。新生小牛、小山羊最易感染，也是重要的感染来源。

2. 传播途径　隐孢子虫经粪-口途径传播，经卵囊污染的食物和水源感染是隐孢子虫病的主要传播途径，可在人与人之间，或动物与人之间相互传播。目前用于消毒自来水的氯化物的浓度，不足以杀死隐孢子虫卵囊，而卵囊在寒冷、潮湿的条件下，可保持感染性达数月之久，因此一旦水源污染，易引起隐孢子虫病的暴发流行。

此外，有报道已从艾滋病患者的呼吸道分泌物和痰液中检出卵囊，因而，也存在飞沫（气溶胶）经呼吸道传播的可能性。

3. 易感性　人对隐孢子虫普遍易感。婴幼儿、艾滋病患者、接受免疫抑制剂治疗的病人，以及先天或后天的免疫功能低下者更易感染隐孢子虫。大量应用多种抗生素、患水痘、麻疹和经常感冒者均易感染隐孢子虫。多种动物可感染隐孢子虫，包括哺乳动物、鸟类、爬行类及两栖类等家畜与野生动物。

4. 流行特点　发展中国家人群隐孢子虫病的感染率较发达地区高。2 岁以下的婴幼儿发病率最高，男女间无明显差异；温暖潮湿季节发病率较高；农村多于城市，沿海港口多于内地；经济落后、卫生状况差的地区多于发达地区；畜牧地区多于非牧区；旅游者多于非旅游者。隐孢子虫病的流行与各地人群的居住条件、生活水平及卫生状况等密切相关。

（四）发病机制

隐孢子虫主要寄生于小肠上皮细胞的刷状缘层，由宿主细胞形成的纳虫空泡内。空肠近端是胃肠道感染虫数最多的部位，严重者可扩散到整个消化道。肺、扁桃体、胰腺和胆囊等器官亦发现有虫体。由于隐孢子虫寄生于肠黏膜，使之表面出现凹陷，或呈火山口状，肠绒毛萎缩，变短变粗，或融合、移位和脱落，上皮细胞出现老化和脱落速度加快现象，但感染轻者肠黏膜的变化不明显。由于虫体的寄生，破坏了肠绒毛的正常功能，影响消化吸收而发生腹泻。其致病机制可能与多因素有关，如肠黏膜表面积减小，导致多种黏膜酶分泌减少；自体内重复感染等可能也起重要作用。

（五）临床表现

【人类】

隐孢子虫病的临床症状和严重程度取决于宿主的免疫功能与营养状况。免疫功能正常者感染后，主要表现为急性水样腹泻，一般无脓血，日排便2～20余次，严重感染的幼儿可出现喷射性水样泻，排便量多。腹痛、腹胀、恶心、呕吐、食欲减退或厌食，口渴和发热亦较常见。病程长短不一，短者1～2d，长者数年，多数20d至2个月，由急性转为慢性而反复发作者并不少见。

免疫功能受损者感染隐孢子虫后，症状明显，病情加重，以持续性霍乱样水泻最为常见，一日数次至数十次。也有同时并发肠外器官寄生，如呼吸道等，其病情更为严重复杂。有人统计57例艾滋病病人，42例死于隐孢子虫病，为艾滋病患者主要致死病因之一。

免疫功能缺陷者感染后症状严重，表明细胞免疫对消除本虫的感染是必不可少的。不论免疫功能是否正常，感染隐孢子虫后血中均可检出特异性抗体，但因隐孢子虫寄生于肠黏膜表面，体液中的抗体可能不起保护作用，但能降低再感染的严重程度。

【动物】

动物感染后突然引起黄乳油状、灰白色、灰褐色、褐色或黄褐色急性痢，拉痢后期呈透明水样便，并混有脱落的肠黏膜。患犊活动逐渐停止，食欲减退，如饮水不足或不及时补液，易出现脱水症状。体温大都正常，给予抗生素及磺胺药无效。经过10d左右，粪便变为泥状、软便状。这是卵囊消失及趋于正常的迹象标志。

单独感染隐孢子虫时死亡率较低，但与大肠杆菌、轮状病毒、冠状病毒等混合感染时，视其感染程度死亡率有所上升。

（六）诊断

粪便直接涂片染色，检出卵囊即可确诊。有时呕吐物和痰也可作为受检标本。

1. 病原学检查 收集患者粪便、呕吐物；对播散型患者，采集胆汁和十二指肠液、支气管肺泡灌洗液；内窥镜检查时可采集肠黏膜病变组织。固定、染色镜检，常用的染色方法有：

（1）金胺-酚染色法：新鲜或甲醛固定后的标本均可用此法，染色后在荧光显微镜下观察。卵囊圆形呈明亮乳白略带黄绿色荧光。低倍镜下为圆形小亮点，数量多时可遍布视野，犹如夜空中繁星。高倍镜下卵囊壁薄，中央淡染，似环状。本法简便、敏感，适用于批量标本的过筛检查。

（2）改良抗酸染色法：染色后背景为蓝绿色，卵囊呈玫瑰色，圆形或椭圆形，囊壁薄，内部可见1～4个梭形或月牙形子孢子。但粪便标本中多存在红色抗酸颗粒，形同卵囊，难以鉴别。

（3）金胺酚-改良抗酸染色法：先用金胺-酚染色，再用改良抗酸染色复染，用光学显微镜检查，卵囊形态同抗酸染色所示，但非特异性颗粒呈蓝黑色，颜色与卵囊不同，有利于查找卵囊，优化了改良抗酸染色法，提高了检出率。

2. 免疫学检查 具有弥补粪检不足的优点。采用IFA法荧光显微镜下观察粪便中的卵囊抗原，适用于对轻度感染者的诊断和流行病学调查；采用ELISA、ELIB等检测血清中特异性抗体或抗原，特异性、敏感性均较高，可用于隐孢子虫病的辅助诊断和流行病学调查。

3. 分子生物学检查 采用PCR和DNA探针技术，检测隐孢子虫特异性DNA，具有特异性强、敏感性高的特点。

（七）防制

防止病人、病畜及带虫者的粪便污染食物和饮水，注意粪便管理和个人卫生，保护免疫功能缺陷或低下的人，增强其免疫力，避免与病人病畜接触。凡接触病人病畜者，应及时洗手消毒；因卵囊的抵抗力强，病人用过的便盆等必须在3%漂白粉中浸泡30min后，才能予以清洗。加热可灭活卵囊，故应提倡喝开水。

（八）治疗

1. 一般治疗 对免疫功能正常患者，应用对症和支持疗法，纠正水、电解质紊乱可取得良好的效果。对免疫功能受损者，主要措施是恢复其免疫功能、及时停用免疫抑制药物，否则治疗大多无效。

2. 病原治疗 尚无特效治疗药。对于慢性腹泻患者，认为有一定疗效的药物有螺旋霉素、巴龙霉素、克林霉素、阿奇霉素、大蒜素等。用人工高免疫牛初乳、牛乳球蛋白、牛转移因子治疗也获得一定疗效。有人使用螺旋霉素治疗重症患者，可缓解病情，减轻腹泻，但不能避免复发。

（蔡连顺）

第二十一节　内脏利什曼病

内脏利什曼病（visceral leishmaniasis）是由杜氏利什曼原虫感染引起的以慢性病变为主的人兽共患寄生虫病，在医案中称之为“疫痞”，又称黑热病，来源于印度土语kala-azar，指病人有发热和皮肤色素沉着。黑热病通过白蛉叮咬传播。虫体寄生于宿主内脏的巨噬细胞内，表现为长期不规则发热、消瘦、贫血、进行性脾肿大、白细胞减少、血浆球蛋白增高和鼻出血等。

1995年WHO公布，利什曼病广泛分布于热带和亚热带地区的88个国家，估计全球患病人数（包括亚临床病例）在1200万以上。90%的内脏利什曼病在中国、印度及地中海沿岸、孟加拉、尼泊尔、苏丹和巴西等国家。大多数皮肤/黏膜利什曼病分布于中东的阿富汗、沙特阿拉伯、叙利亚、伊朗、俄罗斯和除加拿大、智利和乌拉圭以外的美洲。每年新发病例约50万，死亡约7万人。

1984～1994年间，黑热病曾在苏丹西尼罗河省暴发流行，造成10万人死亡。我国周边的印度、孟加拉国、巴基斯坦和尼泊尔均有流行，以印度最为严重。在南美洲则以巴西为主要流行区。

近年来由于人口流动的加剧，经济开发和生态环境的变化，使部分地区黑热病的发病率呈上升之势，并有可能使原流行区死灰复燃，再度流行，如不予高度重视，可能导致前功尽弃。黑热病是我国过去五大寄生虫病之一，建国初期，流行于长江以北16个省、市、自治区，患病人数达53万，到1958年，大部分地区已基本消灭。但在20世纪80年代以来，新疆、内蒙古、甘肃、四川、陕西、山西6个省区又出现了新病例，每年100～350例。湖北3个县也陆续有病例报道。2003年在新疆、甘肃、四川、山西、贵州、内蒙古6个省（区）进行了调查，发现黑热病患病率为0.59%。2005～2009年，病例报告集中在新疆、甘肃、川北的局部地区，新疆、内蒙古还存在有黑热病的自然疫源地。

WHO已把黑热病列为再发的一种寄生虫病。黑热病是世界“热带病研究与训练特别规划”要求防治的10种主要热带病之一，被列入我国丙类法定传染病。

（一）病原学

杜氏利什曼原虫（*Leishmania donovani*）是锥体目（Trypanosomatida）、锥体科（Trypanosomatidae）的原虫。生活史有前鞭毛体和无鞭毛体两个时期。前者寄生于节肢动物白蛉的消化道内，后者寄生于哺乳动物或爬行动物的巨噬细胞内，通过白蛉传播。

成熟的前鞭毛体呈梭形，大小为（14.3～20）μm×（1.5～1.8）μm，核位于虫体中部，动基体在前部。基体在动基体之前，由此发出一鞭毛游离于虫体外。前鞭毛体运动活泼，鞭毛不停地摆动。在培养基内常以虫体前端聚集成团，排列成菊花状。有时也可见到粗短形前鞭毛体，这与发育程度不同有关。

无鞭毛体又称利杜体，虫体很小，卵圆形，大小为（2.9～5.7）μm×（1.8～4.0）μm。经瑞特染液染色后，原虫细胞质呈淡蓝色或深蓝色，内有一个较大的圆形核，呈红色或淡紫色。动基体位于核旁，着色较深，细小、杆状。在镜下放大1000倍时，有时可见从前端颗粒状的基体发出一条根丝体。基体靠近动基体，在光镜下不易区分。

（二）生活史

杜氏利什曼原虫的生活史需要2个宿主，即白蛉、人或哺乳动物。

1. 在白蛉体内发育 当传播媒介雌性白蛉叮刺病人或被感染的动物时，血液或皮肤内含无鞭毛体的巨噬细胞被吸入胃内，经24h，无鞭毛体发育为早期前鞭毛体。此时虫体呈卵圆形，鞭毛也已开始伸出体外。48h后发育为短粗的前鞭毛体或梭形前鞭毛体。体形从卵圆形逐渐变为梭形，此时鞭毛也由短变长。至第3、4d出现大量成熟前鞭毛体，活动力明显加强，并以纵二分裂法繁殖，分裂时，基体、动基体及核首先分裂，然后虫体自前向后逐渐一分为二。原来的鞭毛留在一个基体上，另一个基体重新生出一根鞭毛。在数量激增的同时，逐渐向白蛉前胃、食道和咽部移动。一周后具感染力的前鞭毛体大量聚集在口腔及喙。

2. 在人和哺乳动物体内发育 当含有前鞭毛体的白蛉叮刺人或哺乳动物时，前鞭毛体即随白蛉唾液进入宿主体内。一部分被多形核白细胞吞噬消灭，一部分进入巨噬细胞。前鞭毛体进入巨噬细胞后逐渐变圆，失去其鞭毛的体外部分，向无鞭毛体期转化。同时巨噬细胞内形成纳虫空泡。此时巨噬细胞的溶酶体与之融合，使虫体处于溶酶体的包围之中。无鞭毛体在巨噬细胞的纳虫空泡内，不但可以存活，而且能进行二分裂繁殖，最终导致巨噬细胞破裂。游离的无鞭毛体又进入其他巨噬细胞，重复上述增殖过程。

（三）流行病学

20世纪90年代以来亚、非洲一些国家和地区，黑热病的流行正处于上升的局势。近年来，艾滋病人感染黑热病互为加重病情，已成为一类新出现的棘手问题。

1. 传染源 我国黑热病的传染源，在平原疫区为黑热病患者及带虫者；在山丘疫区以病犬（癞皮狗）为主要传染源；在自然疫源地疫区，传染源可能是野生动物。根据传染来源的不同，黑热病在流行病学上分为三种类型，即人源型、犬源型和自然疫源型，分别以印度、地中海盆地和中亚细亚荒漠内的黑热病为典型代表。目前我国西北部流行的主要是犬源型黑热病，病人散在，多是婴儿、10岁以下儿童，传播媒介是近野栖或野栖型中华白蛉。病犬是主要的传染源。

2. 传播途径 被口腔含前鞭毛体的雌性白蛉叮咬，是最主要的传播途径。也有报道经输血途径传播和母体传给婴儿。中华白蛉是主要的传播媒介。

3. 易感性 婴幼儿以及从外地新进入疫区的成人均易受到感染，应视为易感人群。后者临床表现较疫区居民为重。山丘疫区儿童占多数。

（四）发病机制

当受染白蛉叮咬人或动物时，将前鞭毛体注入宿主皮下组织，少部分被机体中性粒细胞破坏，大部分被单核巨噬细胞吞噬，转变为无鞭毛体期，并在细胞内分裂增殖，还可随血流至全身。单核巨噬细胞具有吞噬和消化各种异物的功能。但在宿主缺乏有效免疫力的情况下，巨噬细胞不能消灭无鞭毛体，而任其在细胞质内生存繁殖，直到细胞因原虫的负荷过多而破裂。逸出的无鞭毛体又为其他单核巨噬细胞吞噬，继续在内部进行繁殖，如此反复，导致机体单核巨噬细胞大量破坏和极度增生，从而造成肝、脾、骨髓、淋巴结的损害。细胞增生和继发的阻塞性充血是肝脾、淋巴结肿大的基本原因，其中脾肿大最为常见，出现率在95%以上。后期则因网状纤维结缔组织增生而变硬。患者血浆清蛋白量减少，球蛋白量增加，出现清蛋白、球蛋白比例倒置。若肾脏受损可产生蛋白尿。由于脾功能亢进及细胞毒性变态反应所致免疫性溶血，导致血细胞在脾内遭到大量破坏，血液中红细胞、白细胞及血小板都减少，产生贫血。由于粒细胞及免疫活性细胞的减少，导致机体免疫功能低下，易引起继发感染。因血小板减少，患者常发生鼻出血、牙龈出血等症状。蛋白尿及血尿的出现，可能由于患者发生肾小球淀粉样变性以及肾小球内有免疫复合物沉积所致。

（五）临床表现

【人类】

潜伏期一般为3～6个月，最短仅10d左右，最长可达9年之久。

1. 典型临床表现 发病多缓慢，不规则发热，呈双峰热，初起可有胃肠道症状，如食欲减退、腹痛腹泻等。可有类似感冒样症状。病程较长，可达数月，全身中毒症状不明显，有些患者发热数月仍能劳动。脾、肝及淋巴结肿大。以脾肿大更明显，发病半个月即可触及、质软，以后逐渐增大，半年后可达脐部甚至盆腔，质地硬。肝为轻至中度肿大，质地软；偶有黄疸、腹水。淋巴结为轻至中度肿大。病程晚期可出现贫血及营养不良，有精神萎靡、心悸、气短、面色苍白、水肿及皮肤粗糙，面颊部皮肤颜色加深，有色素沉着。病人出现鼻出血、牙龈出血及皮肤出血点等症状。

在病程中，症状缓解与加重可交替出现，一般病后1个月进入缓解期，体温下降，症状减轻，脾缩小，持续数周，以后又可复发，病程迁延数月。

2. 特殊临床类型

（1）皮肤型黑热病：多数患者有黑热病史，可发生在黑热病病程中，少数为原发患者。皮损主要是结节、丘疹和红斑，偶见褪色斑，表面光滑，不破溃很少自愈，结节可连成片，类似瘤型麻风。发生在身体任何部位，但面颊部多见。患者一般情况良好，大多数能照常工作及劳动，病程可长达10年之久。

（2）淋巴结型黑热病：较少见，婴幼儿发病为主。多无黑热病病史。表现为全身浅表淋巴结肿大，尤以腹股沟部多见，花生米大小，也可融合成大块状，较浅可移动，局部无红肿热痛。全身情况良好，肝脾多不肿大或轻度肿大。

黑热病经特效药物治疗后痊愈率较高，一般不会再次感染，可获得终生免疫，但有少数病人仍可在皮肤内带虫，有的可出现皮肤型黑热病。

【动物】

病犬初期无明显症状，有时在眼间、耳壳上、背部或尾部有类似疥疮或脂螨样的症状；病程晚期食欲减少、逐渐消瘦、精神萎靡、鼻出血、眼缘炎，以至睫毛脱落、声音嘶哑，吠叫困难等。

（六）诊断

询问流行病史，如到过或居住在流行区，有被白蛉叮咬的经过；临床上有发热、贫血、肝、脾、淋巴结肿大者，需考虑黑热病的可能。检获病原体是确诊的依据。

1. 病原学检查

（1）穿刺物涂片法：以骨髓穿刺物作涂片、染色和镜检，此法最为常用，为首选检查方法。也可采用淋巴结穿刺法，检出率略低，因为治疗后虫体在淋巴结消失最晚，故一般用于疗效考核。

（2）穿刺物培养法：将上述穿刺物接种于NNN培养基，置22～25℃温箱内。经一周，若培养物中查见运动活泼的前鞭毛体，则判为阳性结果。

（3）穿刺物动物接种法：将上述穿刺物接种于易感动物，如地鼠、BALB/c 小鼠等，1～2 个月后取肝、脾涂片，瑞特染液染色，镜检。

（4）皮肤活组织检查：对于有皮肤结节者，用刺破法或刮取法，取少许组织液，涂片，染色，镜检。

2. 免疫学检测　目前常用的有快速试纸法（dipstick assay），本法具有快速、敏感、特异性高、损伤小的特点，适合低流行区病人的诊断和筛查。此外，其他免疫学检测手段，如 ELISA、IHA、IFA 等方法，也有较好的辅助诊断意义。皮内试验一般用于考核疗效和黑热病消灭后的监测。

3. 分子生物学技术　kDNA 探针杂交、PCR 试验等，特别是 DNA 探针和 PCR 技术的结合，提高了检测杜氏利什曼原虫的敏感性及特异性。

（七）防制

1. 控制传染源　在流行区定期普查普治病人；定期查犬，捕杀病犬。

2. 灭蛉防蛉　根据白蛉孳生习性，采用适当方法消灭白蛉。在平原地区，以杀虫剂室内和畜舍滞留喷洒；在山区、丘陵及荒漠地区，对野栖型或偏野栖型白蛉，采取防蛉驱蛉措施，加强个人防护，避免白蛉的叮刺。

（八）治疗

1. 病原治疗　常用特效药为葡萄糖酸锑钠（sodium stibogluconate，斯锑黑克），该药低毒高效，疗效可达 97.4%。抗锑病人可采用喷他脒（pentamidine，戊烷脒）、二脒替（stilbamidine）。治疗一年后，病原检查阴性者，可认为治愈。

2. 手术治疗　对脾高度肿大伴有脾功能亢进，且多种药物治疗无效者，可考虑脾切除。

第二十二节　锥　虫　病

锥虫病（trypanosomiasis）是由锥虫所引起的人兽共患寄生虫病。锥虫属于动基体纲（Kinetoplastea），锥虫目（Trypanosomatida），锥体科（Trypanosomatidae）的原虫，是寄生于人和多种动物的血液及组织细胞内的鞭毛虫。最早于 1841 年在鱼体内发现，以后相继在两栖动物、鸟类和哺乳动物体内发现。根据锥虫的形态以及传播方式，将锥虫分为涎源性锥虫与粪源性锥虫，前者通过唾液传播，后者通过粪便传播。寄生于人体的锥虫有两种类型，分别引起非洲锥虫病和美洲锥虫病。

一、非洲锥虫病

非洲锥虫病（African trypanosomiasis）又称非洲昏睡病或睡眠病，因感染布氏冈比亚锥虫或布氏罗得西亚锥虫所致。通过舌蝇（采采蝇）的叮咬传播。布氏冈比亚锥虫分布于非洲西部和中部的 24 个国家，布氏罗得西亚锥虫分布于非洲东部和南部的 13 个国家。

据 WHO 统计，1998 年报告了近 4 万起病例，但估计有 30～50 万病例，因未得到诊断而漏报和漏治。在安哥拉、刚果民主共和国和南苏丹的若干村庄中，患病率达到 50%。1998～2004 年，非洲锥虫病病例数从 37 991 例下降为 17 616 例。2009 年，报告病例数在 50 年间首次降到 1 万以下（9878 例）。2000～2012 年，非洲锥虫病新发病例数降低了 73%。在过去十年中，70%以上的报告病例发生在刚果民主共和国，该国每年发生 1000 多例新发病例。2014 年，全球报告新发病例 3796 例，其中 85%发生在刚果民主共和国，中非共和国报告 100～200 例。估计实际病例数高于报告数，危险人群约有 6500 万人。

2014 年，我国江苏省报道一例输入性非洲锥虫病，由于国际交往日益增多，应对非洲锥虫病加以重视。

1. 病原 布氏冈比亚锥虫（*Trypanosoma brucei gamabiense*）与布氏罗得西亚锥虫（*T.brucei rhodesiense*）同属于人体涎源性锥虫，在人体寄生阶段为锥鞭毛体，形态基本相同，具多形性的特点，可分为细长型、中间型和粗短型。细长型长 20～40μm，游离鞭毛可长达 6μm，动基体位于虫体后部近末端。粗短型长 15～25μm，宽 3.5μm，游离鞭毛短于 1μm，或者鞭毛不游离，鞭毛起自基体，伸出虫体后，与虫体表膜相连。当鞭毛运动时，表膜伸展，即成波动膜。

2. 生活史 锥虫早期存在于血液、淋巴液内，晚期可侵入脑脊液。传播媒介为舌蝇。仅粗短型对舌蝇具有感染性。雄或雌舌蝇吸入含锥鞭毛体的血液，在中肠内，粗短型进行繁殖，并转变为细长的锥鞭毛体，以二分裂法增殖。约在感染 10d 后，锥鞭毛体从中肠经前胃到达下咽，进入唾液腺，转变为上鞭毛体，上鞭毛体经增殖转变为循环后期锥鞭毛体，其外形短粗，无鞭毛，对人具感染性。当这种舌蝇刺吸人血时，循环后期锥鞭毛体随涎液进入皮下组织，转变为细长型，繁殖后进入血液。

3. 流行病学

（1）传染源：冈比亚锥虫病的传染源是病人和带虫者，牛、猪、山羊、绵羊、犬和羚羊等可能是冈比亚锥虫的保虫宿主，主要传播媒介为须舌蝇，这类舌蝇在沿河边或森林的稠密植物地带孳生，冈比亚锥虫病主要在人与人之间传播；罗得西亚锥虫病的传染源也是动物和人，非洲羚羊、牛、狮、鬣狗等动物为其保虫宿主。主要传播媒介为刺舌蝇、淡足舌蝇等。这类舌蝇孳生在东非热带草原、湖岸的矮林地带及植丛地带，嗜吸动物血，在动物中传播锥虫，人因进入这种地区而感染。

（2）传播途径：主要通过受感染的舌蝇叮咬传播，也有其他途径，如母婴感染，锥虫可经胎盘的垂直传播感染胎儿。

（3）易感性：农民、渔民、牧民或狩猎人群，最易受到舌蝇的叮咬，是最常见的易感人群。非洲锥虫病在条件恶劣的环境中更易传播，人口流离失所、战争和贫困是导致非洲锥虫病迅速传播的重要因素。

4. 致病 锥虫侵入人体后的基本过程包括：锥虫在局部增殖所引起的局部初发反应期，锥虫在体内散播的血淋巴期以及侵入中枢神经系统的脑膜脑炎期。

（1）初发反应期：锥虫在侵入的局部增殖，引起由淋巴细胞、组织细胞及少数嗜酸性粒细胞和巨噬细胞组成的细胞浸润，局部红肿，称锥虫下疳。约在感染后第 6d 出现，初为结节，以后肿胀，形成硬结，有痛感，约 3 周后消退。

（2）血淋巴期：锥虫进入血液和组织间淋巴液后，出现淋巴结肿大，尤以颈后部、颌下、腹股沟淋巴结为显著。颈后三角淋巴结肿大是冈比亚锥虫病的特征。感染后约 5～12d，血中出现锥虫。

（3）脑膜脑炎期：发病数月或数年后，锥虫可侵入中枢神经系统，引起弥散性软脑膜炎，脑皮质充血和水肿、神经元变性、胶质细胞增生。主要表现为个性改变、无欲状态，以后出现异常反射，深部感觉过敏、共济失调、震颤、痉挛、嗜睡，最后昏睡。

两种锥虫病的病程有所不同，冈比亚锥虫病呈慢性过程，病程数月至数年。罗得西亚锥虫病呈急性过程，病程为 3～9 个月。有些病人在中枢神经系统未受侵犯以前即死亡。

5. 诊断 去过或居住在流行区，有被舌蝇叮咬经历；局部出现硬结；有淋巴结肿大，严重者呈嗜睡状态。应考虑感染非洲锥虫病的可能。

（1）病原学检查：取患者血液或淋巴液、脑脊液、骨髓穿刺液、淋巴结穿刺物，涂片、染色、镜检锥鞭毛体。

（2）免疫学检测：多种方法均可辅助诊断，常用 ELISA、IFA、IHA 等检测技术。

（3）分子生物学技术：应用 PCR 及 DNA 探针技术诊断锥虫病，特异性及敏感性均较高。

6. 防治 非洲锥虫病目前尚无预防疫苗，也无特效药。

清除灌木林，改变采采蝇孳生环境；喷洒杀虫剂，消灭采采蝇。

非洲锥虫病需早发现、早治疗。苏拉明（suramin）、喷他脒对两种锥虫早期均有效。如锥虫已侵犯中枢神经系统，须用有机砷剂。

二、美洲锥虫病

美洲锥虫病（American trypanosomiasis）由克氏锥虫引起。1909 年 Chagas 医生首先发现，故又称恰加斯病（Chagas' disease），通过锥蝽叮咬传播。主要流行于中美洲和南美洲 18 个国家，从美国南部至阿根廷南部范围，巴西、阿根廷、智利、玻利维亚、委内瑞拉等国为主要流行区。全世界估计有 600 万～700 万人感染此病。

2014 年，美国热带医学和卫生学会警告，美国估计已超 30 万人感染。一旦发病，可能导致心脏衰竭或其他致命疾病，故又称为"新艾滋病"。治疗费用十分可观，2008 年仅在哥伦比亚，用来治疗此病的费用估计约为 2.67 亿美元。用来控制媒介的杀虫剂喷洒，每年需要近 500 万美元的费用。

我国尚无当地感染的病例报道，目前仍为非流行区。

1. 病原 克氏锥虫（*Trypanosoma cruzi*）属人体粪源性锥虫，有三种生活史期：无鞭毛体、上鞭毛体和锥鞭毛体。

无鞭毛体存在于宿主细胞、锥蝽前肠内，圆形或椭圆形，大小 2.4～6.5μm，具核和动基体，无鞭毛或有很短鞭毛；上鞭毛体存在于锥蝽的消化道内，纺锤形，长约 20～40μm，动基体在核的前方，游离鞭毛自核的前方发出；锥鞭毛体存在于宿主血液或锥蝽的后肠内，长 12～30μm。游离鞭毛自核的后方发出。在血液内，外形弯曲如新月状。

2. 生活史 传播媒介为锥蝽，可栖息于房内，多夜间吸血。

雌或雄性锥蝽的成虫、幼虫、若虫都能吸血。当锥蝽吸入含锥鞭毛体的人或哺乳动物的血液后，锥鞭毛体在前肠失去游离鞭毛，约在 14～20h，转变为无鞭毛体，在细胞内以二分裂增殖，再转变为球鞭毛体进入中肠，发育为上鞭毛体。上鞭毛体以二分裂增殖，第 5d 后，上鞭毛体变圆，发育为循环后期锥鞭毛体。当锥蝽吸血时，锥鞭毛体随锥蝽粪便经皮肤伤口或黏膜进入人体。

血液内的锥鞭毛体侵入组织细胞，转变为无鞭毛体，增殖后形成假包囊。锥鞭毛体破假包囊而出，进入血液，再侵入新的组织细胞。

3. 流行病学 主要在农村流行，80%的患者是幼年感染。多种哺乳动物是克氏锥虫的保虫宿主，如犬、猫、南美犰狳、蝙蝠、雪貂、狐狸、食蚁兽、松鼠和猴等。从野生动物传播到家养动物，再传播到人，而后在人群中流行。主要通过患者或保虫宿主-锥蝽-人的方式传播。另外，也可通过输血、性交、母婴垂直传播，或在器官移植及实验室意外等情况下发生传播，或通过摄入锥蝽粪便污染的食物传播。目前已发现 40 种锥蝽自然感染克氏锥虫，锥蝽栖息在条件较差的住房墙壁或屋顶的缝隙中，日间隐藏，晚间出来活动，吸食血液。

4. 临床表现

（1）急性期：侵入部位的皮下结缔组织出现炎症反应，局部出现结节，称为恰加肿。若侵入眼结膜，出现眼眶周围水肿、结膜炎及耳前淋巴结炎。主要临床表现为头痛、倦怠和发热、广泛的淋巴结肿大以及肝脾肿大。还可出现呕吐、腹泻或脑膜炎症状。心脏症状为心动过缓、心肌炎等。此期持续 4～5 周，大多数患者自急性期恢复，病程进入隐匿期，有些患者则转为慢性期。

（2）慢性期：常在感染后 10～20 年出现，主要病变为心肌炎，食管与结肠的肥大和扩张，继之形成巨食管和巨结肠。病人进食和排便均困难。在慢性期，血中及组织内很难找到锥虫。

5. 诊断　在急性期血中锥鞭毛体较多，可采用血涂片直接染色检查。在慢性期血中锥虫少，可采集淋巴结穿刺液、腹腔渗出液等，进行动物接种或NNN培养基培养。病原检查隐性者，可采用免疫学检测，常用ELISA、IFA、IHA等方法辅助诊断；或应用PCR及DNA探针技术诊断。

6. 防治　预防关键是避免与传播媒介接触。改善居住条件和房屋结构，在墙面涂敷石灰等涂料，或室内喷洒杀虫剂，阻断锥蝽在室内的孳生，均能有效防制锥蝽。

加强对孕妇和献血者的锥虫检查也是重要的防治措施。

目前尚无特效的治疗药物。硝呋莫司（nifurtimox）对急性期有一定效果，能降低血中虫体数量，减轻临床症状。苄硝唑（benznidazole）也有一定的治疗作用。

急性期预后取决于患者年龄和感染程度。先天性患儿、幼儿及使用免疫抑制剂患者死亡率最高。心肌炎及脑膜脑炎常招致死亡。慢性心脏型患者心脏肥大、心力衰竭、严重心律失调等均预后不良。心力衰竭或血栓栓塞均可致死。

第二十三节　结肠小袋纤毛虫病

结肠小袋纤毛虫病（balantidiasis）是由结肠小袋纤毛虫引起的人兽共患寄生虫病。结肠小袋纤毛虫主要感染人和猪；有时也可感染牛、羊及鼠类，寄生于动物的大结肠。轻度感染无症状，严重感染时有肠炎表现。

1857年首次在2名痢疾患者的粪便中发现了结肠小袋纤毛虫，当时定名为结肠草履虫。1862年将结肠小袋纤毛虫归于小袋属，更名为结肠小袋纤毛虫。

结肠小袋纤毛虫病呈世界性分布，多发于热带和亚热带地区。以菲律宾、新几内亚、中美洲地区为多见。我国吉林、山西、河南、山东、湖北、四川、云南、福建、广东、广西以及台湾等地均有报告。人群的感染率普遍较低，平均为0.04%，但猪的感染率较高，福建莆田地区猪的感染率达33.8%。一般认为人体的大肠环境对结肠小袋纤毛虫不甚适合，因此人体的感染较少见。

（一）病原学

结肠小袋纤毛虫（*Balantidium coli*）属胞口目（Vestibulifera）、肠袋科（Balantidiidae），是人体肠道中最大的寄生原虫。生活史中有滋养体和包囊发育阶段。滋养体能运动，一般呈卵圆形，无色透明，或淡灰略带绿色，大小为（30～180）μm×（25～120）μm。虫体表膜有许多斜纵形的纤毛，是虫体的运动细胞器，活的滋养体可借助纤毛的摆动作快速旋转式运动，也可依靠纤毛的逆向摆动，改变运动方向，向后移动。虫体富弹性，极易变形。滋养体前端略尖，其腹面有一凹陷的胞口，下接漏斗状胞咽，后端有一个较小的胞肛，颗粒状食物借胞口纤毛的运动进入虫体。胞质内含食物泡，消化后的残渣经胞肛排出体外。虫体中、后部各有一伸缩泡，具有调节渗透压的功能。苏木素染色后，可见一个肾形大核和一个圆形小核，小核位于大核的凹陷处。前者采取无丝分裂，后者为有丝分裂，偶尔也可见到几个小核，以二分裂法增殖或接合生殖。接合生殖时，遗传特征由小核传递。包囊不能运动，呈球形或卵圆形，直径为40～60μm，生活时呈淡黄色或浅绿色。囊壁厚而透明，有2层囊膜，囊内含1个滋养体；刚形成时，包囊中的虫体仍能做缓慢运动，但不久即变成一团颗粒状的细胞质，其内含1个细胞核，有伸缩泡，有时还可见到食物泡。

（二）生活史

包囊随污染的食物、饮水经口进入宿主肠内，在肠道脱囊逸出滋养体，并在大肠定居。滋养体在结肠内以淀粉颗粒、细菌及肠壁细胞为食，以横二分裂法增殖，有时进行接合生殖。滋养体在肠管内下移过程中，逐渐变圆，并分泌囊壁形成包囊，随粪便排出体外。在人体内的滋养体很少形成包囊，而在猪的大肠中可形成大量包囊。

（三）流行病学

猪是主要的保虫宿主和重要的传染源。人的感染多来源于猪，不少病例有与猪接触的病史。人体感染主要是通过吞食被粪便包囊污染的食物或饮水。除了猪粪可以传播包囊外，家蝇或蟑螂等昆虫也可携带包囊机械性传播。在卫生条件不良的情况下，人与人的接触也可传播。

自猪体排出的滋养体，在厌氧环境和室温条件下能生活 10d。包囊的抵抗力较强，在室温下可活 2 周～2 个月，在潮湿环境里生活 2 个月，在干燥阴暗的环境里能活 1～2 周，在直射阳光下经 3h 才死亡，对化学药物也有较强的抵抗力，在福尔马林（10%甲醛）中能活 4h。

（四）发病机制

在一般情况下，结肠小袋纤毛虫对人的致病作用不强，感染后多无症状或症状比较轻微，且有自限倾向。少数病例在营养不良、体质衰弱或机体免疫功能低下时，呈现严重反应。滋养体在寄生部位的大量增殖，引起宿主消化功能紊乱，同时虫体分泌透明质酸酶，并借助机械运动侵犯结肠黏膜甚至黏膜下层，引起溃疡，严重病例可出现大面积结肠黏膜的破坏和脱落。

（五）临床表现

【人类】

潜伏期 5～16d。结肠小袋纤毛虫病可分为无症状型、急性型和慢性型。无症状型患者除在粪便内查到虫体外，无明显临床症状；急性型患者突然发病，腹泻，每日数次黏液便或脓血便，伴有恶心、呕吐、腹痛和里急后重。重症病例可排血水便及肠黏膜脱落，每天腹泻次数可达十余次。有的出现脱水、营养不良及消瘦。慢性型为最常见的类型，患者表现为周期性腹泻，大便呈粥样或水样，常伴有黏液，但无脓血，有胃肠功能紊乱的症状，回盲部及乙状结肠部有压痛，因病程的迁延导致营养不良和体质衰弱。

【动物】

猪也分急性和慢性两种，急性型多突然发病，可于 2～3d 内死亡；慢性型可持续数周至数月。患猪表现精神沉郁，食欲减退或废绝，喜躺卧，有颤抖现象，腹泻首先表现为半干，后水泻，带有黏膜碎片和血液，并有恶臭。

（六）诊断

粪便直接涂片法查到滋养体和包囊即可确诊。由于虫体较大，一般不易漏检。因滋养体排出后易死亡，且其排出呈间歇性，故采用新鲜粪便并反复送检可提高检出率。对虫体鉴定有疑问时可做苏木素染色。必要时用肠镜取病损的组织活检。

（七）防治

应加强卫生宣传教育，注意个人卫生和饮食卫生，管好人粪、猪粪，避免包囊污染食物和水源。

结肠小袋纤毛虫病首选药物为甲硝唑（metronidazole），亦可用黄连素（berberine hydrochloride，小檗碱）等。

（韩　甦）

第五章　其他人兽共患病

第一节　钩端螺旋体病

钩端螺旋体病（leptospirosis）简称钩体病，是由各种不同型别的致病性钩端螺旋体所引起的一种急性传染性人兽共患病，属自然疫源性疾病。钩端螺旋体病于1886年首次报道，称为外耳病，后证实为黄疸型钩端螺旋体病。1914年用钩端螺旋体病患者的血感染动物成功；1916年从家鼠和沟鼠肾脏中查见具毒力的钩端螺旋体；1917～1918年认为从患者、鼠体查到的钩端螺旋体与已知的螺旋体不同，故命名为钩端螺旋体。我国古代医书中有“打谷黄”“稻疫病”的记载。

钩端螺旋体病遍及世界各大洲，尤以热带和亚热带居多。1995年尼加拉瓜报告了伴有肺出血的钩端螺旋体病暴发。1998年美国大陆出现了疫情，同年在秘鲁和厄瓜多尔发生严重水灾之后也出现了疫情。1999年在印度奥里萨邦一场旋风之后，发生了疫情。WHO曾估计，20世纪末时全球钩端螺旋体病年发病数高达50万人。我国已有28个省、市、自治区发现钩端螺旋体病，并以盛产水稻的中南、西南、华东等地区流行较重。2006～2010年，年均发病人数719例，合计病死率为2.47%。长江、珠江和澜沧江流域的四川、云南、湖南、江西、广西和广东6省病例占全国病例的75%。4年来我国共报告34起钩端螺旋体病的突发公共卫生事件，发病174例，死亡39例。截至2012年，全国已累计报告250多万病例，死亡2.7万多人。是《中华人民共和国传染病防治法》规定的乙类传染病。

（一）病原学

钩端螺旋体简称钩体，分类上属于钩端螺旋体属（*Leptospira*），大小介于细菌和原虫之间。其基本结构及生物学性状和细菌相似，故将其纳入细菌学范畴。钩端螺旋体属分问号钩端螺旋体（*L.interrogans*）和双曲钩端螺旋体（*L.biflexa*）两种，前者可以引起人和动物的疾病，后者无致病性。

钩端螺旋体菌体纤细，长短不一，一般为6～20μm，宽0.1～0.2μm，菌体一端或两端弯曲呈钩状，无鞭毛。用免疫荧光和免疫酶染色观察，在暗视野显微镜下，可见钩端螺旋体像一串发亮的微细珠粒，运动活泼，可屈曲，前后移动或围绕长轴作快速旋转。钩端螺旋体革兰染色为阴性，不易被碱性染料着色，常用镀银染色法。钩端螺旋体是需氧菌，最适温度8～30℃，pH7.2～7.5，常用柯索夫（Korthoff）液培养基培养，1～2周后生长。

致病性钩端螺旋体的抗原组成比较复杂，为型特异性抗原和属特异性抗原，目前全世界已发现20个血清群，200多个血清型，我国至少发现了18个血清群，70多个血清型。以黄疸出血群、波摩那群、犬群、秋季热群、澳洲群、七日群和流感伤寒群分布较广。北方地区以波摩那群为主。南方流行群复杂，黄疸出血群是稻田型流行区的主要菌群。

钩端螺旋体对理化因素的抵抗力较其他致病螺旋体为强，在水或湿土中可存活数周至数月。但对干燥、热、日光直射的抵抗力均较弱，56℃10min即可杀死，60℃只需10s，对常用消毒剂敏感，10～30min可杀死，对青霉素、金霉素等抗生素敏感。

（二）流行病学

钩端螺旋体病作为自然疫源性疾病，在野生动物和家畜中广泛流行。

1. 传染源　主要为鼠类、猪和犬。家畜和野生动物也可成为传染源。我国南方以鼠类为主，北方以猪为主。钩端螺旋体病患者尿中虽有钩端螺旋体排出，但数量很少，迄今尚未证实人与人之间的传播。

2. 传播途径 直接接触传播：人们在生产生活中接触被污染的疫水或土壤时，病原体均可通过破损的皮肤或黏膜侵入体内而受到感染。消化道感染：进食被钩端螺旋体污染的食物；垂直传播：孕妇可经胎盘传给胎儿；实验室操作、蚊虫叮咬等也有感染的危险。

3. 易感性 人群对钩端螺旋体病普遍易感。以青壮年农民多见，渔民、矿工、屠宰工及饲养员等易感。疫区儿童常在下河洗澡、嬉水后较易感染。感染后可获较持久的同型免疫力，但不同型别间无交叉免疫。新入疫区的人易感性高，且易于发展为重型。

4. 流行特征 我国钩端螺旋体病的发生有散发也有流行。流行中又有不同类型，主要有稻田型、洪水型和雨水型 3 种形式。发病季节集中在夏季水稻收割期间，常以 8～9 月为高峰，在气温较高的地区，终年可见其散发病例。

（三）发病机制

钩端螺旋体自皮肤破损处或各种黏膜，如口腔、鼻、肠道、眼结膜等侵入人体内，经淋巴管、小血管至血循环和全身各脏器，迅速繁殖引起菌血症。钩端螺旋体因具特殊的螺旋状运动，且分泌透明质酸酶，因而穿透能力极强，引起严重的感染中毒症状，以及肝、肾、肺、肌肉和中枢神经系统等病变。

钩端螺旋体病病理变化是全身毛细血管损伤，不同程度的循环障碍和出血，广泛的实质器官组织变性、坏死导致严重功能障碍。

1. 肺脏 肺部的主要病变为出血，以弥散性出血最为显著。出血原发部位是毛细血管，开始呈少量点状出血，后逐渐扩大，融合成片或成团块。

2. 肾脏 主要是肾小管上皮细胞变性，坏死。部分肾小管基底膜破裂，肾小管管腔扩大、管腔内可充满血细胞或透明管型，可使管腔阻塞。

3. 肝 以黄疸出血型患者最为显著。肉眼观察肝肿大，质软，色黄。镜下见肝细胞混浊肿胀、脂肪变性和小叶中央灶性坏死。Disse 腔水肿，肝细胞索离解。库普弗细胞（Kupffer cell）增生。汇管区胆小管可见胆汁淤滞和淋巴细胞、中性粒细胞及少量嗜酸性粒细胞浸润。

4. 心脏 心脏常扩大，质地较软，心外膜和心内膜可见出血点。镜下见心肌细胞普遍混浊肿胀，偶见灶性坏死。间质有水肿、出血和血管周围炎，以单核细胞浸润为主，夹杂有少数中性粒细胞和淋巴细胞。临床上可出现心动过速、心律失常及心肌炎的征象。

（四）临床表现

【人类】

潜伏期 2～20d。因受染者免疫水平的差别以及受染菌株的不同，可直接影响其临床表现。

1. 早期（败血症期） 起病后的 1～3d。钩端螺旋体侵入人体后，经淋巴管和小血管，进入血循环和组织内大量繁殖，并产生毒素。病理改变比较轻微，而功能改变较为显著。主要是全身感染中毒性微血管功能改变及肺、肝、肾、心、中枢神经系统等急性功能障碍。临床表现为早期中毒症候群，如畏寒、发热、乏力、头痛、躯干痛、结膜充血、腓肠肌压痛，表浅淋巴结肿大、皮疹和鼻出血等。

2. 中期（败血症伴器官损伤期） 起病后第 3～10d。在败血症继续发展的基础上，钩端螺旋体及其毒素进一步引起不同程度的器官损害，造成临床上不同的病型。如无明显器官损害，临床上表现为流感伤寒型；如有明显器官损害，则根据受损器官及其严重程度，分别表现为肺出血型、黄疸出血型（又称 Weil 病）、肾衰竭型和脑膜炎型等。各型间有时可有一定重叠。

3. 后期（恢复期或后发症期） 多发生在起病第 7～10d 以后。钩端螺旋体侵入人体后，最初出现非特异性免疫反应，表现为肝、脾、淋巴结等单核吞噬细胞系统细胞增生，巨噬细胞和中性粒细胞增多，并不同程度地吞噬钩端螺旋体，但不能彻底予以消灭。在发病后 1 周左右，血液中开始出现特异性抗体，首先出现 IgM，以后出现 IgG，其水平随病程逐渐增高。与此同时，血液及各组织中的钩端螺旋体开始减少并消失，临床上遂进入恢复期。多数患者热退后各种症状逐渐消失而获痊愈。少数患者在热退后几天至 6 个月或更长时间可再出现发热、眼部及神经系统后发症。可能为迟发性变态反应所致。

【动物】

病猪体温升高，全身皮肤黏膜泛黄，尿呈茶样或血尿，眼结膜潮红或黄染，食欲减退，全身水肿；牛和羊突发高热，黏膜发黄，尿液暗色；马和犬以肺和消化道出血常见，发热，黄疸，尿血，出血性肠炎，口腔黏膜溃疡。

（五）诊断

1. 病原学检查 第 1 周取血，有脑膜炎者取脑脊液，第二周取尿为检材。取上述检材离心后沉淀涂片，以暗视野或镀银染色、或甲苯胺染色后镜检，可做荧光抗体检查，特异性与敏感性均高。也可将检材接种于含兔血清的培养基内，或接种于幼龄豚鼠、金黄地鼠腹腔，1 周内发病或两周内死亡，取心血及腹腔液培养，阳性率 70%以上。

2. 免疫学检测 取早期、晚期双份血清，分别查抗原、抗体。

（1）凝集溶解试验：以活标准型钩端螺旋体作抗原，与患者血清混合，如血中有特异性抗体，则发生凝集现象，称显凝试验。早、晚期双份血清效价递增 4 倍以上可确诊。故多用于流行病学调查。

（2）补体结合试验（CFT）：测定属特异性抗体。效价 1∶20 有诊断价值。本法不能分型，但抗体在病后 2～3d 即可查出，可协助早期诊断。

（3）间接凝集试验：测定属特异性抗体。也可用反向乳凝试验测定钩端螺旋体抗原，3～5min 出结果，简便、快速、敏感，有早期诊断价值。

3. 影像学检查 X 线胸片检查，双肺呈毛玻璃状或弥散性点、片状或融合性片状阴影。

4. 鉴别诊断 流感伤寒型需与流感、伤寒鉴别；黄疸出血型需与急性黄疸型病毒性肝炎、流行性出血热、急性溶血性贫血鉴别；肺出血型需与大叶性肺炎、肺结核或支气管扩张鉴别。

（六）防制

1. 管理传染源 疫区内应灭鼠，管理好猪、犬、羊、牛等家畜，加强动物宿主的检疫工作。发现病人及时隔离，并对排泄物如尿、痰等进行消毒。

2. 切断传染途径 应对流行区的水稻田、池塘、沟溪、积水坑及准备开荒的地区进行调查，因地制宜地结合水利建设对疫源地进行改造；加强疫水管理、粪便管理等。

3. 保护易感人群 禁止青壮年及儿童在疫水中游泳、涉水或捕鱼。与疫水接触的工人、农民尽量穿长筒靴和戴胶皮手套，并防止皮肤破损，减少感染机会。尽可能提前 1 个月，接种与本地区流行菌型相同的钩端螺旋体多价菌苗。

（七）治疗

尽量做到“三早一就”，即早发现、早诊断、早休息、就地治疗，不宜长途转送是钩端螺旋体病治疗的原则。

1. 支持疗法与对症治疗 早期卧床休息，给予易消化饮食，保持体液与电解质平衡。体温过高者，可物理降温。密切观察病情，警惕青霉素治疗后的赫氏反应与肺弥散性出血的征象。烦躁者可给镇静剂，如苯巴比妥钠、异丙嗪或氯丙嗪。

2. 病原治疗 钩端螺旋体对多种抗菌药物敏感，如青霉素、链霉素、庆大霉素、四环素、氯霉素、头孢噻吩等。国内首选青霉素。首次注射后 4h 内应注意赫氏反应，即治后加重反应，突起发冷、寒战、高热，甚至超高热，之后大汗，发热骤退，重者可发生低血压或休克。反应后病情恢复较快。但一部分病人在此反应之后，病情加重，促发肺弥散出血。出现反应要加强镇静剂和肾上腺皮质激素的使用。青霉素过敏者可用庆大霉素或四环素。对神经系统后发症：早期应用大剂量青霉素，并给予肾上腺皮质激素。如有瘫痪，可给针灸、推拿治疗等。

第二节 鹦 鹉 热

鹦鹉热（psittacosis），又名鸟疫（ornithosis），是由鹦鹉热衣原体所引起的一种急性、自然疫源性人兽共患传染病。对鸟类、家禽和家畜有很强的感染性，可以通过接触或吸入禽类分泌物与排泄物而感染人类，从而引起非典型性肺炎与败血症以及结膜炎、心肌炎、脑膜炎等疾病。

19 世纪末，人们发现与鹦鹉鸟接触的人会突然发病，最终肯定了鹦鹉鸟在人类感染中的重要作用，并提出了鹦鹉热这一新病名。鹦鹉热分布甚广，欧洲、南美洲、北美洲、亚洲的许多国家均有发生。我国于 1964 年在家畜中分离到了鹦鹉热衣原体。据北京郊区普查，鸭子血清中鹦鹉热衣原体抗体阳性率，最高达 47.1%，养鸭场职工血清抗体阳性率最高达 79.1%。人类的鹦鹉热作为一种养禽业的职业病，已被医学界所公认。但人类有无原发鹦鹉热感染问题，尚在争论之中。

（一）病原学

鹦鹉热衣原体（*Chlamydia psittaci*）属衣原体目（Chlamydiales）、衣原体科（Chlamydiaceae）、衣原体属（*Chlamydia*），为革兰阴性菌，比细菌小比病毒大，直径 0.3μm～0.4μm。其细胞壁的结构和成分，与其他革兰阴性菌相似，细胞壁上有属特异脂多糖抗原。细胞质中有 DNA 和 RNA，并有不完全的酶系统，在宿主细胞质的空泡内增生，具有特异性包涵体。将衣原体接种 6～8d 龄鸡胚卵黄囊中，36～37℃孵育 5～6d，鸡胚死亡。可见到卵黄膜充血，易剥离，绒毛尿囊膜水肿，部分胚体有小出血点。卵黄囊膜涂片有多量的衣原体。

鹦鹉热衣原体有独特的发育周期，具有原体和网状体 2 个发育阶段。原体（感染相），存在于细胞外，形体较小，呈球形，直径 0.2～0.4μm，姬姆萨染色呈紫色，马基维罗染色呈红色。原体不具有生物活性，但可以抵抗环境压力，可以在宿主体外存活。网状体又称始体，呈圆形或不规则形，结构疏松，直径 0.7～1.5μm，姬姆萨染色和马基维罗染色均呈蓝色。网状体由原体进入细胞质后发育增大形成，是衣原体新陈代谢活化的表现，可利用宿主细胞，通过二分裂方式反复分裂生成新一代原体，在宿主细胞质内形成包涵体，此时无传染性。随宿主细胞破裂，存在于包涵体内的原体可从细胞质内释放出来，再感染其他细胞，开始新的发育周期，整个发育周期需 48～72h。

鹦鹉热衣原体对理化因素抵抗力不强。在普通的消毒剂中数分钟内可失去感染力。0.5%石炭酸、福尔马林（0.1%甲醛）于 24h 内可将其杀死。耐冷不耐热，56℃5min，37℃48h 可灭活，但–70℃环境可存活数年。外界干燥的条件下可存活 5 周。在室温和日光下最多能存活 6d，紫外线对衣原体有很强的杀灭作用。在水中可存活 17d。四环素、氯霉素和红霉素等抗生素有抑制其繁殖作用。

（二）流行病学

1. 传染源 主要是感染鹦鹉热衣原体的病鸟和病原携带鸟。目前已发现 140 多种鸟类可感染并携带病原体。主要见于鹦鹉类的鸟，尤其是南美、澳大利亚及美国的鹦鹉。其次是家禽，鸡、鸭、火鸡、鸽子等，偶尔见于孔雀、白鹭和海鸟。含菌的分泌物或排泄物所污染的环境、羽毛及尘埃均可成为传染源。禽类及其养殖场、宰杀车间、羽绒加工厂、家禽市场、鸟类集散地点、转运场地、或运输工具以及信鸽调教基地等，都可能成为传染源。

2. 传播途径 呼吸道感染最多见，含有鹦鹉热衣原体的尘埃或气溶胶均能由呼吸道吸入而引起感染。人与人之间的传播可能与毒性很强的毒株有关。带菌的分泌物、排泄物经皮肤、黏膜及消化道等途径引起感染。饲料严重污染可引起禽类的暴发流行。

3. 易感性 人类非常易感，受染机会与禽类接触机会多少有关，感染后免疫力不持久，易复发及再感染。鹦鹉及家禽饲养人员、家禽加工厂工人、兽医检疫人员及实验室工作人员等，因接触病鸟的机会多而感染几率较大。

4. 流行特征 外观健康的排菌鸟常引起家庭中散发流行。暴发流行多发生于家禽和鸟类的集聚场所、经常接触者或有关的职业人群中。在从事生产或加工过程中发生大批人员感染，出现较大规模的流行。美国以火鸡引起人群感染为主；欧洲以鹦鹉、鸽等观赏鸟类及鸭、火鸡等禽类传播为多见；法国还有由边缘革蜱传播给人的报道。

（三）发病机制

鹦鹉热衣原体抑制被感染细胞的代谢，溶解、破坏细胞，导致溶解酶释放，加之代谢产物的细胞毒作用，引起变态反应和自身免疫。

鹦鹉热衣原体能产生不耐热的内毒素，这种毒素的作用能被特异性抗体所中和。必须通过不同细胞的特异性受体，才能发挥特异的吸附和摄粒作用。当鹦鹉热衣原体感染人体后，首先侵入柱状上皮细胞并在细胞内生长繁殖，然后进入单核巨噬细胞内增殖。

机体感染衣原体后，能诱导产生特异性细胞免疫和体液免疫。但通常免疫力不强，且为时短暂，因而常造成持续性感染、隐性感染和反复感染。此外，也可能出现免疫病理损伤，由迟发型超敏反应引起。

（四）临床表现

【人类】

潜伏期 1～2 周，大多急骤起病，症状轻重不等，轻症无明显症状或呈流感样表现，重者可致死亡。

1. 轻症 主要表现为非典型性肺炎。起病多缓慢，发热、头痛伴明显肌痛是常见症状，体温逐渐上升达 40℃以上，伴发冷，肌痛以颈部肌肉显著，有乏力、关节痛，亦可有鼻出血及皮疹。初发症状很象流感。少数病例可逐渐发作，在开始 1 周内仅有不同程度的头痛，颇似普通感冒。

2. 重症 出现全身中毒症状、急性肾衰竭、胰腺炎，迅速死亡。从肺脏中分离到鹦鹉热衣原体。患者恶心、呕吐、甚至出现黄疸、少尿。严重病例可累及心血管及神经系统，表现为心肌炎、心内膜炎、脑膜炎和脑炎等症状。心肌炎患者，可在其心肌内的巨噬细胞中检查到包涵体。有心脏损害病例一般同时伴发肺炎，病死率高。一旦发现脉搏和呼吸进行性加快，为不祥征兆。

【动物】

禽类感染后多呈隐性，尤其是鸡、鹅、野鸡等，仅发现有抗体存在。鹦鹉、鸽、鸭、火鸡等可呈显性感染。主要症状为嗜睡、虚弱、食欲减少或丧失，羽毛蓬松和腹泻。有些病禽消瘦，逐渐出现麻痹死亡。病鹤常见一侧或双侧发生结膜炎，头部羽毛常被分泌物粘着。呼吸常发生喘鸣音。雏鸽发育不良，高度消瘦而死亡。成年病鸭多为隐性经过，但有的病鸭在发病初期震颤，步行不稳。眼和鼻流出浆液性或脓性分泌物，拒食，腹泻。雏鸭病死率较高。

（五）诊断

1. 病原学检查 可采集患者血液或痰液，接种于小鼠腹腔或鸡胚卵黄囊内，接种动物常于 7～10d 内死亡。剖检后取脾、肺、肝等涂片染色，查看有无衣原体及嗜碱性包涵体。结果阳性时，再进行血清学鉴定。

2. 免疫学检测

（1）补体结合试验（CFT）：双份血清标本进行试验。抗体滴度高 4 倍或以上，则有辅助诊断价值。用种特异性抗原作补体结合试验，可将沙眼衣原体与鹦鹉热衣原体感染区别开来。

（2）间接血凝试验（IHA）：分别应用正向和反向血凝试验，检测血清中的特异性抗体、抗原。

（3）酶联免疫吸附试验（ELISA）：是目前实验室诊断技术中最流行的方法之一。操作简单，实验条件要求低，快速准确，应用十分广泛。

3. PCR 技术　设计不同的特异性引物，进行特异性基因诊断，具有敏感性高，特异性强的特点。

4. 鉴别诊断　急性期应与伤寒、钩端螺旋体病、布鲁菌病、Q 热及病毒性感染等发热疾病相鉴别。一旦肺部出现病变及呼吸道症状时，应与细菌性肺炎鉴别。

（六）防制

控制一切可能的传染源，切断传染途径，采取综合预防措施。

（1）饲养幼禽要选择安全的场所，避免接触到病禽的粪便、垫草及脱落的羽毛。环境、饲养场地及用具定期消毒。引进家禽，尤其是从国外引进禽鸟，应进行严格的检疫，隔离饲养。

（2）一旦发现病禽，要及时、严格地隔离和治疗。加强卫生宣传教育，特别是对高危人群的教育，普及卫生常识，提高对鹦鹉热的认识，增强自我防护意识，自觉认真地执行各项预防措施。对于宠鸟和室内饲养的禽类，可在饲料和饮水中常年添加四环素类药物进行预防。日常勤打扫鸟舍鸟笼卫生，清除鸟粪时，要防止扬尘和注意个人防护。

（3）家禽屠宰加工厂要切实做好各项预防工作。厂房要符合卫生要求，必须有良好的通风设施，并尽可能防止产生有高度传染性的尘雾。发现肺炎型鹦鹉热患者，应及时报告疫情，并隔离治疗。

（七）治疗

四环素或强力霉素口服治疗，重症病例可静脉给药，酌情加肾上腺皮质激素。

严重病例多在发病 2～3 周时死亡，病死率可达 20%～30%。经抗生素及时治疗，病死率可降至 2%以下。

第三节　立克次体病

立克次体病（rickettsiosis）是由一组立克次体引起的自然疫源性人兽共患传染病。立克次体是一类专性寄生于真核细胞的原核生物。人类立克次体病可分为 5 大组：①斑疹伤寒组（含流行性斑疹伤寒和地方性斑疹伤寒）；②斑点热组（含斑点热、马赛热、澳洲蜱型斑疹伤寒、立克体体痘症）；③恙虫热组（含恙虫病）；④Q 热组（含 Q 热）；⑤阵发性立克次体病组（含战壕热）。此外，1994 年在美国出现一种新型的人兽共患病，即蜱传性人粒细胞无形体病。目前我国已经发现的立克次体病有流行性斑疹伤寒、地方性斑疹伤寒、恙虫热、Q 热和人粒细胞无形体病。

立克次体（*Rickettsia*）是介于细菌与病毒之间的微生物，具有以下特点：①需在活细胞内生长，在代谢衰退的细胞内生长旺盛。②具典型的细胞壁、有 DNA 和 RNA，呈短小、多形性球杆状，染色后光学显微镜可以查见。③除 Q 热、战壕热及立克次体痘症的立克次体外，均与某些变形杆菌（OX19、OX2、OXK 株）有共同抗原，故可进行外斐反应（变形杆菌凝集反应）以协助诊断。④对广谱抗生素，如四环素族、氯霉素等敏感。⑤其毒素属内毒素性质，为其主要致病物质。⑥耐低温、干燥，对热和一般消毒剂敏感。

一、斑疹伤寒

（一）流行性斑疹伤寒

流行性斑疹伤寒（epidemic typhus）又称虱传斑疹伤寒，是普氏立克次体通过体虱传播的急性传染病。立克次体是 1910 年由 Ricketts 从 389 例斑疹伤寒病人血液中发现的。1913 年 Prowazekii 从患者中性粒细胞中也找到了病原体；两人都在研究斑疹伤寒中牺牲。为纪念他们，遂将流行性斑疹伤寒的病原体命名为普氏立克次体。流行性斑疹伤寒是《中华人民共和国传染病防治法》规定的丙类传染病。

§1. 病原学

普氏立克次体（*Rickettsia prowazekii*）呈多形性球杆状，大小约（0.3～1）μm×（0.3～0.4）μm，最长达 4μm。革兰染色阴性，可在鸡胚卵黄囊及组织中繁殖。普氏立克次体主要有两种抗原：①可溶性抗原，为组特异性抗原，可与其他组的立克次体相鉴别；②颗粒性抗原，含有种特异性抗原。近来发现普氏与莫氏立克次体的表面有一种多肽Ⅰ，具有种特异性，可用以相互鉴别。普氏立克次体耐冷不耐热，56℃30min 或 37℃7h 即可灭活，对紫外线及一般消毒剂均较敏感。但对干燥有抵抗力，干燥虱粪中可存活数月。

§2. 流行病学

1. 传染源 病人是唯一的传染源。在潜伏期末 1～2d 至热退后数日，病人的血液中均有病原体存在，病程第一周传染性最强。个别患者病后立克次体可长期隐存于单核巨噬细胞内，当机体免疫力降低时引起复发，称为复发性斑疹伤寒，亦称为 Brill-Zinsser 病。

2. 传播途径 人虱是流行性斑疹伤寒的传播媒介，以体虱为主，头虱次之。当虱叮咬患者时，病原体随血入虱肠，侵入肠壁上皮细胞内增殖，大量立克次体溢入肠腔，随虱粪排出，或因虱体被压碎而散出，可通过皮肤的抓痕侵入人体。虱粪中的立克次体偶可随尘埃经呼吸道、口腔或眼结膜感染。虱习惯生活于 29℃左右，当病人发热或死亡后即转移至健康人体而造成传播。

3. 易感性 人对流行性斑疹伤寒普遍易感。患病后可产生一定的免疫力。

4. 流行特征 流行性斑疹伤寒的流行与人虱密切相关。北方寒冷的冬季较易发生。战争、灾荒及卫生条件不良易引起流行。

§3. 发病机制

立克次体侵入人体后，先在小血管内皮细胞内繁殖，细胞破裂立克次体释放入血，形成立克次体血症，侵袭全身小血管内皮细胞。病原体死亡，释放大量毒素，可引起全身中毒症状。病程第二周，随着机体抗感染免疫的产生出现变态反应，使血管病变进一步加重。

病理变化的特点是增生性、血栓性、坏死性血管炎及血管周围炎性细胞浸润所形成的斑疹伤寒结节。这种病变可分布全身各组织器官。多见于皮肤、心肌、中枢神经系统。中枢神经系统以大脑皮质、延髓、基底节的损害最重，脑桥、脊髓次之。

§4. 临床表现

【人类】

潜伏期 5～21d，一般为 10～14d。少数患者可有头痛、头晕、畏寒、乏力等前驱症状。

1. 典型斑疹伤寒 ①侵袭期：多急起发热、伴寒战，体温于 1～2d 内达 39℃～40℃，呈稽留热型，伴严重毒血症症状，剧烈头痛、烦躁不安、失眠、头晕、耳鸣、听力减退。言语含糊不清，全身肌肉酸痛。此时患者面颊、颈、上胸部皮肤潮红，球结膜高度充血，似酒醉貌。②发疹期：在病程第 4～6d 出现皮疹。先见于躯干、很快蔓延至四肢，数小时至 1 日内遍及全身。严重者手掌及足底均可见到，下肢较少。皮疹大小形态不一，约 1～5mm，边缘不整，多数孤立，偶见融合成片。初起常为充血性斑疹或丘疹、压之退色，继之转为暗红色或出血性斑丘疹，压之不退色，皮疹持续 1 周左右消退。严重者可休克。部分中毒重者可发生中毒性心肌炎，表现为心音低钝、心律不齐、奔马律。③恢复期：病程第 13～14 病日开始退热，随之症状好转，食欲增加，体力多在 1～2d 内恢复正常。严重者出现精神症状、耳鸣、耳聋、手震颤，则需较长时间方能恢复。整个病程 2～3 周。

2. 轻型斑疹伤寒 少数散发的流行性斑疹伤寒多呈轻型。其特点为：①全身中毒症状轻，但全身酸痛，头痛仍较明显。②热程短，约持续 7～14d，体温一般 39℃左右，可呈弛张热。③皮疹少，胸腹部出现少量充血性皮疹。④神经系统症状较轻。兴奋、烦躁、谵妄、听力减退等均少见。⑤肝、脾肿大少见。

3. 复发型斑疹伤寒　病后可获得较牢固的免疫力。但部分患者因免疫因素或治疗不当，病原体可潜伏体内，在第一次发病后数年或数十年后再发病。其特点是：①病程短，约 7～10d。②发热不规则，病情轻。③皮疹稀少或无皮疹。④外斐氏试验常为阴性或低效价，但补体结合试验阳性且效价很高。

【动物】

一般呈隐性感染。

§5. 诊断

1. 病原学检查　取发热期病人血液 3～5ml，接种于雄性豚鼠腹腔，7～10d 豚鼠发热，阴囊发红，取其睾丸鞘膜和腹膜刮片或取脑、肾上腺、脾组织，涂片染色镜检，可在细胞质内查见大量立克次体。亦可将豚鼠脑、肾上腺、脾等组织制成悬液接种鸡胚卵黄囊，分离立克次体。

2. 免疫学检测　①外-斐试验（Weil-Felix test）。变形杆菌 OX19 凝集效价 1∶160 以上有诊断价值，双份血清效价递增 4 倍以上意义更大。②立克次体凝集反应。以普氏立克次体颗粒抗原与病人血清作凝集反应，特异性强，阳性率高。效价 1∶40 以上即为阳性。③间接血凝试验（IHA）检测血清特异性抗体，其敏感度较外-斐试验及补体结合试验高，特异性强。

3. 其他　少数病人脑脊液有轻度变化，如压力稍增高、单核细胞增多、蛋白增高，糖与氯化物正常。部分病人血清谷丙转氨酶（ALT）轻度增高。心电图提示低电压，T 波及 S-T 段改变。

4. 鉴别诊断　需与伤寒、钩端螺旋体病、虱传回归热、地方性斑疹伤寒、大叶性肺炎鉴别。

§6. 防制

1. 管理传染源　早期隔离病人，灭虱、洗澡、更衣后可解除隔离。必要时可刮去全身毛发。对密切接触者，医学检验 23 日。

2. 切断传播途径　发现病人后，同时对病人及接触者进行灭虱，并在 7～10 日重复一次。物理灭虱，用蒸、煮、洗、烫等方法，温度保持在 85℃以上 30min。化学灭虱可用 10% DDT 粉、0.5% 666 粉或 1%马拉硫磷等，撒布在内衣里或床垫上。为防耐药性，以上几种药物可交替使用。病人的衣物要进行彻底消毒，灭除所有的虱虫及虱卵。

3. 预防接种　疫苗有一定效果，但不能代替灭虱。疫苗仅适用于某些特殊人群，如准备进入疫区者、部队、研究人员等。灭活疫苗能减少发病率、减轻症状、缩短病程，降低病死率。

§7. 治疗

1. 支持及对症治疗　卧床休息、注意补充营养、维生素 C 及 B，多饮开水。高热者予以物理降温或小剂量退热药。中毒症状严重者可注射肾上腺皮质激素。头痛剧烈、兴奋不安者，可给予镇静药。心功能不全者用强心药等。

2. 病原治疗　氯霉素、四环素族对本病有特效；如联合应用甲氧苄胺嘧啶（TMP）疗效更好。多西环素、强力霉素也是较好的治疗药物。

（二）地方性斑疹伤寒

地方性斑疹伤寒（endemic typhus）亦称鼠型或蚤型斑疹伤寒。由莫氏立克次体以鼠蚤为媒介而引起的急性传染病。其临床特征与流行性斑疹伤寒相似，但症状较轻，病程较短，病死率极低。

地方性斑疹伤寒呈全世界分布，发达国家报告病例数较少。20 世纪 50 年代后，我国发生过三次流行高峰：第一次 1950～1952 年，为流行性和地方性混合流行，以云南最严重。第二次流行高峰台湾省无病例，内地 28 个省、市、自治区均有发病。第三次流行高峰自 1980～1984 年。自 80 年代后期发病率呈下降趋势，1997 年开始呈回升趋势。

地方性斑疹伤寒是《中华人民共和国传染病防治法》规定的丙类传染病。

1. 病原学 莫氏立克次体（*Rickettsia mooseri*）的形态、染色特点、生化反应、培养条件及抵抗力均与普氏立克次体相似。但在动物实验中可以区别：①莫氏立克次体接种雄性豚鼠腹腔后，豚鼠除发热外，阴囊高度水肿，称之为豚鼠阴囊现象。莫氏立克次体在睾丸鞘膜的浆细胞中繁殖甚多，其鞘膜渗出液涂片可查见大量莫氏立克次体。普氏立克次体仅引起轻度阴囊反应。②莫氏立克次体可引起大白鼠发热或致死，并在其脑内存活数月，故可用之保存菌种或传代。而普氏立克次体仅使大白鼠成为隐性感染。③莫氏立克次体接种于小白鼠腹腔内，可引起致死性腹膜炎及败血症。

莫氏立克次体与普氏立克次体有共同的可溶性抗原，故二者有交叉反应，均能与变形杆菌OX19发生凝集反应。但二者的颗粒性抗原不同，用凝集试验和补体结合试验可予以区别。

2. 流行病学 地方性斑疹伤寒散发于全球，多见于热带和亚热带，属自然疫源性疾病。本病以晚夏和秋季谷物收割时发生者较多，并可与流行型斑疹伤寒同时存在于某些地区。国内以河南、河北、云南、山东、北京、辽宁等省市的病例较多。

（1）传染源：家鼠如褐家鼠、黄胸鼠等为地方性斑疹伤寒的主要传染源，以鼠→鼠蚤→鼠的循环流行。鼠感染后大多并不死亡，而鼠蚤只在鼠死后才吮吸人血而使人受染。因曾在虱体内分离到莫氏立克次体，因此病人也有可能作为传染源而传播地方性斑疹伤寒。

（2）传播途径：鼠蚤吮吸病鼠血时，病原体随血进入蚤肠繁殖，蚤本身并不因感染而死亡，病原体可在蚤体长期存在。当受染蚤吮吸人血时，同时排出含病原体的蚤粪和呕吐物于皮肤上，立克次体可经皮肤抓破处进入人体；或蚤被打扁压碎后，其体内病原体也可经同一途径侵入。进食被病鼠排泄物污染的食物也可感染。蚤粪内的病原体偶可成为气溶胶，经呼吸道或眼结膜而使人受染。螨、蜱等节肢动物也可带有病原体，而成为传病媒介的可能。

（3）人群易感性：人群普遍易感。病后可获持久免疫力，并与流行性斑疹伤寒有交叉免疫力。我国华北、西南、西北诸省8～10月份有散发病例。

3. 发病机制 同流行性斑疹伤寒，但程度较轻。

4. 临床表现 潜伏期6～14d，平均12d。症状、体征与流行性斑疹伤寒相似，但病情轻、病程短。发热为稽留热或弛张热型，体温一般为38～40℃，持续6～14d。皮疹少，多为充血性，约1/4～1/3病例可无皮疹，1/2～2/3的病例有脾肿大。神经系统症状较轻，大多仅有头晕、头痛、部分患者可有失眠、听力减退等。但烦躁不安、谵妄或昏睡、昏迷等少见。可有心动过缓或轻度低血压。

5. 诊断

（1）病原学检查：将发热期患者血液接种于雄性豚鼠腹腔内，接种后5～7日动物发热，阴囊因睾丸鞘膜炎而肿胀，鞘膜渗出液涂片可见肿胀的细胞质内有大量的病原体。

（2）免疫学检查：外-斐试验与流行性斑疹伤寒相似。间接血凝试验（IHA）、补体结合试验（CFT）结果，可与流行性斑疹伤寒相鉴别。

6. 防制 灭鼠、灭蚤为重要措施。对实验室或灭鼠工作人员可用灭活鼠肺疫苗或减毒活疫苗接种。

7. 治疗 同流行性斑疹伤寒。

二、Q　热

Q热（q fever），亦称寇热，是由伯纳特立克次体引起的急性自然疫源性人兽共患传染病。临床特征为突然起病，出现发热，乏力，头痛，肌痛与间质性肺炎，无皮疹。

1937年曾在澳大利亚的昆士兰州发生Q热，并从当地的屠宰场和乳品加工厂发病的工作人员身上分离到此菌。

（一）病原学

伯纳特立克次体（*Rickettsia burneti*，*Coxiella burneti*）又称 Q 热立克次体，其基本特征与其他立克次体相同，但有如下特点：①具有滤过性；②多在宿主细胞空泡内繁殖；③不含有与变形杆菌 X 株起交叉反应的 X 凝集原；④对实验室动物一般不显急性中毒反应；⑤对理化因素抵抗力强。在干燥沙土中 4～6℃可存活 7～9 个月，−56℃能活数年，60～70℃加热 30～60min 才能灭活。抗原分为二相。初次从蜱分离的立克次体具 Ⅰ 相抗原（表面抗原，毒力抗原）；经鸡胚卵黄囊多次传代后成为Ⅱ相抗原（毒力减低），但经蜱传代后又可逆转为 Ⅰ 相抗原。两相抗原在补体结合试验、凝集试验、吞噬试验、间接血凝试验及免疫荧光试验的反应性均有差别。

（二）流行病学

1. 传染源 家畜是主要传染源，如牛、羊、马、骡、犬等，其次为野生啮齿动物，飞禽（鸽、鹅、火鸡等）及爬虫类动物。受染动物外观健康，而分泌物、排泄物以及胎盘、羊水中均含有 Q 热立克次体。

2. 传播途径 动物间通过蜱传播；人通过下列途径受染：①呼吸道传播：是最主要的传播途径。Q 热立克次体随动物尿粪、羊水等排泄物以及蜱粪便污染尘埃或形成气溶胶进入呼吸道致病。②接触传播：与病畜、蜱粪接触，病原体可通过受损的皮肤、黏膜侵入人体。③消化道传播：饮用污染的水和奶类制品也可受染。

3. 易感性 主要感染牛、绵羊、山羊和蜱等多种动物。人普遍易感，屠宰场、肉品加工厂、牛奶厂、各种畜牧业、制革皮毛工作者受染几率较高，受染后不一定发病，病后免疫力持久。

4. 流行特征 Q 热分布于全世界。多见于男性青壮年。我国吉林、四川、云南、新疆、西藏、广西、福建、贵州等十几个省市、自治区均有 Q 热流行。

（三）发病机制

Q 热立克次体由呼吸道黏膜进入人体。先在局部网状内皮细胞内繁殖，然后入血，形成立克次体血症，波及全身各组织、器官，造成小血管、肺、肝等组织脏器病变。血管病变主要有内皮细胞肿胀，可有血栓形成。肺部病变与病毒或支原体肺炎相似。小支气管肺泡中有纤维蛋白、淋巴细胞及大单核细胞组成的渗出液，严重者类似大叶性肺炎。国外近年有 Q 热立克次体引起炎症性假性肺肿瘤的报道。肝脏有广泛的肉芽肿样浸润。心脏可发生心肌炎、心内膜炎及心包炎、并能侵犯瓣膜形成赘生物，甚或导致主动脉窦破裂、瓣膜穿孔。其他脾、肾、睾丸亦可发生病变。

（四）临床表现

【人类】

Q 热的临床表现形式多样，主要取决于进入体内病原体的数量、株别、个体的免疫力以及基础疾病。潜伏期 9～3d。

1. 急性 Q 热 发热、剧烈和持续头痛，腰肌和腓肠肌疼痛也较明显，眼眶、关节、胸部疼痛时有发生。高热，起病急骤，恶寒战栗，体温迅速高达 39℃～40℃，呈弛张热；Q 热引起肺炎的比例较高，常有咳嗽、胸痛等症状，肺部体征极少，X 线多见肺部阴影，常位于肺下叶呈节段性或大叶性，也有肺门部及支气管周围浸润似支气管肺炎者。有时可并发胸膜炎。Q 热常可引起肝炎，表现为肝功能异常和黄疸。少数病例有失眠、腹泻、脑炎等。

2. 慢性 Q 热 指急性 Q 热后病程持续数月或一年以上者，为多系统疾病，可出现心内膜炎、心包炎、心肌炎、心肺梗死、脑膜脑炎、脊髓炎、间质肾炎等。

【动物】

牛、绵羊、山羊感染 Q 热后主要呈隐性感染，但可引起孕羊流产，可并发支气管肺炎。精神沉郁，流产胎仔一般为弱胎或死胎，有大乳症和胎衣不下现象。

（五）诊断

1. 病原学检查 取血、痰、尿或脑脊液检料，注入豚鼠腹腔，在2～5周内测定其血清补体结合抗体，可见效价上升；同时动物有发热及脾肿大，剖检取脾组织及脾表面渗液，涂片染色镜检病原体；也可用鸡胚卵黄囊或组织培养方法分离立克次体，但需在有条件的实验室进行，以免引起实验室内感染。

2. 免疫学检测 ①补体结合试验（CFT）：急性Q热Ⅱ相抗体增高，Ⅰ相抗体呈低水平。若单份血清Ⅱ相抗体效价在1∶64以上有诊断价值，病后2～4周，双份血清效价升高4倍，可以确诊。慢性Q热，Ⅰ相抗体相对增高或超过Ⅱ相抗体水平。②微量凝集试验：Ⅰ相抗原经三氯醋酸处理转为Ⅱ相抗原，用苏木素染色后与病人血清发生凝集。③免疫荧光试验：检测特异性IgM（抗Ⅱ相抗原），可用于早期诊断。④酶联免疫吸附试验（ELISA）：对疑似畜群应用此法效果好。

3. 鉴别诊断 急性Q热应与流感、布鲁菌病、钩端螺旋体病、伤寒、病毒性肝炎、支原体肺炎、鹦鹉热等鉴别。Q热心内膜炎应与细菌性心内膜炎鉴别。

（六）防制

1. 管理传染源 患者应隔离，痰及尿、粪便应消毒处理。注意家畜、家禽的管理，使孕畜与健畜隔离，并对家畜分娩期的排泄物、胎盘及其污染环境进行严格消毒处理。

2. 切断传播途径 在屠宰场、肉类加工厂、皮毛制革厂等场所，与牲畜有密切接触的工作人员，必须按防护条例进行工作。灭鼠、灭蜱。对疑有传染的牛、羊奶必须煮沸10min方可饮用。

3. 预防接种 对接触家畜机会较多的工作人员可予疫苗接种，以防感染。牲畜也可接种，以减少发病率。死疫苗局部反应大；弱毒活疫苗用于皮上划痕或糖丸口服，无不良反应，效果较好。

（七）治疗

四环素族及氯霉素对Q热有特效。亦可服强力霉素。对Q热心内膜炎者，可口服复方磺胺甲基异恶唑，或用四环素和林可霉素联合治疗。也可观察Ⅰ相抗体是否下降来决定药物疗程。有心脏瓣膜病变者，可行人工瓣膜置换术。

三、人粒细胞无形体病

人粒细胞无形体病（human granulocytic anaplasmosis，HGA），简称无形体病，是由嗜吞噬细胞无形体引起的自然疫源性疾病。经蜱传播，主要侵染人末梢血中性粒细胞，以发热伴白细胞、血小板减少和多脏器功能损伤为主要临床表现的新发人兽共患病。

无形体病呈世界性分布，自1994年美国首次发现以来，美国每年约报告600～800例。澳大利亚、欧洲多国、韩国及我国先后发生局部流行，且感染数量呈逐年增加趋势。2006年11月，我国安徽确诊首例人粒细胞无形体病病例。截至2010年9月，仅河南省就报告病例557例，死亡18例。

（一）病原学

嗜吞噬细胞无形体（*Anaplasma phagocytophilum*）属于立克次体目（Rickettsiales）、无形体科（Anaplasmataceae）、无形体属（*Anaplasma*）。

嗜吞噬细胞无形体呈球状多型性，革兰染色阴性，主要寄生在粒细胞的胞质空泡内，以膜包裹的包涵体形式繁殖。用Giemsa法染色，嗜吞噬细胞无形体包涵体在胞质内染成紫色，呈桑葚状。

嗜吞噬细胞无形体为专性细胞内寄生菌，缺乏经典糖代谢途径，依赖宿主酶系统进行代谢及生长繁殖，主要侵染人中性粒细胞。嗜吞噬细胞无形体的体外分离培养使用人粒细胞白血病细胞系（HL-60），主要存在于HL-60细胞内与膜结构相连的空泡内，生长繁殖迅速。

（二）流行病学

1. 传染源　多种小型兽类、野生大型哺乳动物、家畜及鸟类，均可作为嗜吞噬细胞无形体的储存宿主，成为病原携带者及重要的传染源。如鼠、鹿、牛、马、羊、犬、猫等野生和家养动物。国外传播媒介主要是某些硬蜱属，如肩突硬蜱、篦子硬蜱等。我国主要传播媒介是全沟硬蜱，此外还有森林革蜱、长角血蜱等。

2. 传播途径

（1）主要通过蜱叮咬传播。蜱叮咬携带病原体的宿主动物后，再叮咬人时，病原体可随之进入人体引起发病。

（2）直接接触危重病人或带菌动物的血液等体液，有可能会导致传播，但具体传播机制需进一步研究证实。国外曾有屠宰场工人因接触鹿血经伤口感染人粒细胞无形体病的报道。

3. 易感性　人群普遍易感，各年龄组均可感染发病。高危人群主要是经常接触蜱等传播媒介的人群，如森林、丘陵等疫源地的居民、劳动者及旅游者等。与人粒细胞无形体病危重患者密切接触者、直接接触病人血液等体液的医务人员或其陪护者，如不注意防护，也有感染的可能。

4. 流行特征　已有人粒细胞无形体病的国家有美国、斯洛文尼亚、法国、英国、德国、澳大利亚、意大利及韩国等，但仅美国和斯洛文尼亚分离到病原体。根据国外研究，人粒细胞无形体病与莱姆病的地区分布相似，我国莱姆病流行区亦应关注人粒细胞无形体病。河南、安徽、黑龙江等地均有报告。人粒细胞无形体病全年均有发病，高峰为5～10月，多集中在当地蜱活动较为活跃的月份。

（三）发病机制

嗜吞噬细胞无形体可与中性粒细胞、粒细胞表面的岩藻糖基化和唾液酸化糖基化折叠蛋白结合，从而侵染粒细胞。嗜吞噬细胞无形体感染中性粒细胞后，可影响宿主细胞基因转录、细胞凋亡，细胞因子的调控作用发生紊乱，吞噬功能缺陷，进而造成免疫病理损伤，引起人粒细胞无形体病。

病理改变包括多脏器周围血管淋巴组织炎性浸润、坏死性肝炎、脾及淋巴结单核吞噬系统增生等。

（四）临床表现

【人类】

潜伏期1～2周，急性起病。主要症状为持续高热，可达40℃以上。全身不适、头痛、肌肉酸痛以及恶心、腹泻等。可伴有心、肝、肾等多脏器功能损害。重症患者可有间质性肺炎、肺水肿、急性呼吸窘迫综合征以及继发细菌、病毒及真菌等感染。如不及时救治，可因呼吸衰竭、急性肾衰等多脏器功能衰竭以及弥散性血管内凝血死亡。

老年患者、免疫缺陷患者及进行激素治疗者，感染人粒细胞无形体病后病情多较危重。

【动物】

一般症状不明显，呈隐性感染。

（五）诊断

依据流行病学史、临床表现和实验室检测结果进行诊断。

1. 流行病学史　发病前2周内有被蜱叮咬史；在有蜱活动的丘陵、山区（林区）工作或生活史；直接接触过危重患者的血液等体液。

2. 临床表现　急性起病，持续性高热，40℃以上、全身不适、头痛、肌肉酸痛，以及恶心、腹泻，或有皮疹及瘀斑、出血等。

3. 实验室检查

（1）一般检查：早期外周血象白细胞、血小板降低，严重者呈进行性减少，异型淋巴细胞增多；血浆ALT、AST升高。

（2）包涵体的检查：采集抗凝血，制作厚血片，固定，采用瑞特（wright）染色法、姬姆萨（giemsa）染色法及瑞-姬混合染色法。有条件的实验室，可使用美国 CDC 推荐的染色方法。镜下观察，在中性粒细胞中可见桑葚状包涵体。

（3）血清学检测：采用 WHO 推荐的间接免疫荧光方法（IFA）。采集急性期（发热初期，一般发病 1 周内）与恢复期（至少间隔 2～3 周）双份血清。使用国际推荐的、经 ISO 质量认证的产品。急性期 IgM 抗体滴度≥1∶256，或同时检测双份血清 IgG 抗体 4 倍升高，则强烈支持嗜吞噬细胞无形体感染。如果急性期 IgG 抗体升高，而恢复期 IgG 抗体没有升高或轻微升高，则应采集第 3 份血液样本（间隔 2～4 周）进行进一步检测。

（4）核酸检测：PCR 法检测嗜吞噬细胞无形体特异性核酸，且序列分析证实与嗜吞噬细胞无形体的同源性达 99%以上。

（5）病原体分离培养：多用 HL-60 进行嗜吞噬细胞无形体的分离培养。最常用的方法是将白细胞部分接种培养基，然后将 100～500μl 抗凝血接种到悬浮有 2×10^5 或 1×10^6 细胞内，染色检查包涵体，一般 5～10d 即可查见。再通过特异引物进行 PCR 鉴定。

4. 鉴别诊断

（1）与其他蜱传疾病、立克次体病的鉴别：发热伴血小板减少综合征、人单核细胞埃立克体病、斑疹伤寒、恙虫病、斑点热以及莱姆病等，特别要与发热伴血小板减少综合征相鉴别，二者症状、传播途径、流行区域和季节都相似，只是病原体不同，发热伴血小板减少综合征的病原体是新布尼亚病毒。

（2）与发热、出血及酶学指标升高的感染性疾病的鉴别：如流行性出血热、登革热等。

（3）与发热及血白细胞、血小板降低或有出血倾向的内科疾病的鉴别：如血小板减少性紫癜，粒细胞减少、骨髓异常增生综合征。可通过骨髓穿刺及相应病原体检测进行鉴别。

（六）防制

降低环境中蜱和鼠的密度，出现暴发疫情时，应采取灭杀蜱、鼠和环境清理等措施；对病人的血液、分泌物、排泄物及被其污染的环境和物品，应进行消毒处理；加强健康教育，提高人群的防病意识。职业和野外活动避免与蜱接触，注意个人防护，如发现动物体表有蜱寄生时，应减少与动物的接触。避免被蜱叮咬是降低感染风险的主要措施。

（七）治疗

一旦确诊，及早使用抗生素，避免出现并发症，对疑似病例可进行经验性治疗。一般慎用激素类药物，以免加重病情。首选强力霉素治疗，一般病例口服即可，重症患者可考虑静脉给药。儿童、对强力霉素过敏或不宜使用四环素类抗生素者，选用利福平。患者应卧床休息，进行一般治疗及支持疗法。

第四节　真　菌　病

一、肺孢子菌肺炎

肺孢子菌肺炎（pneumocystis　pnuemonia）又称卡氏肺孢子虫肺炎、卡氏肺囊虫肺炎，是由肺孢子菌引起的一种弥散性间质性肺炎，又名肺孢子菌病。

肺孢子菌的发现最早源于对动物体内锥虫感染的研究。1909 年，Carini 在豚鼠肺组织中发现了肺孢子菌包囊，误认为是枯氏锥虫。1912 年，将寄生于鼠体的这种新寄生虫，命名为卡氏肺孢子虫（*Pneumocystis carinii*）。1942 年首次报告人体感染病例。长期以来卡氏肺孢子虫被认为属原虫孢子虫纲。直到 1988 年，通过对其核糖体小亚基 rRNA 的序列分析，证实卡氏肺孢子虫属于真菌，更名为肺孢子菌。2001 年，将感染人的肺孢子虫命名为耶氏肺孢子虫（*P. jiraveci*），感染大鼠的肺孢子虫定义为卡氏肺孢子虫（*P. carinii*），同时肺孢子虫肺炎的英文缩写依旧为 PCP（pneumocystis carinii pnuemonia，PCP）。肺孢子菌广泛存在，在健康人群中抗体阳性率很高，用免疫荧光法检测，特异性抗体滴度≥1∶40 者占 90%。

肺孢子菌通常寄生在肺泡内，成簇黏附于肺泡上皮。在健康宿主体内，并不引起症状，而对于免疫缺陷、虚弱的早产儿及营养不良等免疫功能低下者，引起间质性肺炎。自 1981 年发现艾滋病以来，肺孢子菌肺炎是艾滋病患者最重要的机会性感染之一，也是艾滋病患者致死的重要原因。

（一）病原学

肺孢子菌（*Pneumocystis*）主要有滋养体和包囊两种形态。滋养体形态多样，大小为 2～8μm，表面有叶状伪足能使虫体活动，类似阿米巴。包囊呈圆形，直径 4～6μm，囊壁内有囊内小体（子孢子），成熟的包囊一般含 8 个子孢子，包囊是重要的诊断形态。

（二）生活史

肺孢子菌在自然界广泛存在于人和多种哺乳动物的肺组织内，整个生活史可在一个宿主体内完成。

生活史包括包囊、滋养体和包囊前期三个阶段。滋养体是由囊内小体逸出而成，圆形或卵圆形，常聚集成簇。滋养体经二分裂，内出芽和接合生殖进行繁殖，以后细胞膜逐渐增厚，开始形成囊壁，进入包囊前期。随后囊内进行核分裂，每个核周围有一团胞质，形成囊内小体，最后形成含有 8 个小体的成熟包囊。包囊若破裂，囊内小体释出发育为滋养体。

（三）流行病学

在多种哺乳动物，如啮齿类、兔、马、猪、灵长类和人组织中均发现过肺孢子菌，但宿主不同其基因有所不同，提示肺孢子菌可能有许多亚型。

1. 传染源　病人及健康带菌者均可为传染源。人体带菌状态可持续多年，而无组织学改变及临床症状。虽然肺孢子菌广泛存在于啮齿类动物和其他哺乳类动物，但尚无证据表明，感染动物为人类疾病的传染源。健康成人呼吸道常有虫体存在，当机体的免疫功能降低时，即可使虫体激活而发病。

2. 传播途径　目前认为肺孢子菌肺炎主要是通过空气飞沫传播。根据新生儿发生肺孢子菌肺炎，提示可能存在垂直传播途径。

3. 易感人群　肺孢子菌肺炎在艾滋病流行之前，一直是一种罕见病。美国在 1956 年报告第一例后，20 世纪 60～70 年代报告不到 100 例，多发于早产儿、恶性肿瘤、器官移植及使用免疫抑制剂的患者。而到 80 年代发病率明显上升，60%的艾滋病以肺孢子菌肺炎为首发症状，至少 25%的艾滋病人死于肺孢子菌肺炎。肺孢子菌肺炎成为诊断艾滋病指征的主要疾病。肺孢子菌肺炎易感人群主要为：①早产新生儿和婴儿；②艾滋病患者；③先天免疫功能缺陷者；④器官移植后接受免疫抑制剂治疗者；⑤恶性肿瘤，尤其是接受放、化疗的患者；⑥长期应用广谱抗生素及糖皮质激素者。

4. 流行特征　肺孢子菌肺炎呈世界性分布，美洲、亚洲、大洋洲及非洲许多国家均有报道，如德国、澳大利亚、瑞典、芬兰、意大利、法国、中国和美国等。肺孢子菌肺炎以散发为主，尚无人群暴发流行的报道。

我国最早病例报告是在 1959 年，以后各地陆续发现病人，至 1997 年底见诸报道的病人已达 43 例，其中婴儿型 7 例，全部死亡；儿童或成人型 36 例，其中死亡 12 例，病人分布在北京、辽宁、上海、四川、贵州、湖北、台湾等地。近年来时有病例报告。

（四）发病机制

肺孢子菌毒力较低、生长缓慢。健康人感染后多无病理损伤，且多呈隐性感染，只有在机体免疫功能缺陷或低下时发生显性感染。肺孢子菌被吸入下呼吸道，滋养体黏附在人体Ⅰ型肺泡上皮细胞表面，呈潜在感染，或缓慢繁殖。当人体免疫功能尤其是细胞免疫功能低下时，处于潜伏状态的肺孢子菌大量繁殖，并在肺组织内扩散，纤维连接素在肺孢子菌与宿主细胞受体之间，起桥梁作用，促使其附着在肺泡表面。随着增殖，肺泡毛细血管通透性增加，肺泡上皮Ⅰ型细胞脱落，肺泡内充满肺孢子菌和泡沫样渗出物，使肺泡的表面活性物质减少，肺的顺应性降低。为清除肺泡内渗出物，肺泡Ⅱ型上皮细胞呈代偿性肥大。肺泡间隙上皮细胞增生、肥厚、部分脱落，导致透明膜形成，间质纤维化，造成肺功能严重障碍，最后可死于呼吸衰竭。

（五）临床表现

【人类】

潜伏期多数1～2个月　根据宿主的情况分为两种临床类型。

（1）流行型：又称经典型、婴幼儿型。多发在早产儿、营养不良体质虚弱，或先天免疫缺陷的婴幼儿，尤其易在孤儿院或居住拥挤环境中发生流行。起病较隐袭，逐渐加重。早期有厌食、全身不适、消瘦、低热、腹泻；数周后出现呼吸增快、干咳、进行性呼吸困难，常伴有心动过速、鼻翼扇动、发绀等症状。患儿症状虽重，但肺部体征相对轻微。整个病程约2周～3月，患儿多死于呼吸衰竭。

（2）散发型：又称现代型、儿童-成人型、免疫抑制型。多见于有免疫缺陷的儿童或成人。近年来，最常见于艾滋病患者。潜伏期视原有的基础疾病而异，常不能确定。起病急，有发热、干咳、气促、心动过速、鼻翼扇动、发绀，最终导致呼吸衰竭，数日内死亡。病人体温可正常或低热。体格检查肺部阳性体征少，或可闻及少量散在的干湿啰音。体征与疾病症状的严重程度往往不成比例，此为肺孢子菌肺炎的典型临床特点。X线检查往往在起病1周以后，双肺间质出现弥散性阴影，自肺门向外扩散。艾滋病并发肺孢子菌肺炎者，肺功能损害更明显，未经治疗100%死于呼吸衰竭，或其他感染性并发症，如巨细胞病毒感染、结核病、真菌感染或弓形体病等。肺孢子菌可经血液、淋巴液播散至淋巴结、肝、脾、骨髓、视网膜、皮肤等　但发生率较低，约3%。

【动物】

肺孢子菌肺炎常为隐性感染，无明显症状。但当动物免疫力降低或营养不良时，则出现明显的症状，表现为发热、干咳、呼吸急促。给感染的兔皮下注射醋酸可的松，可诱发兔产生肺孢子菌肺炎。病兔首先出现减食、消瘦，而后精神萎靡、厌食、体毛蓬乱、喜卧，最后呼吸困难、衰竭死亡。

（六）诊断

对于艾滋病患者、恶性肿瘤接受抗癌治疗，或器官移植后接受免疫抑制剂治疗者、未成熟儿、营养不良和衰弱婴儿等，在病程中出现无明显原因的发热、干咳、进行性呼吸困难，而肺部X线检查符合间质性肺炎改变时，应高度怀疑肺孢子菌肺炎。确诊依靠病原学检查，如痰液或肺组织活检发现肺孢子菌的包囊或滋养体。对于临床高度怀疑本病而未找到病原学证据时，可以进行试验性治疗。

1. 病原检查　若在肺组织或下呼吸道分泌物标本中，发现肺孢子菌的包囊和滋养体，此为确诊本病的金标准。分子生物学技术作为辅助检测手段已应用于临床。

（1）痰液：痰液检查方便安全而且无损伤，易于被病人接受。但除了继发艾滋病外，病人很少产生痰液，而且检出率仅 30%。对于那些无力将肺底部痰液咳出者，更影响痰液的阳性率。将标本用2%的*N*-乙酰半胱氨酸处理0.5～1h后，5000rpm离心10min，取沉渣涂片、染色镜检。

（2）支气管肺泡灌洗液和经支气管肺活检：可根据胸部影像学资料或直接将纤维支气管镜插入细支气管中，注入无菌生理盐水，反复用吸引器吸出，回收灌洗液，经离心后取沉渣染色镜检。必要时可在灌洗后，经支气管镜取肺组织标本检查。此方法敏感率较高，可达 79%～98%。

（3）经皮肤肺穿刺活检或开胸肺组织活检：获取标本的阳性较高，但对病人有较大的创伤，仅限于痰液及纤维支气管镜检查阴性，而临床高度怀疑，又必须进一步检查的病人。

2. 免疫学检查　①抗体检测：常用的方法有间接免疫荧光试验（IFA）、免疫印迹试验（WB）、酶联免疫吸附试验（ELISA），检测血清特异性抗体。但由于多数人都曾有过肺孢子菌隐性感染，故抗体滴度增加 4 倍以上才有诊断意义。②抗原检测：用直接免疫荧光法，或酶标记单克隆抗体进行免疫组化染色法，检测痰液、支气管肺泡灌洗液、肺活检组织中的肺孢子菌滋养体或包囊，阳性率高，特异性强。

3. 分子生物学检测　普通肺孢子菌肺炎和实时荧光定量肺孢子菌肺炎可从痰液、支气管肺泡灌洗液、口咽漱液和血清中扩增进行诊断，具有良好的诊断效果。

4. 鉴别诊断　肺孢子菌肺炎应与细菌性支气管肺炎、病毒性肺炎、衣原体性肺炎、肺部真菌病、肺结核等相鉴别。病原学检查是鉴别诊断最可靠的依据。

（七）预防

注意使用免疫抑制者与患者的隔离，防止交叉感染。对高危人群应密切观察。对有发生肺孢子菌感染危险的病人，应用药物预防，可有效地防止潜在感染转变为临床疾病和治疗后复发。预防用药：口服复方新诺明（SMZ-TMP）或雾化吸入喷他脒。

（八）治疗

1. 一般治疗　加强支持疗法，提高免疫功能。

2. 病原治疗　首选药物复方新诺明，具有高效、抗菌、价廉等优点，既可口服，也可静脉注射。其他还有喷他脒（戊烷脒）、克林霉素-伯氨喹、甲氧苄氨嘧啶-氨苯砜等。对中、重度肺孢子菌肺炎患者建议联合应用糖皮质激素治疗。

3. 预后　未经适当的治疗，可迅速发展为急性呼吸窘迫综合征，死亡率高。

二、皮肤真菌病

皮肤真菌病（dermatomycosis）是由皮肤丝状菌（*Dermatophytes*）或称皮肤癣菌引起的人和动物的一组慢性皮肤传染病的总称。在人分别称为头癣、足癣、股癣、体癣、爪甲癣、叠瓦癣、须癣等；在动物称为钱癣、脱毛癣、秃毛癣等。表现为脱毛、脱屑、渗出、痂块及痒感等症状。根据其宿主特异性，癣菌可分为亲人体皮肤性、亲动物性和亲土壤性。亲人体皮肤性主要感染人，亲动物性可感染动物，也可引起人类疾病，亲土壤性一般不引起人和动物疾病。

（一）病原学

对人和动物有致病作用的皮肤丝状菌分为 3 属，即毛癣菌属（*Trichophyton*）、小孢子菌属（*Microsporum*）和表皮癣菌属（*Epidemvphyton*）。已确认能由动物传给人的有疣状毛癣菌（*T.verrucosum*）、犬小孢子菌（*M.canis*）和石膏样小孢子菌（*M.gypseum*）。

1. 疣状毛癣菌　在沙保培养基上生长缓慢，菌落呈白色乃至黄褐色，深折叠式堆起，似脑回样，有些菌株可产生微细的白色表面绒毛。在沙保葡萄糖琼脂加酵母浸膏的培养基上生长良好，产生小分生孢子和大分生孢子。本菌引起动物的钱癣和人的体癣。

2. 犬小孢子菌　在沙保培养基上生长迅速，菌落呈淡黄色乃至淡褐色，有棉花样气中菌丝，其中心为粉末状、菌落背面为鲜明的红褐色至橘黄色。本菌在灭菌的米谷上生长良好，镜检可见许多梭状多分隔的、粗糙厚壁的大分生孢子。本菌可引起人的头癣和动物的脱毛癣。

3. 石膏样小孢子菌　在沙保培养基上生长迅速。有的菌株产生白色羊毛状气中菌丝体，以后其中心变为浅褐色粉末状，有辐射状沟。菌落背面为红褐色或橘红色。镜检可见有4～6个分隔的、椭圆形、粗糙厚壁的大分生孢子。初次培养，可见小分生孢子，形态与犬小孢子菌相同。本菌可引起人的头癣、体癣和动物的钱癣。

皮肤真菌对外界因素的抵抗力极强，尤其对干燥更强。在日光照射或于在0℃以下时，可存活数月之久，附着在犬舍器具、桩柱等上皮屑中的真菌，甚至经过5年仍可保持其感染力。但在垫草和土壤里的真菌，可被其他生物因素所消灭，只有较幼年的石膏状小孢子菌、须毛癣菌等才能在土壤中繁殖。

（二）流行病学

1. 传染源 病人和病畜均为皮肤真菌病的传染源，真菌存在于病损中并不断生长繁殖，产生大量的菌丝和孢子。

2. 传播途径 直接接触传播，如果正常皮肤接触到病损则很可能传染上癣病，可以是自身传染，也可以传染给其他个体。人可以通过各种被真菌污染的用具如梳子、枕头、帽子、内衣裤、鞋袜及浴盆等间接方式感染。

3. 易感性 皮肤丝状菌可感染人和多种动物，幼畜、牛较易感，其次为猪、马、驴、羊、兔、猫、狗、豚鼠等，人也易感。因其传染性强，可在舍饲场引起广泛流行，并传染给人。

4. 流行特征 皮肤真菌病遍及全球分布，热带、亚热带地区多见，一般全年均可发生，但春夏季好发，呈散发。人以夏秋季发病较多，冬季舍饲的动物发病较多。营养不良、皮肤不洁可诱发皮肤真菌病。

（三）发病机制

皮肤真菌病的发病与致病菌的种类、流行区域、季节气候、个人卫生、健康状况、家族易感性等因素有关。霉菌孢子污染损伤皮肤后，在表皮角质层内发芽，长出菌丝，蔓延深入毛囊。由于霉菌能溶解和消化角蛋白，进入毛根，并随毛向外生长，受害毛发长出毛囊后很易折断，使毛发大量脱落形成无毛斑，并引起表皮的改变和真皮浅层的炎症反应。肥胖、糖尿病、营养不良、恶性肿瘤等慢性消耗性疾病，妊娠、皮质类固醇激素和免疫抑制剂的应用者易感染皮肤真菌病。局部应用皮质类固醇激素可使表皮细胞的更替时间延长，利于皮肤癣菌的生长。

组织病理上，显现表皮及真皮的慢性炎症。上皮细胞数目增加，并且不全角化。积聚的细胞在皮肤周围表面形成短的突起。在皮肤及毛囊的角质层间，时常发现丝状的菌丝。部分孢子的囊鞘环绕于毛干周围，当菌丝穿入时这些毛干破裂并变得稀薄。表皮及真皮内可见极微小的脓肿，在真皮内感染的毛囊周围积聚着淋巴细胞、单核巨噬细胞及少数的嗜中性粒细胞。

（四）临床表现

【人类】

主要有头癣、体癣、须癣3种，可同时发生，亦可单独发生。

（1）头癣：头皮和头发被皮肤真菌感染。特征为鳞屑状、红斑性病灶和秃发，有时有深部溃烂性、脓癣样发疹。头癣分为黄癣、白癣和黑癣，其初期症状均为丘疹，但各自的发展不同。由犬小孢子菌和石膏样小孢子菌引起的白癣，其典型症状为母子斑，开始为较大的圆形母斑，继而则在其周围出现较小的子斑。有时母子斑互相融合成大片，类似脂溢性皮炎。

（2）体癣：光滑皮肤被皮肤真菌感染，特征为丘疹样和鳞屑状环斑。原发症状为丘疹、水疱或丘疱疹，大小不一，从针尖到绿豆粒大或更大。病灶自中心等距离向外扩散，形成环形或多环形，边缘隆起而狭窄，由散在的丘疹、水疱连接而成，中央有愈合倾向，或留下暂时性色素沉着。多见于潮湿多汗部位。

（3）须癣：胡须及该部皮肤被皮肤真菌感染，特征与头癣相同。原发病灶为水疱或脓疱，位于须部毛囊口，其皮肤肿胀，界限清楚，患部胡须松动或折断。

【动物】

（1）斑状钱癣：多在被毛浓密部位的皮肤上形成圆形的癣斑，表面有石棉板样鳞屑。

（2）轮状钱癣：皮肤病变部位先出现圆形或不整形的癣斑，而后癣斑中部开始痊愈而生毛，但周围部分脱毛仍在继续发展，结果形成车轮状癣斑。

（3）水疱性和结痂性钱癣：病变部位皮肤先发生丘疹和水疱，继则水疱破裂、渗出，最后形成痂皮。

（4）毛囊和毛囊周围炎：除具有前述斑秃的表现外，在斑秃处同时发生化脓性毛囊炎或毛囊周围炎。

马以斑状钱癣为多见，牛、猪、鹿、羊以轮状钱癣和结痂性钱癣为主。

（五）诊断

在皮损中找到真菌则是诊断癣病最有力的依据。

1. 病原学检查　刮取病灶周围点状物或拔下毛发或浅表组织，再混合 10%氢氧化钠溶液 1 滴，盖上盖玻片，微微加温使其透明 15～20min，然后进行镜检。如能发现分枝的菌丝和各种孢子即可确诊。

菌丝的培养物生长缓慢，至最后鉴定时通常需数周。疑似的鳞及毛发从损害部位拔下后，经 75%乙醇消毒，沙保葡萄糖及麦芽糖琼脂即可接种，在 25～30℃培养，根据培养物特征性的形态即可鉴定出来。如果经 3～4 周仍无真菌生长，基本上可以说明没有真菌存在。

2. 鉴别诊断　需与皮肤疣、过敏性皮炎、疥癣和许多非真菌性皮肤病相鉴别。

（六）防制

（1）加强动物饲养的日常管理，保持畜舍环境、用具和动物身体卫生，保证运动和日照。对病畜应隔离饲养，彻底治疗。在动物群中发现皮肤真菌病时，应对全群进行普查，发病和可疑的动物应隔离治疗。对病患污染的环境进行消毒。

（2）公共场所要进行严格的卫生管理，及时隔离治疗病人。加强自我防护措施。动物饲养者应注意自身防护，戴上手套、口罩、帽子，饲养完毕后应用碘伏、肥皂等清洗。防止人和动物之间的传播。

（七）治疗

主要是局部涂擦药液或软膏，辅以剃发、洗涤和药浴等措施，必要时可内服灰黄霉素，常用药物有以下几种：

1. 灰黄霉素　为当前较好的抗浅表真菌感染的特效药，适用于各种癣病。但对轻症患者，不宜作为首选药。

2. 外用涂擦剂　种类甚多，最常见的有硫黄软膏、克霉唑溶液等。

三、念珠菌病

念珠菌病（candidiasis）是由白色念珠菌侵入人兽机体而引起的一种真菌疾病。白色念珠菌广泛存在于自然界及正常人兽的口腔、消化道、上呼吸道、阴道和皮肤表面。正常情况下，白色念珠菌与人兽体处于共生状态，并不致病，仅在一定条件下方可致病，故称之为条件致病菌。白色念珠菌既可侵犯皮肤和黏膜，又能累及内脏。人类发病时多呈急性或亚急性经过，常在口腔黏膜、阴道黏膜、皮肤或甲床上发生溃烂，各器官见小灶性化脓，并形成不同程度的肉芽肿，有时还可引起败血症。人类口腔黏膜的念珠菌病称为鹅口疮。动物发病时的特征：在消化道黏膜上形成乳白色斑片；引起黏膜发炎。

（一）病原学

白色念珠菌（*Candida albicans*）属于真菌界，半知菌亚门，芽孢菌纲，隐球酵母目，隐球酵母科。是双相型单细胞酵母菌，有完整的核和细胞壁。白色念珠菌革兰染色阳性，对外界环境及消毒药有很强的抵抗力。白色念珠菌较其他真菌耐酸耐碱能力更明显，pH1.55 耐酸实验可分离鉴定白色念珠菌。芽管实验及厚膜孢子实验是分离鉴定白色念珠菌的经典实验。在沙保培养基上，菌落呈白色金属光泽。菌体小而椭圆，能够长芽，伸长而形成假菌丝。在人畜禽体中，无症状时白色念珠菌常呈酵母细胞型，侵犯组织和出现症状时常表现菌丝型。

（二）流行病学

1. 传染源及传播途径 念珠菌的传染源来自两个方面。一是内源性感染，即通常寄居于健康人和动物的呼吸道、消化道和阴道黏膜上的念珠菌，当机体抵抗力降低时大量繁殖，引起发病；二是外源性感染，主要引起人和动物的阴道炎和龟头炎，可由性交传染。新生儿可通过母亲产道感染。动物可以通过消化道感染，黏膜损伤有利于病菌的侵入。污染的垫料、饲料及蛋壳均可传播白色念珠菌。由于长期放置导管、插管、器官移植、放疗、化疗而致病。

2. 易感性 人、家禽、家畜、鼠类、猴及其他野生动物对念珠菌病均易感。幼禽发病率、病死率较高。当患者有糖尿病、肿瘤、慢性消耗性疾病以及长期使用广谱抗生素、糖皮质激素及免疫抑制剂等导致机体抵抗力下降时，均易发生感染。鹅口疮最常发生于婴儿和患有癌症、结核病等慢性消耗性疾病的老年人；手部皮肤念珠菌病常发生于家庭主妇、从事食品加工的人员；阴道念珠菌病见于孕妇和糖尿病患者。

3. 流行特征 多数属于内源性感染，少数为外源性感染。人的感染与年龄无关，仅临床表现不同。

（三）发病机制

白色念珠菌是人兽的正常菌群之一，但在机体免疫功能低下时，或某些有利于念珠菌繁殖、出芽等情况下，即可转为致病菌而使人兽发生感染。黏附是白色念珠菌感染的前提，白色念珠菌通过多种黏附介导体，黏附在宿主的上皮细胞上，然后在各种致病因素作用下形成感染灶。由念珠菌属所致的侵袭性感染，其表现为真菌血症、心内膜炎、脑膜炎、肝、脾、肾、骨、皮肤及皮下组织或其他组织的灶性病变。与病原体本身有关的因素，如白色念珠菌毒素、菌体形态、黏附能力、白色念珠菌所产生的水解酶，机体的自然屏障、正常菌群的抵抗作用、吞噬细胞的吞噬、杀菌作用和多种体液因子的非特异性免疫、T 与 B 淋巴细胞参与的特异性细胞和体液免疫，特别是细胞免疫，在抗白色念珠菌感染中起着重要作用。

（四）临床表现

【人类】

（1）皮肤念珠菌病：好发于皮肤皱褶处（腑窝、腹股沟、肛周、甲周等），引起间擦疹和甲床真菌病。局部皮肤潮红、潮湿、发亮，有时被覆一层白色或呈破裂状物，病变周围有小水疱。

（2）黏膜念珠菌病：以鹅口疮、口角炎、阴道炎最多见，在黏膜表面被有大小不等的白色薄膜，剥除后，留下潮红基底，并产生裂隙及浅表溃疡。也可累及喉、食管、气管等，可伴口角炎。鹅口疮常为艾滋病感染者的首发症状。白色念珠菌性阴道炎常见于孕妇、糖尿病患者及接受雌激素治疗的患者，白带常呈凝乳样或豆腐渣样。肠道白色念珠菌病以儿童比较多见，主要临床表现为长期腹泻。

（3）内脏及中枢神经念珠菌病：可由黏膜皮肤等处病菌播散引起，有肺炎、心内膜炎、脑膜炎、脑炎等，偶尔也可发生败血症。败血症由局部病灶血行播散引起，病程呈暴发性，可导致多种组织的灶性病，临床表现无特异性，用抗生素治疗无效，病死率高。

【动物】

（1）禽类念珠菌病：多无明显的特征性症状，或有生长发育不良，精神萎顿，嗉囊扩张下垂、松软，羽毛粗乱等非特异性症状。

（2）仔猪的念珠菌病：主要临床表现为呕吐和消瘦。剖检时可见颊黏膜、舌背、咽部黏膜、食管黏膜上有斑片状白色假膜被覆，有时甚至扩展到胃的贲门部。

（3）牛的念珠菌病：表现为慢性肺炎，发病率甚高。临床的特征性表现是严重的呼吸困难，中度发热，大量流涎和流黏液性脓性鼻漏，亦大量流泪、严重下痢，病情若逐渐恶化，可引起死亡。

（五）诊断

在皮损中找到真菌是确诊的重要依据。

1. 病原学检查

（1）直接镜检：在皮屑、尿、粪、血液、脑脊液、腹水、伪膜及各种分泌物等中，加入10%～20%氢氧化钾溶液，经革兰染色，直接镜检可见卵圆形芽生孢子、菌丝或假菌丝。在痰、阴道分泌物、尿、粪等标本中检出孢子则无诊断价值，因为上述标本中可有以孢子形式寄生的白色念珠菌。如检出菌丝或假菌丝则有诊断价值。

（2）真菌培养：用于进一步确诊念珠菌感染及鉴定念珠菌的菌种，或鉴别其他酵母菌的感染。培养及鉴定时间一般较长，常需1周以上。

（3）动物试验：动物接种后再分离培养。可测定所分离念珠菌的毒力、分离纯化的菌种，用以探明其致病性及菌种分类。

2. 其他　如聚合酶链反应（PCR）、血清抗体检查等。虽然目前已开展了各种检测抗体或抗原的血清学方法，但尚无一种理想的、快捷诊断方法。

（六）防制

（1）积极医治原发病和并发症，对长期使用免疫抑制剂及放疗、化疗患者，对艾滋病患者，可预防性口服抗真菌药，常用氟康唑、伊曲康唑，克霉唑或制霉菌素，防止继发感染。

（2）改善动物的饲养管理条件，饲养密度不宜过高，禽舍应保持干燥，饲料配比要恰当。

（七）治疗

对于皮肤和黏膜的念珠菌病，常采用局部疗法，浅表感染可涂擦龙胆紫、雷琐辛或制霉菌素、两性霉素 B 或咪唑类药物；对于系统念珠菌病，应采用系统疗法，包括药物治疗及支持治疗。对深部念珠菌病常需联合用药，既可降低各药的用量，又可延缓耐药性的产生。两性霉素 B 和 5-氟胞嘧啶或氟康唑联合用药是可供选择的最佳方案。

（苏菊香）

参考文献

于恩庶，徐秉锟. 1988. 人兽共患病学[M]. 福州：福建科学技术出版社
于恩庶，李子華，焦新安，等. 2000. 新发现和再肆虐的传染病续编[M]. 香港：亚洲医药出版社
陈为民，唐利军，高忠明. 2006. 人兽共患病[M]. 武汉：湖北科学技术出版社
金宁一，胡仲明，冯书章. 2007. 新编人兽共患病学[M]. 北京：科学出版社
罗满林. 2013. 动物传染病学[M]. 北京：中国林业出版社
陈溥言. 2013. 兽医传染病学[M]. 北京：中国农业出版社
李凡，徐志凯. 2013. 医学微生物学[M]. 北京：人民卫生出版社
柳增善，卢士英，崔树森. 2014. 人兽共患病学[M]. 北京：科学出版社
殷国荣，王中全. 2014. 医学寄生虫学[M]. 北京：科学出版社
王彩霞，关现军. 2015. 人兽共患病学[M]. 成都：西南交通大学出版社

附　　录

附录1　中华人民共和国传染病防治法（2013年修正版）

（1989年2月21日第七届全国人民代表大会常务委员会第六次会议通过；2004年8月28日第十届全国人民代表大会常务委员会第十一次会议修订；根据2013年6月29日第十二届全国人民代表大会常务委员会第三次会议《关于修改〈中华人民共和国文物保护法〉等十二部法律的决定》修正，由中华人民共和国主席令第5号发布，自公布之日起施行）

目录

第一章　总则

第一条　为了预防、控制和消除传染病的发生与流行，保障人体健康和公共卫生，制定本法。

第二条　国家对传染病防治实行预防为主的方针，防治结合、分类管理、依靠科学、依靠群众。

第三条　本法规定的传染病分为甲类、乙类和丙类。

甲类传染病（2种）是指：鼠疫、霍乱。

乙类传染病（26种）是指：传染性非典型肺炎（严重急性呼吸综合征）、艾滋病、病毒性肝炎、脊髓灰质炎、人感染高致病性禽流感、甲型H1N1流感、麻疹、流行性出血热、狂犬病、流行性乙型脑炎、登革热、炭疽、细菌性和阿米巴性痢疾、肺结核、伤寒和副伤寒、流行性脑脊髓膜炎、百日咳、白喉、新生儿破伤风、猩红热、布鲁菌病、淋病、梅毒、钩端螺旋体病、血吸虫病、疟疾。

丙类传染病（11种）是指：流行性感冒、流行性腮腺炎、风疹、急性出血性结膜炎、麻风病、流行性和地方性斑疹伤寒、黑热病、包虫病、丝虫病，除霍乱、细菌性和阿米巴性痢疾、伤寒和副伤寒以外的感染性腹泻病、手足口病。

国务院卫生行政部门根据传染病暴发、流行情况和危害程度，可以决定增加、减少或者调整乙类、丙类传染病病种并予以公布。

第四条　对乙类传染病中传染性非典型肺炎、炭疽中的肺炭疽和人感染高致病性禽流感，采取本法所称甲类传染病的预防、控制措施。其他乙类传染病和突发原因不明的传染病需要采取本法所称甲类传染病的预防、控制措施的，由国务院卫生行政部门及时报经国务院批准后予以公布、实施。

需要解除依照前款规定采取的甲类传染病预防、控制措施的，由国务院卫生行政部门报经国务院批准后予以公布。

省、自治区、直辖市人民政府对本行政区域内常见、多发的其他地方性传染病，可以根据情况决定按照乙类或者丙类传染病管理并予以公布，报国务院卫生行政部门备案。

第五条　各级人民政府领导传染病防治工作。

县级以上人民政府制定传染病防治规划并组织实施，建立健全传染病防治的疾病预防控制、医疗救治和监督管理体系。

第六条 国务院卫生行政部门主管全国传染病防治及其监督管理工作。县级以上地方人民政府卫生行政部门负责本行政区域内的传染病防治及其监督管理工作。

县级以上人民政府其他部门在各自的职责范围内负责传染病防治工作。

军队的传染病防治工作，依照本法和国家有关规定办理，由中国人民解放军卫生主管部门实施监督管理。

第七条 各级疾病预防控制机构承担传染病监测、预测、流行病学调查、疫情报告以及其他预防、控制工作。

医疗机构承担与医疗救治有关的传染病防治工作和责任区域内的传染病预防工作。城市社区和农村基层医疗机构在疾病预防控制机构的指导下，承担城市社区、农村基层相应的传染病防治工作。

第八条 国家发展现代医学和中医药等传统医学，支持和鼓励开展传染病防治的科学研究，提高传染病防治的科学技术水平。

国家支持和鼓励开展传染病防治的国际合作。

第九条 国家支持和鼓励单位和个人参与传染病防治工作。各级人民政府应当完善有关制度，方便单位和个人参与防治传染病的宣传教育、疫情报告、志愿服务和捐赠活动。

居民委员会、村民委员会应当组织居民、村民参与社区、农村的传染病预防与控制活动。

第十条 国家开展预防传染病的健康教育。新闻媒体应当无偿开展传染病防治和公共卫生教育的公益宣传。

各级各类学校应当对学生进行健康知识和传染病预防知识的教育。

医学院校应当加强预防医学教育和科学研究，对在校学生以及其他与传染病防治相关人员进行预防医学教育和培训，为传染病防治工作提供技术支持。

疾病预防控制机构、医疗机构应当定期对其工作人员进行传染病防治知识、技能的培训。

第十一条 对在传染病防治工作中做出显著成绩和贡献的单位和个人，给予表彰和奖励。

对因参与传染病防治工作致病、致残、死亡的人员，按照有关规定给予补助、抚恤。

第十二条 在中华人民共和国领域内的一切单位和个人，必须接受疾病预防控制机构、医疗机构有关传染病的调查、检验、采集样本、隔离治疗等预防、控制措施，如实提供有关情况。疾病预防控制机构、医疗机构不得泄露涉及个人隐私的有关信息、资料。

卫生行政部门以及其他有关部门、疾病预防控制机构和医疗机构因违法实施行政管理或者预防、控制措施，侵犯单位和个人合法权益的，有关单位和个人可以依法申请行政复议或者提起诉讼。

第二章 传染病预防

第十三条 各级人民政府组织开展群众性卫生活动，进行预防传染病的健康教育，倡导文明健康的生活方式，提高公众对传染病的防治意识和应对能力，加强环境卫生建设，消除鼠害和蚊、蝇等病媒生物的危害。

各级人民政府农业、水利、林业行政部门按照职责分工负责指导和组织消除农田、湖区、河流、牧场、林区的鼠害与血吸虫危害，以及其他传播传染病的动物和病媒生物的危害。

铁路、交通、民用航空行政部门负责组织消除交通工具以及相关场所的鼠害和蚊、蝇等病媒生物的危害。

第十四条 地方各级人民政府应当有计划地建设和改造公共卫生设施，改善饮用水卫生条件，对污水、污物、粪便进行无害化处置。

第十五条 国家实行有计划的预防接种制度。国务院卫生行政部门和省、自治区、直辖市人民政府卫生行政部门，根据传染病预防、控制的需要，制定传染病预防接种规划并组织实施。用于预防接种的疫苗必须符合国家质量标准。

国家对儿童实行预防接种证制度。国家免疫规划项目的预防接种实行免费。医疗机构、疾病预防控制机构与儿童的监护人应当相互配合，保证儿童及时接受预防接种。具体办法由国务院制定。

第十六条　国家和社会应当关心、帮助传染病病人、病原携带者和疑似传染病病人，使其得到及时救治。任何单位和个人不得歧视传染病病人、病原携带者和疑似传染病病人。

传染病病人、病原携带者和疑似传染病病人，在治愈前或者在排除传染病嫌疑前，不得从事法律、行政法规和国务院卫生行政部门规定禁止从事的易使该传染病扩散的工作。

第十七条　国家建立传染病监测制度。

国务院卫生行政部门制定国家传染病监测规划和方案。省、自治区、直辖市人民政府卫生行政部门根据国家传染病监测规划和方案，制定本行政区域的传染病监测计划和工作方案。

各级疾病预防控制机构对传染病的发生、流行以及影响其发生、流行的因素，进行监测；对国外发生、国内尚未发生的传染病或者国内新发生的传染病，进行监测。

第十八条　各级疾病预防控制机构在传染病预防控制中履行下列职责：

（一）实施传染病预防控制规划、计划和方案；

（二）收集、分析和报告传染病监测信息，预测传染病的发生、流行趋势；

（三）开展对传染病疫情和突发公共卫生事件的流行病学调查、现场处理及其效果评价；

（四）开展传染病实验室检测、诊断、病原学鉴定；

（五）实施免疫规划，负责预防性生物制品的使用管理；

（六）开展健康教育、咨询，普及传染病防治知识；

（七）指导、培训下级疾病预防控制机构及其工作人员开展传染病监测工作；

（八）开展传染病防治应用性研究和卫生评价，提供技术咨询。

（九）对医疗机构内传染病预防工作进行指导、考核，开展流行病学调查。

国家、省级疾病预防控制机构负责对传染病发生、流行以及分布进行监测，对重大传染病流行趋势进行预测，提出预防控制对策，参与并指导对暴发的疫情进行调查处理，开展传染病病原学鉴定，建立检测质量控制体系，开展应用性研究和卫生评价。

设区的市和县级疾病预防控制机构负责传染病预防控制规划、方案的落实，组织实施免疫、消毒、控制病媒生物的危害，普及传染病防治知识，负责本地区疫情和突发公共卫生事件监测、报告，开展流行病学调查和常见病原微生物检测。

第十九条　国家建立传染病预警制度。

国务院卫生行政部门和省、自治区、直辖市人民政府根据传染病发生、流行趋势的预测，及时发出传染病预警，根据情况予以公布。

第二十条　县级以上地方人民政府应当制定传染病预防、控制预案，报上一级人民政府备案。

传染病预防、控制预案应当包括以下主要内容：

（一）传染病预防控制指挥部的组成和相关部门的职责；

（二）传染病的监测、信息收集、分析、报告、通报制度；

（三）疾病预防控制机构、医疗机构在发生传染病疫情时的任务与职责；

（四）传染病暴发、流行情况的分级以及相应的应急工作方案；

（五）传染病预防、疫点疫区现场控制，应急设施、设备、救治药品和医疗器械以及其他物资和技术的储备与调用。

地方人民政府和疾病预防控制机构接到国务院卫生行政部门或者省、自治区、直辖市人民政府发出的传染病预警后，应当按照传染病预防、控制预案，采取相应的预防、控制措施。

第二十一条　医疗机构必须严格执行国务院卫生行政部门规定的管理制度、操作规范，防止传染病的医源性感染和医院感染。

医疗机构应当确定专门的部门或者人员，承担传染病疫情报告、本单位的传染病预防、控制以及责任区域内的传染病预防工作；承担医疗活动中与医院感染有关的危险因素监测、安全防护、消毒、隔离和医疗废物处置工作。

疾病预防控制机构应当指定专门人员负责对医疗机构内传染病预防工作进行指导、考核，开展流行病学调查。

第二十二条　疾病预防控制机构、医疗机构的实验室和从事病原微生物实验的单位，应当符合国家规定的条件和技术标准，建立严格的监督管理制度，对传染病病原体样本按照规定的措施实行严格监督管理，严防传染病病原体的实验室感染和病原微生物的扩散。

第二十三条　采供血机构、生物制品生产单位必须严格执行国家有关规定，保证血液、血液制品的质量。禁止非法采集血液或者组织他人出卖血液。

疾病预防控制机构、医疗机构使用血液和血液制品，必须遵守国家有关规定，防止因输入血液、使用血液制品引起经血液传播疾病的发生。

第二十四条　各级人民政府应当加强艾滋病的防治工作，采取预防、控制措施，防止艾滋病的传播。具体办法由国务院制定。

第二十五条　县级以上人民政府农业、林业行政部门以及其他有关部门，依据各自的职责负责与人畜共患传染病有关的动物传染病的防治管理工作。

与人畜共患传染病有关的野生动物、家畜家禽，经检疫合格后，方可出售、运输。

第二十六条　国家建立传染病菌种、毒种库。

对传染病菌种、毒种和传染病检测样本的采集、保藏、携带、运输和使用实行分类管理，建立健全严格的管理制度。

对可能导致甲类传染病传播的以及国务院卫生行政部门规定的菌种、毒种和传染病检测样本，确需采集、保藏、携带、运输和使用的，须经省级以上人民政府卫生行政部门批准。具体办法由国务院制定。

第二十七条　对被传染病病原体污染的污水、污物、场所和物品，有关单位和个人必须在疾病预防控制机构的指导下或者按照其提出的卫生要求，进行严格消毒处理；拒绝消毒处理的，由当地卫生行政部门或者疾病预防控制机构进行强制消毒处理。

第二十八条　在国家确认的自然疫源地计划兴建水利、交通、旅游、能源等大型建设项目的，应当事先由省级以上疾病预防控制机构对施工环境进行卫生调查。建设单位应当根据疾病预防控制机构的意见，采取必要的传染病预防、控制措施。施工期间，建设单位应当设专人负责工地上的卫生防疫工作。工程竣工后，疾病预防控制机构应当对可能发生的传染病进行监测。

第二十九条　用于传染病防治的消毒产品、饮用水供水单位供应的饮用水和涉及饮用水卫生安全的产品，应当符合国家卫生标准和卫生规范。

饮用水供水单位从事生产或者供应活动，应当依法取得卫生许可证。

生产用于传染病防治的消毒产品的单位和生产用于传染病防治的消毒产品，应当经省级以上人民政府卫生行政部门审批。具体办法由国务院制定。

第三章　疫情报告、通报和公布

第三十条　疾病预防控制机构、医疗机构和采供血机构及其执行职务的人员发现本法规定的传染病疫情或者发现其他传染病暴发、流行以及突发原因不明的传染病时，应当遵循疫情报告属地管理原则，按照国务院规定的或者国务院卫生行政部门规定的内容、程序、方式和时限报告。

军队医疗机构向社会公众提供医疗服务，发现前款规定的传染病疫情时，应当按照国务院卫生行政部门的规定报告。

第三十一条　任何单位和个人发现传染病病人或者疑似传染病病人时，应当及时向附近的疾病预防控制机构或者医疗机构报告。

第三十二条　港口、机场、铁路疾病预防控制机构以及国境卫生检疫机关发现甲类传染病病人、病原携带者、疑似传染病病人时，应当按照国家有关规定立即向国境口岸所在地的疾病预防控制机构或者所在地县级以上地方人民政府卫生行政部门报告并互相通报。

第三十三条　疾病预防控制机构应当主动收集、分析、调查、核实传染病疫情信息。接到甲类、乙类传染病疫情报告或者发现传染病暴发、流行时，应当立即报告当地卫生行政部门，由当地卫生行政部门立即报告当地人民政府，同时报告上级卫生行政部门和国务院卫生行政部门。

疾病预防控制机构应当设立或者指定专门的部门、人员负责传染病疫情信息管理工作，及时对疫情报告进行核实、分析。

第三十四条　县级以上地方人民政府卫生行政部门应当及时向本行政区域内的疾病预防控制机构和医疗机构通报传染病疫情以及监测、预警的相关信息。接到通报的疾病预防控制机构和医疗机构应当及时告知本单位的有关人员。

第三十五条　国务院卫生行政部门应当及时向国务院其他有关部门和各省、自治区、直辖市人民政府卫生行政部门通报全国传染病疫情以及监测、预警的相关信息。

毗邻的以及相关的地方人民政府卫生行政部门，应当及时互相通报本行政区域的传染病疫情以及监测、预警的相关信息。

县级以上人民政府有关部门发现传染病疫情时，应当及时向同级人民政府卫生行政部门通报。

中国人民解放军卫生主管部门发现传染病疫情时，应当向国务院卫生行政部门通报。

第三十六条　动物防疫机构和疾病预防控制机构，应当及时互相通报动物间和人间发生的人畜共患传染病疫情以及相关信息。

第三十七条　依照本法的规定负有传染病疫情报告职责的人民政府有关部门、疾病预防控制机构、医疗机构、采供血机构及其工作人员，不得隐瞒、谎报、缓报传染病疫情。

第三十八条　国家建立传染病疫情信息公布制度。

国务院卫生行政部门定期公布全国传染病疫情信息。省、自治区、直辖市人民政府卫生行政部门定期公布本行政区域的传染病疫情信息。

传染病暴发、流行时，国务院卫生行政部门负责向社会公布传染病疫情信息，并可以授权省、自治区、直辖市人民政府卫生行政部门向社会公布本行政区域的传染病疫情信息。

公布传染病疫情信息应当及时、准确。

第四章　疫情控制

第三十九条　医疗机构发现甲类传染病时，应当及时采取下列措施：

（一）对病人、病原携带者，予以隔离治疗，隔离期限根据医学检查结果确定；

（二）对疑似病人，确诊前在指定场所单独隔离治疗；

（三）对医疗机构内的病人、病原携带者、疑似病人的密切接触者，在指定场所进行医学观察和采取其他必要的预防措施。

拒绝隔离治疗或者隔离期未满擅自脱离隔离治疗的，可以由公安机关协助医疗机构采取强制隔离治疗措施。

医疗机构发现乙类或者丙类传染病病人，应当根据病情采取必要的治疗和控制传播措施。

医疗机构对本单位内被传染病病原体污染的场所、物品以及医疗废物，必须依照法律、法规的规定实施消毒和无害化处置。

第四十条　疾病预防控制机构发现传染病疫情或者接到传染病疫情报告时，应当及时采取下列措施：

（一）对传染病疫情进行流行病学调查，根据调查情况提出划定疫点、疫区的建议，对被污染的场所进行卫生处理，对密切接触者，在指定场所进行医学观察和采取其他必要的预防措施，并向卫生行政部门提出疫情控制方案；

（二）传染病暴发、流行时，对疫点、疫区进行卫生处理，向卫生行政部门提出疫情控制方案，并按照卫生行政部门的要求采取措施；

（三）指导下级疾病预防控制机构实施传染病预防、控制措施，组织、指导有关单位对传染病疫情的处理。

第四十一条　对已经发生甲类传染病病例的场所或者该场所内的特定区域的人员，所在地的县级以上地方人民政府可以实施隔离措施，并同时向上一级人民政府报告；接到报告的上级人民政府应当即时作出是否批准的决定。上级人民政府作出不予批准决定的，实施隔离措施的人民政府应当立即解除隔离措施。

在隔离期间，实施隔离措施的人民政府应当对被隔离人员提供生活保障；被隔离人员有工作单位的，所在单位不得停止支付其隔离期间的工作报酬。

隔离措施的解除，由原决定机关决定并宣布。

第四十二条　传染病暴发、流行时，县级以上地方人民政府应当立即组织力量，按照预防、控制预案进行防治，切断传染病的传播途径，必要时，报经上一级人民政府决定，可以采取下列紧急措施并予以公告：

（一）限制或者停止集市、影剧院演出或者其他人群聚集的活动；

（二）停工、停业、停课；

（三）封闭或者封存被传染病病原体污染的公共饮用水源、食品以及相关物品；

（四）控制或者扑杀染疫野生动物、家畜家禽；

（五）封闭可能造成传染病扩散的场所。

上级人民政府接到下级人民政府关于采取前款所列紧急措施的报告时，应当即时作出决定。

紧急措施的解除，由原决定机关决定并宣布。

第四十三条　甲类、乙类传染病暴发、流行时，县级以上地方人民政府报经上一级人民政府决定，可以宣布本行政区域部分或者全部为疫区；国务院可以决定并宣布跨省、自治区、直辖市的疫区。县级以上地方人民政府可以在疫区内采取本法第四十二条规定的紧急措施，并可以对出入疫区的人员、物资和交通工具实施卫生检疫。

省、自治区、直辖市人民政府可以决定对本行政区域内的甲类传染病疫区实施封锁；但是，封锁大、中城市的疫区或者封锁跨省、自治区、直辖市的疫区，以及封锁疫区导致中断干线交通或者封锁国境的，由国务院决定。

疫区封锁的解除，由原决定机关决定并宣布。

第四十四条　发生甲类传染病时，为了防止该传染病通过交通工具及其乘运的人员、物资传播，可以实施交通卫生检疫。具体办法由国务院制定。

第四十五条　传染病暴发、流行时，根据传染病疫情控制的需要，国务院有权在全国范围或者跨省、自治区、直辖市范围内，县级以上地方人民政府有权在本行政区域内紧急调集人员或者调用储备物资，临时征用房屋、交通工具以及相关设施、设备。

紧急调集人员的，应当按照规定给予合理报酬。临时征用房屋、交通工具以及相关设施、设备的，应当依法给予补偿；能返还的，应当及时返还。

第四十六条　患甲类传染病、炭疽死亡的，应当将尸体立即进行卫生处理，就近火化。患其他传染病死亡的，必要时，应当将尸体进行卫生处理后火化或者按照规定深埋。

为了查找传染病病因，医疗机构在必要时可以按照国务院卫生行政部门的规定，对传染病病人尸体或者疑似传染病病人尸体进行解剖查验，并应当告知死者家属。

第四十七条　疫区中被传染病病原体污染或者可能被传染病病原体污染的物品，经消毒可以使用的，应当在当地疾病预防控制机构的指导下，进行消毒处理后，方可使用、出售和运输。

第四十八条　发生传染病疫情时，疾病预防控制机构和省级以上人民政府卫生行政部门指派的其他与传染病有关的专业技术机构，可以进入传染病疫点、疫区进行调查、采集样本、技术分析和检验。

第四十九条　传染病暴发、流行时，药品和医疗器械生产、供应单位应当及时生产、供应防治传染病的药品和医疗器械。铁路、交通、民用航空经营单位必须优先运送处理传染病疫情的人员以及防治传染病的药品和医疗器械。县级以上人民政府有关部门应当做好组织协调工作。

第五章　医疗救治

第五十条　县级以上人民政府应当加强和完善传染病医疗救治服务网络的建设，指定具备传染病救治条件和能力的医疗机构承担传染病救治任务，或者根据传染病救治需要设置传染病医院。

第五十一条　医疗机构的基本标准、建筑设计和服务流程，应当符合预防传染病医院感染的要求。

医疗机构应当按照规定对使用的医疗器械进行消毒；对按照规定一次使用的医疗器具，应当在使用后予以销毁。

医疗机构应当按照国务院卫生行政部门规定的传染病诊断标准和治疗要求，采取相应措施，提高传染病医疗救治能力。

第五十二条　医疗机构应当对传染病病人或者疑似传染病病人提供医疗救护、现场救援和接诊治疗，书写病历记录以及其他有关资料，并妥善保管。

医疗机构应当实行传染病预检、分诊制度；对传染病病人、疑似传染病病人，应当引导至相对隔离的分诊点进行初诊。医疗机构不具备相应救治能力的，应当将患者及其病历记录复印件一并转至具备相应救治能力的医疗机构。具体办法由国务院卫生行政部门规定。

第六章　监督管理

第五十三条　县级以上人民政府卫生行政部门对传染病防治工作履行下列监督检查职责：

（一）对下级人民政府卫生行政部门履行本法规定的传染病防治职责进行监督检查；

（二）对疾病预防控制机构、医疗机构的传染病防治工作进行监督检查；

（三）对采供血机构的采供血活动进行监督检查；

（四）对用于传染病防治的消毒产品及其生产单位进行监督检查，并对饮用水供水单位从事生产或者供应活动以及涉及饮用水卫生安全的产品进行监督检查；

（五）对传染病菌种、毒种和传染病检测样本的采集、保藏、携带、运输、使用进行监督检查；

（六）对公共场所和有关单位的卫生条件和传染病预防、控制措施进行监督检查。

省级以上人民政府卫生行政部门负责组织对传染病防治重大事项的处理。

第五十四条 县级以上人民政府卫生行政部门在履行监督检查职责时，有权进入被检查单位和传染病疫情发生现场调查取证，查阅或者复制有关的资料和采集样本。被检查单位应当予以配合，不得拒绝、阻挠。

第五十五条　县级以上地方人民政府卫生行政部门在履行监督检查职责时，发现被传染病病原体污染的公共饮用水源、食品以及相关物品，如不及时采取控制措施可能导致传染病传播、流行的，可以采取封闭公共饮用水源、封存食品以及相关物品或者暂停销售的临时控制措施，并予以检验或者进行消毒。经检验，属于被污染的食品，应当予以销毁；对未被污染的食品或者经消毒后可以使用的物品，应当解除控制措施。

第五十六条　卫生行政部门工作人员依法执行职务时，应当不少于两人，并出示执法证件，填写卫生执法文书。

卫生执法文书经核对无误后，应当由卫生执法人员和当事人签名。当事人拒绝签名的，卫生执法人员应当注明情况。

第五十七条　卫生行政部门应当依法建立健全内部监督制度，对其工作人员依据法定职权和程序履行职责的情况进行监督。

上级卫生行政部门发现下级卫生行政部门不及时处理职责范围内的事项或者不履行职责的，应当责令纠正或者直接予以处理。

第五十八条　卫生行政部门及其工作人员履行职责，应当自觉接受社会和公民的监督。单位和个人有权向上级人民政府及其卫生行政部门举报违反本法的行为。接到举报的有关人民政府或者其卫生行政部门，应当及时调查处理。

第七章　保障措施

第五十九条　国家将传染病防治工作纳入国民经济和社会发展计划，县级以上地方人民政府将传染病防治工作纳入本行政区域的国民经济和社会发展计划。

第六十条　县级以上地方人民政府按照本级政府职责负责本行政区域内传染病预防、控制、监督工作的日常经费。

国务院卫生行政部门会同国务院有关部门，根据传染病流行趋势，确定全国传染病预防、控制、救治、监测、预测、预警、监督检查等项目。中央财政对困难地区实施重大传染病防治项目给予补助。

省、自治区、直辖市人民政府根据本行政区域内传染病流行趋势，在国务院卫生行政部门确定的项目范围内，确定传染病预防、控制、监督等项目，并保障项目的实施经费。

第六十一条　国家加强基层传染病防治体系建设，扶持贫困地区和少数民族地区的传染病防治工作。

地方各级人民政府应当保障城市社区、农村基层传染病预防工作的经费。

第六十二条　国家对患有特定传染病的困难人群实行医疗救助，减免医疗费用。具体办法由国务院卫生行政部门会同国务院财政部门等部门制定。

第六十三条　县级以上人民政府负责储备防治传染病的药品、医疗器械和其他物资，以备调用。

第六十四条　对从事传染病预防、医疗、科研、教学、现场处理疫情的人员，以及在生产、工作中接触传染病病原体的其他人员，有关单位应当按照国家规定，采取有效的卫生防护措施和医疗保健措施，并给予适当的津贴。

第八章　法律责任

第六十五条　地方各级人民政府未依照本法的规定履行报告职责，或者隐瞒、谎报、缓报传染病疫情，或者在传染病暴发、流行时，未及时组织救治、采取控制措施的，由上级人民政府责令改正，通报批评；造成传染病传播、流行或者其他严重后果的，对负有责任的主管人员，依法给予行政处分；构成犯罪的，依法追究刑事责任。

第六十六条　县级以上人民政府卫生行政部门违反本法规定，有下列情形之一的，由本级人民政府、上级人民政府卫生行政部门责令改正，通报批评；造成传染病传播、流行或者其他严重后果的，对负有责任的主管人员和其他直接责任人员，依法给予行政处分；构成犯罪的，依法追究刑事责任：

（一）未依法履行传染病疫情通报、报告或者公布职责，或者隐瞒、谎报、缓报传染病疫情的；

（二）发生或者可能发生传染病传播时未及时采取预防、控制措施的；

（三）未依法履行监督检查职责，或者发现违法行为不及时查处的；

（四）未及时调查、处理单位和个人对下级卫生行政部门不履行传染病防治职责的举报的；

（五）违反本法的其他失职、渎职行为。

第六十七条　县级以上人民政府有关部门未依照本法的规定履行传染病防治和保障职责的，由本级人民政府或者上级人民政府有关部门责令改正，通报批评；造成传染病传播、流行或者其他严重后果的，对负有责任的主管人员和其他直接责任人员，依法给予行政处分；构成犯罪的，依法追究刑事责任。

第六十八条　疾病预防控制机构违反本法规定，有下列情形之一的，由县级以上人民政府卫生行政部门责令限期改正，通报批评，给予警告；对负有责任的主管人员和其他直接责任人员，依法给予降级、撤职、开除的处分，并可以依法吊销有关责任人员的执业证书；构成犯罪的，依法追究刑事责任：

（一）未依法履行传染病监测职责的；

（二）未依法履行传染病疫情报告、通报职责，或者隐瞒、谎报、缓报传染病疫情的；

（三）未主动收集传染病疫情信息，或者对传染病疫情信息和疫情报告未及时进行分析、调查、核实的；

（四）发现传染病疫情时，未依据职责及时采取本法规定的措施的；

（五）故意泄露传染病病人、病原携带者、疑似传染病病人、密切接触者涉及个人隐私的有关信息、资料的。

第六十九条　医疗机构违反本法规定，有下列情形之一的，由县级以上人民政府卫生行政部门责令改正，通报批评，给予警告；造成传染病传播、流行或者其他严重后果的，对负有责任的主管人员和其他直接责任人员，依法给予降级、撤职、开除的处分，并可以依法吊销有关责任人员的执业证书；构成犯罪的，依法追究刑事责任：

（一）未按照规定承担本单位的传染病预防、控制工作、医院感染控制任务和责任区域内的传染病预防工作的；

（二）未按照规定报告传染病疫情，或者隐瞒、谎报、缓报传染病疫情的；

（三）发现传染病疫情时，未按照规定对传染病病人、疑似传染病病人提供医疗救护、现场救援、接诊、转诊的，或者拒绝接受转诊的；

（四）未按照规定对本单位内被传染病病原体污染的场所、物品以及医疗废物实施消毒或者无害化处置的；

（五）未按照规定对医疗器械进行消毒，或者对按照规定一次使用的医疗器具未予销毁，再次使用的；

（六）在医疗救治过程中未按照规定保管医学记录资料的；

（七）故意泄露传染病病人、病原携带者、疑似传染病病人、密切接触者涉及个人隐私的有关信息、资料的。

第七十条　采供血机构未按照规定报告传染病疫情，或者隐瞒、谎报、缓报传染病疫情，或者未执行国家有关规定，导致因输入血液引起经血液传播疾病发生的，由县级以上人民政府卫生行政部门责令改正，通报批评，给予警告；造成传染病传播、流行或者其他严重后果的，对负有责任的主管人员和其他直接责任人员，依法给予降级、撤职、开除的处分，并可以依法吊销采供血机构的执业许可证；构成犯罪的，依法追究刑事责任。

非法采集血液或者组织他人出卖血液的，由县级以上人民政府卫生行政部门予以取缔，没收违法所得，可以并处十万元以下的罚款；构成犯罪的，依法追究刑事责任。

第七十一条　国境卫生检疫机关、动物防疫机构未依法履行传染病疫情通报职责的，由有关部门在各自职责范围内责令改正，通报批评；造成传染病传播、流行或者其他严重后果的，对负有责任的主管人员和其他直接责任人员，依法给予降级、撤职、开除的处分；构成犯罪的，依法追究刑事责任。

第七十二条　铁路、交通、民用航空经营单位未依照本法的规定优先运送处理传染病疫情的人员以及防治传染病的药品和医疗器械的，由有关部门责令限期改正，给予警告；造成严重后果的，对负有责任的主管人员和其他直接责任人员，依法给予降级、撤职、开除的处分。

第七十三条　违反本法规定，有下列情形之一，导致或者可能导致传染病传播、流行的，由县级以上人民政府卫生行政部门责令限期改正，没收违法所得，可以并处五万元以下的罚款；已取得许可证的，原发证部门可以依法暂扣或者吊销许可证；构成犯罪的，依法追究刑事责任：

（一）饮用水供水单位供应的饮用水不符合国家卫生标准和卫生规范的；

（二）涉及饮用水卫生安全的产品不符合国家卫生标准和卫生规范的；

（三）用于传染病防治的消毒产品不符合国家卫生标准和卫生规范的；

（四）出售、运输疫区中被传染病病原体污染或者可能被传染病病原体污染的物品，未进行消毒处理的；

（五）生物制品生产单位生产的血液制品不符合国家质量标准的。

第七十四条　违反本法规定，有下列情形之一的，由县级以上地方人民政府卫生行政部门责令改正，通报批评，给予警告，已取得许可证的，可以依法暂扣或者吊销许可证；造成传染病传播、流行以及其他严重后果的，对负有责任的主管人员和其他直接责任人员，依法给予降级、撤职、开除的处分，并可以依法吊销有关责任人员的执业证书；构成犯罪的，依法追究刑事责任：

（一）疾病预防控制机构、医疗机构和从事病原微生物实验的单位，不符合国家规定的条件和技术标准，对传染病病原体样本未按照规定进行严格管理，造成实验室感染和病原微生物扩散的；

（二）违反国家有关规定，采集、保藏、携带、运输和使用传染病菌种、毒种和传染病检测样本的；

（三）疾病预防控制机构、医疗机构未执行国家有关规定，导致因输入血液、使用血液制品引起经血液传播疾病发生的。

第七十五条　未经检疫出售、运输与人畜共患传染病有关的野生动物、家畜家禽的，由县级以上地方人民政府畜牧兽医行政部门责令停止违法行为，并依法给予行政处罚。

第七十六条　在国家确认的自然疫源地兴建水利、交通、旅游、能源等大型建设项目，未经卫生调查进行施工的，或者未按照疾病预防控制机构的意见采取必要的传染病预防、控制措施的，由县级以上人民政府卫生行政部门责令限期改正，给予警告，处五千元以上三万元以下的罚款；逾期不改正的，处三万元以上十万元以下的罚款，并可以提请有关人民政府依据职责权限，责令停建、关闭。

第七十七条　单位和个人违反本法规定，导致传染病传播、流行，给他人人身、财产造成损害的，应当依法承担民事责任。

第九章　附则

第七十八条　本法中下列用语的含义：

（一）传染病病人、疑似传染病病人：指根据国务院卫生行政部门发布的《中华人民共和国传染病防治法规定管理的传染病诊断标准》，符合传染病病人和疑似传染病病人诊断标准的人。

（二）病原携带者：指感染病原体无临床症状但能排出病原体的人。

（三）流行病学调查：指对人群中疾病或者健康状况的分布及其决定因素进行调查研究，提出疾病预防控制措施及保健对策。

（四）疫点：指病原体从传染源向周围播散的范围较小或者单个疫源地。

（五）疫区：指传染病在人群中暴发、流行，其病原体向周围播散时所能波及的地区。

（六）人畜共患传染病：指人与脊椎动物共同罹患的传染病，如鼠疫、狂犬病、血吸虫病等。

（七）自然疫源地：指某些可引起人类传染病的病原体在自然界的野生动物中长期存在和循环

的地区。

（八）病媒生物：指能够将病原体从人或者其他动物传播给人的生物，如蚊、蝇、蚤类等。

（九）医源性感染：指在医学服务中，因病原体传播引起的感染。

（十）医院感染：指住院病人在医院内获得的感染，包括在住院期间发生的感染和在医院内获得出院后发生的感染，但不包括入院前已开始或者入院时已处于潜伏期的感染。医院工作人员在医院内获得的感染也属医院感染。

（十一）实验室感染：指从事实验室工作时，因接触病原体所致的感染。

（十二）菌种、毒种：指可能引起本法规定的传染病发生的细菌菌种、病毒毒种。

（十三）消毒：指用化学、物理、生物的方法杀灭或者消除环境中的病原微生物。

（十四）疾病预防控制机构：指从事疾病预防控制活动的疾病预防控制中心以及与上述机构业务活动相同的单位。

（十五）医疗机构：指按照《医疗机构管理条例》取得医疗机构执业许可证，从事疾病诊断、治疗活动的机构。

第七十九条　传染病防治中有关食品、药品、血液、水、医疗废物和病原微生物的管理以及动物防疫和国境卫生检疫，本法未规定的，分别适用其他有关法律、行政法规的规定。

第八十条　本法自 2013 年 6 月 29 日起施行。

附录 2　中华人民共和国动物防疫法（2015 年修正版）

（1997 年 7 月 3 日第八届全国人民代表大会常务委员会第二十六次会议通过；2007 年 8 月 30 日第十届全国人民代表大会常务委员会第二十九次会议第一次修订；根据 2013 年 6 月 29 日中华人民共和国第十二届全国人民代表大会常务委员会第三次会议《全国人民代表大会常务委员会关于修改〈中华人民共和国文物保护法〉等十二部法律的决定》第二次修订；根据 2015 年 4 月 24 日第十二届全国人民代表大会常务委员会第十四次会议《中国人民代表大会常务委员会关于修改〈中华人民共和国电力法〉等六部法律的决定》第三次修订，由中华人民共和国主席令第 24 号发布，自公布之日起施行）

目录

第一章　总则

第一条　为了加强对动物防疫活动的管理，预防、控制和扑灭动物疫病，促进养殖业发展，保护人体健康，维护公共卫生安全，制定本法。

第二条　本法适用于在中华人民共和国领域内的动物防疫及其监督管理活动。

进出境动物、动物产品的检疫，适用《中华人民共和国进出境动植物检疫法》。

第三条　本法所称动物，是指家畜家禽和人工饲养、合法捕获的其他动物。

本法所称动物产品，是指动物的肉、生皮、原毛、绒、脏器、脂、血液、精液、卵、胚胎、骨、蹄、头、角、筋以及可能传播动物疫病的奶、蛋等。

本法所称动物疫病，是指动物传染病、寄生虫病。

本法所称动物防疫，是指动物疫病的预防、控制、扑灭和动物、动物产品的检疫。

第四条　根据动物疫病对养殖业生产和人体健康的危害程度，本法规定管理的动物疫病分为下列三类：

（一）一类疫病，是指对人与动物危害严重，需要采取紧急、严厉的强制预防、控制、扑灭等措施的；

（二）二类疫病，是指可能造成重大经济损失，需要采取严格控制、扑灭等措施，防止扩散的；

（三）三类疫病，是指常见多发、可能造成重大经济损失，需要控制和净化的。

前款一、二、三类动物疫病具体病种名录由国务院兽医主管部门制定并公布。

第五条　国家对动物疫病实行预防为主的方针。

第六条　县级以上人民政府应当加强对动物防疫工作的统一领导，加强基层动物防疫队伍建设，建立健全动物防疫体系，制定并组织实施动物疫病防治规划。

乡级人民政府、城市街道办事处应当组织群众协助做好本管辖区域内的动物疫病预防与控制工作。

第七条　国务院兽医主管部门主管全国的动物防疫工作。

县级以上地方人民政府兽医主管部门主管本行政区域内的动物防疫工作。

县级以上人民政府其他部门在各自的职责范围内做好动物防疫工作。

军队和武装警察部队动物卫生监督职能部门分别负责军队和武装警察部队现役动物及饲养自用动物的防疫工作。

第八条　县级以上地方人民政府设立的动物卫生监督机构依照本法规定，负责动物、动物产品的检疫工作和其他有关动物防疫的监督管理执法工作。

第九条　县级以上人民政府按照国务院的规定，根据统筹规划、合理布局、综合设置的原则建立动物疫病预防控制机构，承担动物疫病的监测、检测、诊断、流行病学调查、疫情报告以及其他预防、控制等技术工作。

第十条　国家支持和鼓励开展动物疫病的科学研究以及国际合作与交流，推广先进适用的科学研究成果，普及动物防疫科学知识，提高动物疫病防治的科学技术水平。

第十一条　对在动物防疫工作、动物防疫科学研究中做出成绩和贡献的单位和个人，各级人民政府及有关部门给予奖励。

第二章　动物疫病的预防

第十二条　国务院兽医主管部门对动物疫病状况进行风险评估，根据评估结果制定相应的动物疫病预防、控制措施。

国务院兽医主管部门根据国内外动物疫情和保护养殖业生产及人体健康的需要，及时制定并公布动物疫病预防、控制技术规范。

第十三条　国家对严重危害养殖业生产和人体健康的动物疫病实施强制免疫。国务院兽医主管部门确定强制免疫的动物疫病病种和区域，并会同国务院有关部门制定国家动物疫病强制免疫计划。

省、自治区、直辖市人民政府兽医主管部门根据国家动物疫病强制免疫计划，制订本行政区域的强制免疫计划；并可以根据本行政区域内动物疫病流行情况增加实施强制免疫的动物疫病病种和区域，报本级人民政府批准后执行，并报国务院兽医主管部门备案。

第十四条　县级以上地方人民政府兽医主管部门组织实施动物疫病强制免疫计划。乡级人民政府、城市街道办事处应当组织本管辖区域内饲养动物的单位和个人做好强制免疫工作。

饲养动物的单位和个人应当依法履行动物疫病强制免疫义务，按照兽医主管部门的要求做好强制免疫工作。

经强制免疫的动物，应当按照国务院兽医主管部门的规定建立免疫档案，加施畜禽标识，实施可追溯管理。

第十五条　县级以上人民政府应当建立健全动物疫情监测网络，加强动物疫情监测。

国务院兽医主管部门应当制定国家动物疫病监测计划。省、自治区、直辖市人民政府兽医主管部门应当根据国家动物疫病监测计划，制定本行政区域的动物疫病监测计划。

动物疫病预防控制机构应当按照国务院兽医主管部门的规定，对动物疫病的发生、流行等情况进行监测；从事动物饲养、屠宰、经营、隔离、运输以及动物产品生产、经营、加工、贮藏等活动的单位和个人不得拒绝或者阻碍。

第十六条　国务院兽医主管部门和省、自治区、直辖市人民政府兽医主管部门应当根据对动物疫病发生、流行趋势的预测，及时发出动物疫情预警。地方各级人民政府接到动物疫情预警后，应当采取相应的预防、控制措施。

第十七条　从事动物饲养、屠宰、经营、隔离、运输以及动物产品生产、经营、加工、贮藏等活动的单位和个人，应当依照本法和国务院兽医主管部门的规定，做好免疫、消毒等动物疫病预防工作。

第十八条　种用、乳用动物和宠物应当符合国务院兽医主管部门规定的健康标准。

种用、乳用动物应当接受动物疫病预防控制机构的定期检测；检测不合格的，应当按照国务院兽医主管部门的规定予以处理。

第十九条　动物饲养场（养殖小区）和隔离场所，动物屠宰加工场所，以及动物和动物产品无害化处理场所，应当符合下列动物防疫条件：

（一）场所的位置与居民生活区、生活饮用水源地、学校、医院等公共场所的距离符合国务院兽医主管部门规定的标准；

（二）生产区封闭隔离，工程设计和工艺流程符合动物防疫要求；

（三）有相应的污水、污物、病死动物、染疫动物产品的无害化处理设施设备和清洗消毒设施设备；

（四）有为其服务的动物防疫技术人员；

（五）有完善的动物防疫制度；

（六）具备国务院兽医主管部门规定的其他动物防疫条件。

第二十条　兴办动物饲养场（养殖小区）和隔离场所，动物屠宰加工场所，以及动物和动物产品无害化处理场所，应当向县级以上地方人民政府兽医主管部门提出申请，并附具相关材料。受理申请的兽医主管部门应当依照本法和《中华人民共和国行政许可法》的规定进行审查。经审查合格的，发给动物防疫条件合格证；不合格的，应当通知申请人并说明理由。

动物防疫条件合格证应当载明申请人的名称、场（厂）址等事项。

经营动物、动物产品的集贸市场应当具备国务院兽医主管部门规定的动物防疫条件，并接受动物卫生监督机构的监督检查。

第二十一条　动物、动物产品的运载工具、垫料、包装物、容器等应当符合国务院兽医主管部门规定的动物防疫要求。

染疫动物及其排泄物、染疫动物产品，病死或者死因不明的动物尸体，运载工具中的动物排泄物以及垫料、包装物、容器等污染物，应当按照国务院兽医主管部门的规定处理，不得随意处置。

第二十二条　采集、保存、运输动物病料或者病原微生物以及从事病原微生物研究、教学、检测、诊断等活动，应当遵守国家有关病原微生物实验室管理的规定。

第二十三条　患有人畜共患传染病的人员不得直接从事动物诊疗以及易感染动物的饲养、屠宰、经营、隔离、运输等活动。

人畜共患传染病名录由国务院兽医主管部门会同国务院卫生主管部门制定并公布。

第二十四条　国家对动物疫病实行区域化管理，逐步建立无规定动物疫病区。无规定动物疫病区应当符合国务院兽医主管部门规定的标准，经国务院兽医主管部门验收合格予以公布。

本法所称无规定动物疫病区，是指具有天然屏障或者采取人工措施，在一定期限内没有发生规定的一种或者几种动物疫病，并经验收合格的区域。

第二十五条　禁止屠宰、经营、运输下列动物和生产、经营、加工、贮藏、运输下列动物产品：

（一）封锁疫区内与所发生动物疫病有关的；

（二）疫区内易感染的；

（三）依法应当检疫而未经检疫或者检疫不合格的；

（四）染疫或者疑似染疫的；

（五）病死或者死因不明的；

（六）其他不符合国务院兽医主管部门有关动物防疫规定的。

第三章　动物疫情的报告、通报和公布

第二十六条　从事动物疫情监测、检验检疫、疫病研究与诊疗以及动物饲养、屠宰、经营、隔离、运输等活动的单位和个人，发现动物染疫或者疑似染疫的，应当立即向当地兽医主管部门、动物卫生监督机构或者动物疫病预防控制机构报告，并采取隔离等控制措施，防止动物疫情扩散。其他单位和个人发现动物染疫或者疑似染疫的，应当及时报告。

接到动物疫情报告的单位，应当及时采取必要的控制处理措施，并按照国家规定的程序上报。

第二十七条　动物疫情由县级以上人民政府兽医主管部门认定；其中重大动物疫情由省、自治区、直辖市人民政府兽医主管部门认定，必要时报国务院兽医主管部门认定。

第二十八条　国务院兽医主管部门应当及时向国务院有关部门和军队有关部门以及省、自治区、直辖市人民政府兽医主管部门通报重大动物疫情的发生和处理情况；发生人畜共患传染病的，县级以上人民政府兽医主管部门与同级卫生主管部门应当及时相互通报。

国务院兽医主管部门应当依照我国缔结或者参加的条约、协定，及时向有关国际组织或者贸易方通报重大动物疫情的发生和处理情况。

第二十九条　国务院兽医主管部门负责向社会及时公布全国动物疫情，也可以根据需要授权省、自治区、直辖市人民政府兽医主管部门公布本行政区域内的动物疫情。其他单位和个人不得发布动物疫情。

第三十条　任何单位和个人不得瞒报、谎报、迟报、漏报动物疫情，不得授意他人瞒报、谎报、迟报动物疫情，不得阻碍他人报告动物疫情。

第四章　动物疫病的控制和扑灭

第三十一条　发生一类动物疫病时，应当采取下列控制和扑灭措施：

（一）当地县级以上地方人民政府兽医主管部门应当立即派人到现场，划定疫点、疫区、受威胁区，调查疫源，及时报请本级人民政府对疫区实行封锁。疫区范围涉及两个以上行政区域的，由有关行政区域共同的上一级人民政府对疫区实行封锁，或者由各有关行政区域的上一级人民政府共同对疫区实行封锁。必要时，上级人民政府可以责成下级人民政府对疫区实行封锁。

（二）县级以上地方人民政府应当立即组织有关部门和单位采取封锁、隔离、扑杀、销毁、消毒、无害化处理、紧急免疫接种等强制性措施，迅速扑灭疫病。

（三）在封锁期间，禁止染疫、疑似染疫和易感染的动物、动物产品流出疫区，禁止非疫区的易感染动物进入疫区，并根据扑灭动物疫病的需要对出入疫区的人员、运输工具及有关物品采取消毒和其他限制性措施。

第三十二条　发生二类动物疫病时，应当采取下列控制和扑灭措施：

（一）当地县级以上地方人民政府兽医主管部门应当划定疫点、疫区、受威胁区。

（二）县级以上地方人民政府根据需要组织有关部门和单位采取隔离、扑杀、销毁、消毒、无害化处理、紧急免疫接种、限制易感染的动物和动物产品及有关物品出入等控制、扑灭措施。

第三十三条　疫点、疫区、受威胁区的撤销和疫区封锁的解除，按照国务院兽医主管部门规定的标准和程序评估后，由原决定机关决定并宣布。

第三十四条　发生三类动物疫病时，当地县级、乡级人民政府应当按照国务院兽医主管部门的规定组织防治和净化。

第三十五条　二、三类动物疫病呈暴发性流行时，按照一类动物疫病处理。

第三十六条　为控制、扑灭动物疫病，动物卫生监督机构应当派人在当地依法设立的现有检查站执行监督检查任务；必要时，经省、自治区、直辖市人民政府批准，可以设立临时性的动物卫生监督检查站，执行监督检查任务。

第三十七条　发生人畜共患传染病时，卫生主管部门应当组织对疫区易感染的人群进行监测，并采取相应的预防、控制措施。

第三十八条　疫区内有关单位和个人，应当遵守县级以上人民政府及其兽医主管部门依法作出的有关控制、扑灭动物疫病的规定。

任何单位和个人不得藏匿、转移、盗掘已被依法隔离、封存、处理的动物和动物产品。

第三十九条　发生动物疫情时，航空、铁路、公路、水路等运输部门应当优先组织运送控制、扑灭疫病的人员和有关物资。

第四十条　一、二、三类动物疫病突然发生，迅速传播，给养殖业生产安全造成严重威胁、危害，以及可能对公众身体健康与生命安全造成危害，构成重大动物疫情的，依照法律和国务院的规定采取应急处理措施。

第五章　动物和动物产品的检疫

第四十一条　动物卫生监督机构依照本法和国务院兽医主管部门的规定对动物、动物产品实施检疫。

动物卫生监督机构的官方兽医具体实施动物、动物产品检疫。官方兽医应当具备规定的资格条件，取得国务院兽医主管部门颁发的资格证书，具体办法由国务院兽医主管部门会同国务院人事行政部门制定。

本法所称官方兽医，是指具备规定的资格条件并经兽医主管部门任命的，负责出具检疫等证明的国家兽医工作人员。

第四十二条　屠宰、出售或者运输动物以及出售或者运输动物产品前，货主应当按照国务院兽医主管部门的规定向当地动物卫生监督机构申报检疫。

动物卫生监督机构接到检疫申报后，应当及时指派官方兽医对动物、动物产品实施现场检疫；检疫合格的，出具检疫证明、加施检疫标志。实施现场检疫的官方兽医应当在检疫证明、检疫标志上签字或者盖章，并对检疫结论负责。

第四十三条　屠宰、经营、运输以及参加展览、演出和比赛的动物，应当附有检疫证明；经营和运输的动物产品，应当附有检疫证明、检疫标志。

对前款规定的动物、动物产品，动物卫生监督机构可以查验检疫证明、检疫标志，进行监督抽查，但不得重复检疫收费。

第四十四条　经铁路、公路、水路、航空运输动物和动物产品的，托运人托运时应当提供检疫证明；没有检疫证明的，承运人不得承运。

运载工具在装载前和卸载后应当及时清洗、消毒。

第四十五条　输入到无规定动物疫病区的动物、动物产品，货主应当按照国务院兽医主管部门的规定向无规定动物疫病区所在地动物卫生监督机构申报检疫，经检疫合格的，方可进入；检疫所需费用纳入无规定动物疫病区所在地地方人民政府财政预算。

第四十六条　跨省、自治区、直辖市引进乳用动物、种用动物及其精液、胚胎、种蛋的，应当向输入地省、自治区、直辖市动物卫生监督机构申请办理审批手续，并依照本法第四十二条的规定取得检疫证明。

跨省、自治区、直辖市引进的乳用动物、种用动物到达输入地后，货主应当按照国务院兽医主管部门的规定对引进的乳用动物、种用动物进行隔离观察。

第四十七条　人工捕获的可能传播动物疫病的野生动物，应当报经捕获地动物卫生监督机构检疫，经检疫合格的，方可饲养、经营和运输。

第四十八条　经检疫不合格的动物、动物产品，货主应当在动物卫生监督机构监督下按照国务院兽医主管部门的规定处理，处理费用由货主承担。

第四十九条　依法进行检疫需要收取费用的，其项目和标准由国务院财政部门、物价主管部门规定。

第六章　动物诊疗

第五十条　从事动物诊疗活动的机构，应当具备下列条件：

（一）有与动物诊疗活动相适应并符合动物防疫条件的场所；

（二）有与动物诊疗活动相适应的执业兽医；

（三）有与动物诊疗活动相适应的兽医器械和设备；

（四）有完善的管理制度。

第五十一条　设立从事动物诊疗活动的机构，应当向县级以上地方人民政府兽医主管部门申请动物诊疗许可证。受理申请的兽医主管部门应当依照本法和《中华人民共和国行政许可法》的规定进行审查。经审查合格的，发给动物诊疗许可证；不合格的，应当通知申请人并说明理由。

第五十二条　动物诊疗许可证应当载明诊疗机构名称、诊疗活动范围、从业地点和法定代表人（负责人）等事项。

动物诊疗许可证载明事项变更的，应当申请变更或者换发动物诊疗许可证。

第五十三条　动物诊疗机构应当按照国务院兽医主管部门的规定，做好诊疗活动中的卫生安全防护、消毒、隔离和诊疗废弃物处置等工作。

第五十四条　国家实行执业兽医资格考试制度。具有兽医相关专业大学专科以上学历的，可以申请参加执业兽医资格考试；考试合格的，由省、自治区、直辖市人民政府兽医主管部门颁发执业兽医资格证书；从事动物诊疗的，还应当向当地县级人民政府兽医主管部门申请注册。执业兽医资格考试和注册办法由国务院兽医主管部门商国务院人事行政部门制定。

本法所称执业兽医，是指从事动物诊疗和动物保健等经营活动的兽医。

第五十五条　经注册的执业兽医，方可从事动物诊疗、开具兽药处方等活动。但是，本法第五十七条对乡村兽医服务人员另有规定的，从其规定。

执业兽医、乡村兽医服务人员应当按照当地人民政府或者兽医主管部门的要求，参加预防、控制和扑灭动物疫病的活动。

第五十六条　从事动物诊疗活动，应当遵守有关动物诊疗的操作技术规范，使用符合国家规定的兽药和兽医器械。

第五十七条　乡村兽医服务人员可以在乡村从事动物诊疗服务活动，具体管理办法由国务院兽医主管部门制定。

第七章　监督管理

第五十八条　动物卫生监督机构依照本法规定，对动物饲养、屠宰、经营、隔离、运输以及动物产品生产、经营、加工、贮藏、运输等活动中的动物防疫实施监督管理。

第五十九条　动物卫生监督机构执行监督检查任务，可以采取下列措施，有关单位和个人不得拒绝或者阻碍：

（一）对动物、动物产品按照规定采样、留验、抽检；

（二）对染疫或者疑似染疫的动物、动物产品及相关物品进行隔离、查封、扣押和处理；

（三）对依法应当检疫而未经检疫的动物实施补检；

（四）对依法应当检疫而未经检疫的动物产品，具备补检条件的实施补检，不具备补检条件的予以没收销毁；

（五）查验检疫证明、检疫标志和畜禽标识；

（六）进入有关场所调查取证，查阅、复制与动物防疫有关的资料。

动物卫生监督机构根据动物疫病预防、控制需要，经当地县级以上地方人民政府批准，可以在车站、港口、机场等相关场所派驻官方兽医。

第六十条　官方兽医执行动物防疫监督检查任务，应当出示行政执法证件，佩带统一标志。

动物卫生监督机构及其工作人员不得从事与动物防疫有关的经营性活动，进行监督检查不得收取任何费用。

第六十一条　禁止转让、伪造或者变造检疫证明、检疫标志或者畜禽标识。

检疫证明、检疫标志的管理办法，由国务院兽医主管部门制定。

第八章　保障措施

第六十二条　县级以上人民政府应当将动物防疫纳入本级国民经济和社会发展规划及年度计划。

第六十三条　县级人民政府和乡级人民政府应当采取有效措施，加强村级防疫员队伍建设。

县级人民政府兽医主管部门可以根据动物防疫工作需要，向乡、镇或者特定区域派驻兽医机构。

第六十四条　县级以上人民政府按照本级政府职责，将动物疫病预防、控制、扑灭、检疫和监督管理所需经费纳入本级财政预算。

第六十五条　县级以上人民政府应当储备动物疫情应急处理工作所需的防疫物资。

第六十六条　对在动物疫病预防和控制、扑灭过程中强制扑杀的动物、销毁的动物产品和相关物品，县级以上人民政府应当给予补偿。具体补偿标准和办法　由国务院财政部门会同有关部门制定。

因依法实施强制免疫造成动物应激死亡的，给予补偿。具体补偿标准和办法由国务院财政部门会同有关部门制定。

第六十七条　对从事动物疫病预防、检疫、监督检查、现场处理疫情以及在工作中接触动物疫病病原体的人员，有关单位应当按照国家规定采取有效的卫生防护措施和医疗保健措施。

第九章　法律责任

第六十八条　地方各级人民政府及其工作人员未依照本法规定履行职责的，对直接负责的主管人员和其他直接责任人员依法给予处分。

第六十九条　县级以上人民政府兽医主管部门及其工作人员违反本法规定，有下列行为之一的，由本级人民政府责令改正，通报批评；对直接负责的主管人员和其他直接责任人员依法给予处分：

（一）未及时采取预防、控制、扑灭等措施的；

（二）对不符合条件的颁发动物防疫条件合格证、动物诊疗许可证，或者对符合条件的拒不颁发动物防疫条件合格证、动物诊疗许可证的；

（三）其他未依照本法规定履行职责的行为。

第七十条　动物卫生监督机构及其工作人员违反本法规定，有下列行为之一的，由本级人民政府或者兽医主管部门责令改正，通报批评；对直接负责的主管人员和其他直接责任人员依法给予处分：

（一）对未经现场检疫或者检疫不合格的动物、动物产品出具检疫证明、加施检疫标志，或者对检疫合格的动物、动物产品拒不出具检疫证明、加施检疫标志的；

（二）对附有检疫证明、检疫标志的动物、动物产品重复检疫的；

（三）从事与动物防疫有关的经营性活动，或者在国务院财政部门、物价主管部门规定外加收费用、重复收费的；

（四）其他未依照本法规定履行职责的行为。

第七十一条　动物疫病预防控制机构及其工作人员违反本法规定，有下列行为之一的，由本级人民政府或者兽医主管部门责令改正，通报批评；对直接负责的主管人员和其他直接责任人员依法给予处分：

（一）未履行动物疫病监测、检测职责或者伪造监测、检测结果的；

（二）发生动物疫情时未及时进行诊断、调查的；

（三）其他未依照本法规定履行职责的行为。

第七十二条　地方各级人民政府、有关部门及其工作人员瞒报、谎报、迟报、漏报或者授意他人瞒报、谎报、迟报动物疫情，或者阻碍他人报告动物疫情的，由上级人民政府或者有关部门责令改正，通报批评；对直接负责的主管人员和其他直接责任人员依法给予处分。

第七十三条　违反本法规定，有下列行为之一的，由动物卫生监督机构责令改正，给予警告；拒不改正的，由动物卫生监督机构代作处理，所需处理费用由违法行为人承担，可以处一千元以下罚款：

（一）对饲养的动物不按照动物疫病强制免疫计划进行免疫接种的；

（二）种用、乳用动物未经检测或者经检测不合格而不按照规定处理的；

（三）动物、动物产品的运载工具在装载前和卸载后没有及时清洗、消毒的。

第七十四条　违反本法规定，对经强制免疫的动物未按照国务院兽医主管部门规定建立免疫档案、加施畜禽标识的，依照《中华人民共和国畜牧法》的有关规定处罚。

第七十五条　违反本法规定，不按照国务院兽医主管部门规定处置染疫动物及其排泄物，染疫动物产品，病死或者死因不明的动物尸体，运载工具中的动物排泄物以及垫料、包装物、容器等污染物以及其他经检疫不合格的动物、动物产品的，由动物卫生监督机构责令无害化处理，所需处理费用由违法行为人承担，可以处三千元以下罚款。

第七十六条　违反本法第二十五条规定，屠宰、经营、运输动物或者生产、经营、加工、贮藏、运输动物产品的，由动物卫生监督机构责令改正、采取补救措施，没收违法所得和动物、动物产品，并处同类检疫合格动物、动物产品货值金额一倍以上五倍以下罚款；其中依法应当检疫而未检疫的，依照本法第七十八条的规定处罚。

第七十七条　违反本法规定，有下列行为之一的，由动物卫生监督机构责令改正，处一千元以上一万元以下罚款；情节严重的，处一万元以上十万元以下罚款：

（一）兴办动物饲养场（养殖小区）和隔离场所，动物屠宰加工场所，以及动物和动物产品无害化处理场所，未取得动物防疫条件合格证的；

（二）未办理审批手续，跨省、自治区、直辖市引进乳用动物、种用动物及其精液、胚胎、种蛋的；

（三）未经检疫，向无规定动物疫病区输入动物、动物产品的。

第七十八条　违反本法规定，屠宰、经营、运输的动物未附有检疫证明，经营和运输的动物产品未附有检疫证明、检疫标志的，由动物卫生监督机构责令改正，处同类检疫合格动物、动物产品货值金额百分之十以上百分之五十以下罚款；对货主以外的承运人处运输费用一倍以上三倍以下罚款。

违反本法规定，参加展览、演出和比赛的动物未附有检疫证明的，由动物卫生监督机构责令改正，处一千元以上三千元以下罚款。

第七十九条　违反本法规定，转让、伪造或者变造检疫证明、检疫标志或者畜禽标识的，由动物卫生监督机构没收违法所得，收缴检疫证明、检疫标志或者畜禽标识，并处三千元以上三万元以下罚款。

第八十条　违反本法规定，有下列行为之一的，由动物卫生监督机构责令改正，处一千元以上一万元以下罚款：

（一）不遵守县级以上人民政府及其兽医主管部门依法作出的有关控制、扑灭动物疫病规定的；

（二）藏匿、转移、盗掘已被依法隔离、封存、处理的动物和动物产品的；

（三）发布动物疫情的。

第八十一条　违反本法规定，未取得动物诊疗许可证从事动物诊疗活动的，由动物卫生监督机构责令停止诊疗活动，没收违法所得；违法所得在三万元以上的，并处违法所得一倍以上三倍以下罚款；没有违法所得或者违法所得不足三万元的，并处三千元以上三万元以下罚款。

动物诊疗机构违反本法规定，造成动物疫病扩散的，由动物卫生监督机构责令改正，处一万元以上五万元以下罚款；情节严重的，由发证机关吊销动物诊疗许可证。

第八十二条　违反本法规定，未经兽医执业注册从事动物诊疗活动的，由动物卫生监督机构责令停止动物诊疗活动，没收违法所得，并处一千元以上一万元以下罚款。

执业兽医有下列行为之一的，由动物卫生监督机构给予警告，责令暂停六个月以上一年以下动物诊疗活动；情节严重的，由发证机关吊销注册证书：

（一）违反有关动物诊疗的操作技术规范，造成或者可能造成动物疫病传播、流行的；

（二）使用不符合国家规定的兽药和兽医器械的；

（三）不按照当地人民政府或者兽医主管部门要求参加动物疫病预防、控制和扑灭活动的。

第八十三条　违反本法规定，从事动物疫病研究与诊疗和动物饲养、屠宰、经营、隔离、运输，以及动物产品生产、经营、加工、贮藏等活动的单位和个人，有下列行为之一的，由动物卫生监督机构责令改正；拒不改正的，对违法行为单位处一千元以上一万元以下罚款，对违法行为个人可以处五百元以下罚款：

（一）不履行动物疫情报告义务的；

（二）不如实提供与动物防疫活动有关资料的；

（三）拒绝动物卫生监督机构进行监督检查的；

（四）拒绝动物疫病预防控制机构进行动物疫病监测、检测的。

第八十四条　违反本法规定，构成犯罪的，依法追究刑事责任。

违反本法规定，导致动物疫病传播、流行等，给他人人身、财产造成损害的，依法承担民事责任。

第十章　附则

第八十五条　本法自 2008 年 1 月 1 日起施行。

附录 3　中华人民共和国进境动物检疫疫病名录（2013 年版）

为防止动物传染病、寄生虫病传入，保护我国畜牧业和渔业生产和公共卫生安全，根据《中华人民共和国进出境动植物检疫法》和《中华人民共和国动物防疫法》规定，农业部和国家质量监督检验检疫总局组织制定了《中华人民共和国进境动物检疫疫病名录》(以下简称"名录")，现予发布。名录自发布之日起生效，1992 年 6 月 8 日农业部发布的《中华人民共和国进境动物一、二类传染病、寄生虫病名录》((１９９２) 农 (检疫) 字第１２号) 同时废止。

农业部和国家质量监督检验检疫总局将在风险评估的基础上对名录实施动态调整。

特此公告

农业部　国家质检总局

2013 年 11 月 28 日

附件：中华人民共和国进境动物检疫疫病名录

List of Quarantine Diseases for the Animals Imported to the People's Republic of China

一类传染病、寄生虫病（15 种） List A diseases

口蹄疫 Foot and mouth disease

猪水泡病 Swine vesicular disease

猪瘟 Classical swine fever

非洲猪瘟 African swine fever

尼帕病 Nipah virus encephalitis

非洲马瘟 African horse sickness

牛传染性胸膜肺炎 Contagious bovine pleuropneumonia

牛海绵状脑病 Bovine spongiform encephalopathy

牛结节性皮肤病 Lumpy skin disease

痒病 Scrapie

蓝舌病 Bluetongue

小反刍兽疫 Peste des petits ruminants

绵羊痘和山羊痘 Sheep pox and Goat pox

高致病性禽流感 Highly pathogenic avian influenza

新城疫 Newcastle disease

二类传染病、寄生虫病（147 种）　List B diseases

共患病（28 种）Multiple species diseases

狂犬病 Rabies

布鲁氏菌病 Brucellosis

炭疽 Anthrax

伪狂犬病 Aujeszky's disease（Pseudorabies）

魏氏梭菌感染 Clostridium perfringens infections

副结核病 Paratuberculosis （Johne's disease）

弓形虫病 Toxoplasmosis

棘球蚴病 Echinococcosis

钩端螺旋体病 Leptospirosis

施马伦贝格病 Schmallenberg disease

梨形虫病 Piroplasmosis

日本脑炎 Japanese encephalitis

旋毛虫病 Trichinosis

土拉杆菌病 Tularemia

水泡性口炎 Vesicular stomatitis

西尼罗热 West Nile fever

裂谷热 Rift Valley fever

结核病 Tuberculosis

新大陆螺旋蝇蛆病（嗜人锥蝇）New world screwworm （Cochliomyia hominivorax）

旧大陆螺旋蝇蛆病（倍赞氏金蝇）Old world screwworm （Chrysomya bezziana）

Q 热 Q Fever

克里米亚刚果出血热 Crimean Congo hemorrhagic fever

伊氏锥虫感染（包括苏拉病）Trypanosoma Evansi infection （including Surra）

利什曼原虫病 Leishmaniasis

巴氏杆菌病 Pasteurellosis

鹿流行性出血病 Epizootic hemorrhagic disease of deer

心水病 Heartwater

类鼻疽 Malioidosis

牛病（8 种）Bovine diseases

牛传染性鼻气管炎/传染性脓疱性阴户阴道炎 Infectious bovine rhinotracheitis/Infectious pustular vulvovaginitis

牛恶性卡他热 Malignant catarrhal fever

牛白血病 Enzootic bovine leukosis

牛无浆体病 Bovine anaplasmosis

牛生殖道弯曲杆菌病 Bovine genital campylobacteriosis

牛病毒性腹泻/粘膜病 Bovine viral diarrhoea/Mucosal disease

赤羽病 Akabane disease

牛皮蝇蛆病 Cattle Hypodermosis

马病（10 种）Equine diseases

马传染性贫血 Equine infectious anaemia

马流行性淋巴管炎 Epizootic lymphangitis

马鼻疽 Glanders

马病毒性动脉炎 Equine viral arteritis

委内瑞拉马脑脊髓炎 Venezuelan equine encephalomyelitis

马脑脊髓炎（东部和西部）Equine encephalomyelitis （Eastern and Western）

马传染性子宫炎 Contagious equine metritis

亨德拉病 Hendra virus disease

马腺疫 Equine strangles

溃疡性淋巴管炎 Equine ulcerative lymphangitis

猪病（13 种）Swine diseases

猪繁殖与呼吸道综合征 Porcine reproductive and respiratory syndrome

猪细小病毒感染 Porcine parvovirus infection

猪丹毒 Swine erysipelas

猪链球菌病 Swine streptococosis

猪萎缩性鼻炎 Atrophic rhinitis of swine

猪支原体肺炎 Mycoplasmal hyopneumonia

猪圆环病毒感染 Porcine circovirus infection

革拉泽氏病（副猪嗜血杆菌）Glaesser's disease（Haemophilus parasuis）

猪流行性感冒 Swine influenza

猪传染性胃肠炎 Transmissible gastroenteritis of swine

猪铁士古病毒性脑脊髓炎（原称猪肠病毒脑脊髓炎、捷申或塔尔凡病）Teschovirus encephalomyelitis（previously Enterovirus encephalomyelitis or Teschen/Talfan disease）

猪密螺旋体痢疾 Swine dysentery

猪传染性胸膜肺炎 Infectious pleuropneumonia of swine

禽病（20 种）Avian diseases

鸭病毒性肠炎（鸭瘟）Duck virus enteritis

鸡传染性喉气管炎 Avian infectious laryngotracheitis

鸡传染性支气管炎 Avian infectious bronchitis

传染性法氏囊病 Infectious bursal disease

马立克氏病 Marek's disease

鸡产蛋下降综合征 Avian egg drop syndrome

禽白血病 Avian leukosis

禽痘 Fowl pox

鸭病毒性肝炎 Duck virus hepatitis

鹅细小病毒感染（小鹅瘟）Goose parvovirus infection

鸡白痢 Pullorum disease

禽伤寒 Fowl typhoid

禽支原体病（鸡败血支原体、滑液囊支原体）Avian mycoplasmosis（Mycoplasma Gallisepticum，M. synoviae）

低致病性禽流感 Low pathogenic avian influenza

禽网状内皮组织增殖症 Reticuloendotheliosis

禽衣原体病（鹦鹉热）Avian chlamydiosis

鸡病毒性关节炎 Avian viral arthritis

禽螺旋体病 Avian spirochaetosis

住白细胞原虫病（急性白冠病）Leucocytozoonosis

禽副伤寒 Avian paratyphoid

羊病（4 种）Sheep and goat diseases

山羊关节炎/脑炎 Caprine arthritis/encephalitis

梅迪-维斯纳病 Maedi-visna

边界病 Border disease

羊传染性脓疱皮炎 Contagious pustular dermertitis （Contagious Echyma）

水生动物病（44 种）Aquatic animal diseases

鲤春病毒血症 Spring viraemia of carp

流行性造血器官坏死病 Epizootic haematopoietic necrosis

传染性造血器官坏死病 Infectious haematopoietic necrosis

病毒性出血性败血症 Viral haemorrhagic septicaemia

流行性溃疡综合征 Epizootic ulcerative syndrome

鲑鱼三代虫感染 Infection with Gyrodactylus Salaris

真鲷虹彩病毒病 Red sea bream iridoviral disease

锦鲤疱疹病毒病 Koi herpesvirus disease

鲑传染性贫血 Infectious salmon anaemia

病毒性神经坏死病 Viral nervous necrosis

斑点叉尾鮰病毒病 Channel catfish virus disease

鲍疱疹样病毒感染 Infection with abalone herpes-like virus

牡蛎包拉米虫感染 Infection with Bonamia Ostreae

杀蛎包拉米虫感染 Infection with Bonamia Exitiosa

折光马尔太虫感染 Infection with Marteilia Refringens

奥尔森派琴虫感染 Infection with Perkinsus Olseni

海水派琴虫感染 Infection with Perkinsus Marinus

加州立克次体感染 Infection with Xenohaliotis Californiensis

白斑综合征 White spot disease

传染性皮下和造血器官坏死病 Infectious hypodermal and haematopoietic necrosis

传染性肌肉坏死病 Infectious myonecrosis

桃拉综合征 Taura syndrome

罗氏沼虾白尾病 White tail disease

黄头病 Yellow head disease

螯虾瘟 Crayfish plague （Aphanomyces astaci）

箭毒蛙壶菌感染 Infection with Batrachochytrium Dendrobatidis

蛙病毒感染 Infection with Ranavirus

异尖线虫病 Anisakiasis

坏死性肝胰腺炎 Necrotizing hepatopancreatitis

传染性脾肾坏死病 Infectious spleen and kidney necrosis

刺激隐核虫病 Cryptocaryoniasis

淡水鱼细菌性败血症 Freshwater fish bacteria septicemia

对虾杆状病毒病 Baculovirus penaei disease

鮰类肠败血症 Enteric septicaemia of catfish

迟缓爱德华氏菌病 Edwardsiellasis

小瓜虫病 Ichthyophthiriasis

黏孢子虫病 Myxosporidiosis

指环虫病 Dactylogyriasis

鱼链球菌病 Fish streptococcosis

河蟹颤抖病 Trembling disease of Chinese mitten crabs

斑节对虾杆状病毒病 Penaeus monodon baculovirus disease

鲍脓疱病 Pustule disease

鳖腮腺炎病 Abolone viral mortality

蛙脑膜炎败血金黄杆菌病 Chryseobacterium meningsepticum of frog （Rana spp）

蜂病（6 种）Bee diseases

蜜蜂盾螨病 Acarapisosis of honey bees

美洲蜂幼虫腐臭病 American foulbrood of honey bees

欧洲蜂幼虫腐臭病 European foulbrood of honey bees

蜜蜂瓦螨病 Varroosis of honey bees

蜂房小甲虫病（蜂窝甲虫）Small hive beetle infestation（Aethina tumida）

蜜蜂亮热厉螨病 Tropilaelaps infestation of honey bees

其他动物病（14 种）Diseases of other animals

鹿慢性消耗性疾病 Chronic wasting disease of deer

兔黏液瘤病 Myxomatosis

兔出血症 Rabbit haemorrhagic disease

猴痘 Monkey pox

猴疱疹病毒 I 型（B 病毒）感染症 Cercopithecine Herpesvirus Type I（B virus）infectious diseases

猴病毒性免疫缺陷综合征 Simian virus immunodeficiency syndrome

埃博拉出血热 Ebola haemorrhagic fever

马尔堡出血热 Marburg haemorrhagic fever

犬瘟热 Canine distemper

犬传染性肝炎 Infectious canine hepatitis

犬细小病毒感染 Canine parvovirus infection

水貂阿留申病 Mink aleutian disease

水貂病毒性肠炎 Mink viral enteritis

猫泛白细胞减少症（猫传染性肠炎）Feline panleucopenia （Feline infectious enteritis）

其他传染病、寄生虫病（44 种）

Other diseases

共患病（9 种）Multiple species diseases

大肠杆菌病 Colibacillosis

李斯特菌病 Listeriosis

放线菌病 Actinomycosis

肝片吸虫病 Fasciolasis

丝虫病 Filariasis

附红细胞体病 Eperythrozoonosis

葡萄球病 Staphylococcosis

血吸虫病 Schistosomiasis

疥癣 Mange

牛病（5 种）Bovine diseases

牛流行热 Bovine ephemeral fever

毛滴虫病 Trichomonosis

中山病 Chuzan disease

茨城病 Ibaraki disease

嗜皮菌病 Dermatophilosis

马病（4 种）Equine diseases

马流行性感冒 Equine influenza

马鼻腔肺炎 Equine rhinopneumonitis

马媾疫 Dourine

马副伤寒 （马流产沙门氏菌）Equine paratyphoid （Salmonella Abortus Equi.）

猪病（3 种）Swine diseases

猪副伤寒 Swine salmonellosis

猪流行性腹泻 Porcine epizootic diarrhea

猪囊尾蚴病 Porcine cysticercosis

禽病（6 种）Avian diseases

禽传染性脑脊髓炎 Avian infectious encephalomyelitis

传染性鼻炎 Infectious coryza

禽肾炎 Avian nephritis

鸡球虫病 Avian coccidiosis

火鸡鼻气管炎 Turkey rhinotracheitis

鸭疫里默氏杆菌感染（鸭浆膜炎）Riemerella anatipestifer infection

绵羊和山羊病（7 种）Sheep and goat diseases

羊肺腺瘤病 Ovine pulmonary adenocarcinoma

干酪性淋巴结炎 Caseous lymphadenitis

绵羊地方性流产（绵羊衣原体病）Enzootic abortion of ewes（Ovine chlamydiosis）

传染性无乳症 Contagious agalactia

山羊传染性胸膜肺炎 Contagious caprine pleuropneumonia

羊沙门氏菌病（流产沙门氏菌）Salmonellosis（S.abortusovis）

内罗毕羊病 Nairobi sheep disease

蜂病（2 种）Bee diseases

蜜蜂孢子虫病 Nosemosis of honey bees

蜜蜂白垩病 Chalkbrood of honey bees

其他动物病（8 种）Diseases of other animals

兔球虫病 Rabbit coccidiosis

骆驼痘 Camel pox

家蚕微粒子病 Pebrine disease of Chinese silkworm

蚕白僵病 Bombyx mori white muscardine

淋巴细胞性脉络丛脑膜炎 Lymphocytic choriomeningitis

鼠痘 Mouse pox

鼠仙台病毒感染症 Sendai virus infectious disease

小鼠肝炎 Mouse hepatitis

附录 4　主要人兽共患病病原体、分布及传播途径简表

病名	病原体	易感动物	人体感染途径及方式	地理分布
人兽共患细菌病				
鼠疫	鼠疫耶尔森菌	啮齿类、猫、兔	跳蚤、呼吸道、接触	南美洲、亚洲、非洲 26 个国家；我国 17 个省市
布鲁菌病	布鲁菌	羊、野猪、狗、狼	皮肤、呼吸道、消化道	全世界 170 个国家；我国 25 个省市
炭疽	炭疽杆菌	牛、羊、马	呼吸道、消化道	中东、非洲、拉丁美洲 82 个国家；我国基本控制
结核病	结核分枝杆菌	牛、猪、猴	呼吸道、消化道	全世界 22 个国家；我国位居第二

续表

病名	病原体	易感动物	人体感染途径及方式	地理分布
人兽共患细菌病				
鼻疽	鼻疽假单胞菌	马、骡、驴	呼吸道、消化道、直接接触	基本控制，马鼻疽散在亚洲、南美洲养马地区
类鼻疽	类鼻疽杆菌	猪、羊、啮齿类、牛	呼吸道、消化道、直接接触	热带、亚热带南北纬 20° 之间；我国海南、广西、广东、福建
破伤风	破伤风杆菌	单蹄兽、猪、羊、牛	皮肤或黏膜伤口侵入	世界性分布
大肠杆菌病	大肠杆菌埃氏菌	牛、鸡、羊、狗、猪	消化道、直接接触	美国、加拿大和日本
沙门菌病	沙门菌属	猪、牛、羊及家禽	消化道、直接接触	世界性分布
猫抓病	巴尔通体	猫、狗	猫抓伤或咬伤	世界性分布
土拉杆菌病	土拉弗郎西斯杆菌	野兔、啮齿类	呼吸道、消化道、直接接触	北半球；我国黑龙江、西藏、青海、新疆、山东等
猪丹毒	猪丹毒杆菌	猪、牛、羊、狗	消化道、皮肤创伤	世界性分布
军团菌病	嗜肺军团杆菌	猪、牛、羊	呼吸道、消化道	世界性分布
链球菌 2 型病	猪链球菌	猪、羊、马、鹿	消化道、皮肤创伤	世界性分布
钩端螺旋体病	致病性钩端螺旋体	鼠类、猪	直接接触	热带、亚热带；我国 6 省高发
鹦鹉热	鹦鹉热衣原体	鸟类、家禽、家畜	呼吸道、消化道	欧洲、南美洲、北美洲、亚洲
斑疹伤寒	立克次体	鼠	呼吸道、消化道、直接接触	世界分布；我国 28 个省
Q 热	伯纳特立克次体	家畜、啮齿类、飞禽	呼吸道、消化道、直接接触	世界性分布；我国 10 个省
人粒细胞无形体病	嗜吞噬细胞无形体	鼠、鹿、牛、马、犬、猫	蜱吸血	美国、斯洛文尼亚等国；我国局部地区流行
人兽共患真菌病				
肺孢子菌肺炎	肺孢子菌	啮齿类、兔、马、猪	呼吸道	世界各地，我国散发
皮肤真菌病	皮肤丝状菌	马、牛、猪、鹿、羊	直接或间接接触	热带、亚热带
念珠菌病	白色念珠菌	家禽、家畜、鼠类、猴	呼吸道、消化道、直接接触	世界性分布
人兽共患病毒病				
登革热	登革病毒	猴、袋鼠、蝙蝠	伊蚊吸血	热带、亚热带 100 多个国家；我国 24 个省市区
黄热病	黄热病病毒	猴、狒狒、蝙蝠	埃及伊蚊、吸蚊吸血	非洲和南美洲 44 个国家；我国已发现 11 例
西尼罗病毒病	西尼罗病毒	鸟类	库蚊吸血	非洲、南欧、中东地区、中亚、西亚、大洋洲
流行性乙型脑炎	乙型脑炎病毒	猪、马、驴、牛	库蚊、伊蚊等吸血	亚洲；我国除西藏、青海、新疆外均有
寨卡病毒病	寨卡病毒	猴	伊蚊吸血，母婴传播	世界 45 个国家，美洲多发；我国 7 例输入性
森林脑炎	森林脑炎病毒	鼠、刺猬、鸟类	硬蜱吸血	欧洲、俄罗斯、日本；我国东北、新疆、云南等地
发热伴血小板减少综合征	新布尼亚病毒	牛、羊、狗	蜱吸血	美国、日本、韩国；我国 15 个省市区
流行性出血热	汉坦病毒	小鼠	呼吸道、接触、消化道	欧、亚为主；我国位居第一
埃博拉出血热	埃博拉病毒	猴、猩猩、果蝠	接触	西非为主
马尔堡出血热	马尔堡病毒	猴	接触	非洲是自然疫源地
狂犬病	狂犬病病毒	犬、猫、狼、蝙蝠	动物啃咬、接触	亚洲为主，我国第二
轮状病毒感染	轮状病毒	牛、猪	消化道	世界分布
艾滋病	人免疫缺陷病毒	猴、猩猩、猫、牛	性传播、血液、母婴	世界分布
口蹄疫	口蹄疫病毒	羊、猪、牛	接触	世界分布，动物为主，人极少

续表

病名	病原体	易感动物	人体感染途径及方式	地理分布
人兽共患病毒病				
戊型肝炎	戊型肝炎病毒	猪	消化道、母婴、血液	世界分布；我国高发
流感	流感病毒	猪、禽	飞沫、接触	世界分布
严重急性呼吸综合征	冠状病毒	果子狸	飞沫、接触	东南亚为主，我国曾暴发
尼帕病毒病	尼帕病毒	猪、马、果蝠	接触	马来西亚、新加坡、孟加拉国、印度
传染性海绵状脑病	朊毒体	牛、羊	消化道、医源性	欧洲为主
人兽共患寄生虫病				
旋毛虫病	旋毛形线虫	猪、犬、马、鼠、野生动物	食含幼虫动物肉类	世界分布；我国14个省市区，云南、河南、湖北三省的发病率最高
广州管圆线虫病	广州管圆线虫	啮齿动物	生食含幼虫的螺、鱼、蛙、蟹	东南亚，我国多发
异尖线虫病	异尖线虫	鲸、海豚、海豹	食生海鱼	20多个国家，日本高发；我国无人体病例
吸吮线虫病	结膜吸吮线虫	猫、家兔、鼠	果蝇舔吸眼部	亚洲，我国人数最多
肺吸虫病	卫氏并殖吸虫	犬、猫、猪、狮	生食蟹、蝲蛄、野猪肉	亚洲、我国26个省市区
	斯氏狸殖吸虫	果子狸、犬、猫	生食蟹、蝲蛄、野猪肉	仅见我国
华支睾吸虫病	华支睾吸虫	犬、猫、猪、鼠	生食淡水鱼	东南亚；我国27个省市区
布氏姜片吸虫病	布氏姜片吸虫	猪	生食水生植物	亚洲，我国18个省市区
肝片吸虫病	肝片吸虫	牛、羊	生食水生植物	牧区多见，我国200多例
日本血吸虫病	日本血吸虫	牛、猪、犬	皮肤接触疫水	亚洲、非洲，我国13个省市区
尾蚴性皮炎	东毕属血吸虫	牛	皮肤接触疫水	分散世界各地；我国见稻田区
	毛毕属血吸虫	鸭		
猪带绦虫病	猪带绦虫成虫		食含幼虫猪肉	世界分布；我国26个省市区
猪囊尾蚴病	猪带绦虫幼虫	猪	误食虫卵、自体感染	
牛带绦虫病	牛带绦虫成虫	牛、骆驼	食含幼虫肉类	亚、非洲多；我国20个省市区
棘球蚴病	细粒棘球绦虫	犬、狼、绵羊、牛	食入虫卵	世界分布；我国23个省市区
微小膜壳绦虫病	微小膜壳绦虫	鼠	食入虫卵，自体感染	世界分布，我国散发
曼氏迭宫绦虫病与曼氏裂头蚴病	曼氏迭宫绦虫	犬、猫	生贴蛙蛇肉、生食蛙、蛇、鱼、猪肉	世界分布，我国21个省市区
阔节裂头绦虫病	阔节裂头绦虫	犬科动物	食生鱼	欧、北美、亚洲，俄罗斯多见，我国10余例
犬复孔绦虫病	犬复孔绦虫	犬、猫	误食含幼虫的蚤类	世界分布，我国17例
弓形虫病	刚地弓形虫	猫科、鸟类等	消化道、胎盘、接触、器官移植	世界分布
隐孢子虫病	微小隐孢子虫	猪、羊、牛、猫、犬、兔	消化道	世界90多个国家；我国19个省市区
黑热病	杜氏利什曼原虫	犬、野生动物	白蛉吸血	热带和亚热带88个国家；我国6省散在
非洲锥虫病	布氏冈比亚锥虫 布氏罗得西亚锥虫	牛、羚羊、猪、狮等	舌蝇叮咬胎盘	非洲37个国家；我国1例输入性
美洲锥虫病	枯氏锥虫	犬、猫、蝙蝠、狐狸等	锥蝽吸血、输血、胎盘、器官移植	中美洲、南美洲18个国家；我国无报告
结肠小袋纤毛虫病	结肠小袋纤毛虫	猪	消化道	热带、亚热带地区； 我国十几个省

附录 5 人兽共患病常用治疗药物简表

药名	药理作用	敏感病原	注意事项
常用抗微生物药物			
青霉素	抑制细胞壁粘肽合成酶，使细菌胞壁缺损，菌体膨胀裂解	炭疽杆菌、猪链球菌、钩端螺旋体、破伤风杆菌、猪丹毒杆菌	过敏反应、毒性反应、高钾血症、赫氏反应、肌注发生周围神经炎，用前做青霉素试敏，青霉素不可与磺胺类药物和四环素类药物联合使用
链霉素	与细菌核糖体 30s 亚基结合，阻断细菌蛋白质合成	结核杆菌、鼠疫杆菌、布氏杆菌、炭疽杆菌、鼻疽假单胞菌、钩端螺旋体、巴尔通体、破伤风杆菌、土拉杆菌	麻木、头晕、耳聋、耳鸣、肾脏损害、骨髓抑制，孕妇慎用
庆大霉素	广谱抗生素，与细菌核糖体 30s 亚基结合，阻断细菌蛋白质合成	鼠疫杆菌、炭疽杆菌、土拉杆菌、钩端螺旋体	麻木、头晕、耳聋、耳鸣、肾脏损害、过敏性休克
四环素	广谱抗生素，与细菌核糖体 30s 亚基结合，阻断细菌蛋白质合成	鼠疫杆菌、布氏杆菌、鼻疽假单胞菌、立克次体、钩端螺旋体、土拉杆菌、鹦鹉热衣原体、猪丹毒杆菌	胃肠道症状，肝脏、肾脏损害，血液、中枢神经系统损害，8 岁以下儿童、孕妇及哺乳期妇女禁用
磺胺类	通过干扰细菌的叶酸代谢而抑制细菌的生长繁殖	鼠疫杆菌、鼻疽假单胞菌、大肠杆菌、肺孢子菌、弓形虫	过敏反应、肾脏损害、血液系统损害，孕妇禁用
红霉素	与细菌核蛋白体的 50S 亚基结合，抑制蛋白质合成	布氏杆菌、炭疽杆菌、嗜肺军团杆菌、钩端螺旋体、猪丹毒杆菌	胃肠道反应、肝损害、血栓性静脉炎，慢性肝病及肝功能损害者、妊娠期妇女禁用
利福平	抑制细菌 DNA 转录合成 RNA	结核杆菌、炭疽杆菌、军团菌	消化道症状、肝毒性、流感样症候群，肝功能严重不全、胆道阻塞者和 3 个月以内孕妇禁用
异烟肼（雷米封）	抑制分枝菌酸的合成，使细菌丧失耐酸性、疏水性和增殖力而死亡	结核杆菌	胃肠道反应、周围神经炎、肝损害、血液系统症状、过敏反应，肝病患者和孕妇慎用
吡嗪酰胺	渗入含结核杆菌的巨噬细胞内，转化为吡嗪酸而发挥抗菌作用	结核杆菌	胃肠道反应、肝损害、过敏反应，糖尿病、痛风或严重肝功能减退者慎用，孕妇禁用
第三代头孢菌素	与青霉素类似	沙门杆菌、痢疾杆菌、类鼻疽杆菌、猪链球菌、大肠杆菌、肺炎杆菌	过敏反应、静脉炎
亚胺培南	同青霉素	鼻疽假单胞菌	神经系统症状、过敏反应，孕妇和哺乳期妇女慎用，严重休克或有心脏传导阻滞的患者禁用
强力霉素（多西环素）	四环素类抗生素，为广谱抑菌剂，高浓度时具杀菌作用	衣原体、支原体、立克次体	光敏反应、二重感染 8 岁以下小儿及孕妇、哺乳妇女一般应禁用。
氟喹诺酮类	通过抑制 DNA 螺旋酶作用，阻碍 DNA 合成而导致细菌死亡	沙门杆菌	胃肠道反应、肝肾毒性、血液系统症状、过敏反应，肝肾功能不良慎用，孕妇、哺乳期妇女及儿童禁用
复方新诺明	是磺胺甲恶唑（SMZ）与甲氧苄啶（TMP）的复方制剂。为肺孢子菌肺炎首选药物	肺孢子菌、大肠埃希菌、流感嗜血杆菌、金黄色葡萄球菌等	血尿、蛋白尿、尿少等 肝肾功能不全者不宜服用
灰黄霉素	能竞争性抑制鸟嘌呤进入 DNA 分子中，从而干扰真菌核酸合成，抑制其生长	皮肤丝状菌	恶心、腹泻、皮疹、头痛、白细胞减少
两性霉素 B	能选择性地与真菌细胞膜的麦角固醇相结合形成孔道，从而增加膜的通透性，导致细胞内重要物质外漏而致死	白色念珠菌	寒战、高热、头痛、恶心和呕吐、肾毒性

续表

药名	药理作用	敏感病原	注意事项
常用抗微生物药物			
制霉菌素	同两性霉素 B	白色念珠菌	呕吐、腹泻、皮疹，孕妇及哺乳期妇女慎用
5-氟胞嘧啶	进入真菌细胞内，转换为氟尿嘧啶，替代尿嘧啶进入真菌的 DNA 中，从而阻断核酸合成	白色念珠菌	胃肠道症状、血清转氨酶升高、白细胞减少、血小板减少、贫血、肾功能损害、过敏反应
病毒唑（三氮唑核苷、利巴韦林）	广谱抗病毒药，可广泛分布于所有组织，包括脑脊液和脑	呼吸道合胞病毒、流感和副流感病毒、流行性出血热病毒、单纯及带状疱疹病毒、麻疹病毒等	①贫血、白细胞减少。②皮疹、腹泻、胃肠道出血。③血清胆红素升高
叠氮胸苷（齐多呋定 AZT）	抗病毒药，在体外对逆转病毒包括人免疫缺陷病毒（HIV）具有高度活性	艾滋病病毒	骨抑制作用；改变味觉；肝功不全者慎用
司艾特散（复方 SH）	全球首个纯天然抗 HIV 植物药；抑制病毒复制的蛋白水解酶，抑制逆转录酶	艾滋病病毒	
常用抗寄生虫药物			
阿苯达唑（阿苯咪唑、丙硫咪唑、肠虫清）	阻断虫体肠壁对葡萄糖和多种营养的摄取吸收，导致虫体内源性糖原耗竭；阻止三磷酸腺苷的产生，使虫体无法生存和繁殖	旋毛虫、异尖线虫、广州管圆线虫、钩虫、蛔虫、鞭虫、蛲虫等线虫；囊尾蚴和棘球蚴	乏力、嗜睡、头晕、头痛、失眠、胃不适；有药物过敏史及癫痫史者慎用。孕妇、哺乳期妇女禁用
甲苯达唑（甲苯咪唑）	阻断虫体对葡萄糖的摄入，导致 ATP 合成减少.从而影响其生长、繁殖。	肠道线虫：异尖线虫、蛔虫、钩虫、蛲虫、鞭虫、粪类圆线虫；带绦虫等	偶可引起轻微头昏、头痛、腹部不适、腹泻、乏力、皮疹等；肝、肾功能不全者慎用。有过敏史者、孕妇及不满 2 岁幼儿禁用
三苯双脒	我国自主研制的广谱抗肠道蠕虫新药	蛔虫、钩虫（尤其是美洲钩虫）、蛲虫、旋毛虫；对华支睾吸虫也有较好疗效，是有广阔应用前景的新药	过敏者及心脏病者禁用，严重肝肾功能异常者慎用。本品为肠溶片，不能咬碎服用
噻苯达唑（噻苯咪唑）	抑制虫体延胡索酸还原酶，使糖酵解过程受阻，虫体代谢发生障碍	旋毛虫、粪圆线虫、皮肤和内脏蠕虫蚴移行症	可致丙氨酸氨基转移酶暂时升高，肝、肾功能不良的病人或孕妇慎用
乙胺嗪（海群生、枸橼酸、克虫神）	促使血中微丝蚴集中到肝脏微血管内，被肝脏吞噬细胞消灭	丝虫成虫（盘尾丝虫除外）、丝虫微丝蚴	偶可引起头晕、头痛、食欲减退、失眠等。成虫死亡时，可出现局部淋巴管炎及淋巴结炎
呋喃嘧酮	化学合成的抗丝虫新药；适用于治疗班氏丝虫病，疗效优于乙胺嗪	班氏丝虫、马来丝虫	与乙胺嗪相似
伊维菌素（海正麦克丁）	半合成的广谱抗寄生虫药。阻断虫体神经元之间的冲动传导，使虫体麻痹驱除	盘尾丝虫、肠道类圆线虫、钩虫、蛔虫、鞭虫、蛲虫。驱虫效果好	可有全身性反应、胃肠道反应、神经系统反应等；多用于动物肠道线虫的治疗
吡喹酮	抑制葡萄糖的摄取，使内源性糖原耗竭，影响能量产生，导致虫体生命活动停止而死亡	广谱抗吸虫和绦虫药：肺吸虫、华支睾吸虫、姜片虫、血吸虫、以及绦虫、囊尾蚴和棘球蚴	头晕、头痛、恶心、腹痛、胸闷、心悸、早搏、心房颤动等。严重心肝肾病患者、精神病患者、孕妇及眼囊虫病患者禁用；脑囊虫病患者需辅以降颅内压药同步治疗
硫氯酚（硫双二氯酚、别丁）	对肺吸虫囊蚴有明显杀灭作用	肺吸虫、牛带绦虫、姜片虫、肝片形吸虫	轻度头昏、头痛、呕吐、腹痛、腹泻和荨麻疹等。可有光敏反应，也可能引起中毒性肝炎。服本品前应先驱蛔虫和钩虫
三氯苯达唑（三氯苯唑）	干扰虫体微管的结构和功能，抑制虫体水解蛋白质酶的释放，抑制蛋白质合成，导致虫体活动受阻死亡。对童虫作用明显	肝片形吸虫、姜片虫、肺吸虫	轻微头痛、头晕、腹痛、发热等

续表

药名	药理作用	敏感病原	注意事项
常用抗寄生虫药物			
槟榔	槟榔碱是有效成分，对猪带绦虫有较强的麻痹作用，对牛带绦虫仅麻痹头部和幼节	猪带绦虫、牛带绦虫、阔节裂头绦虫、微小膜壳绦虫等；一般采用南瓜子-槟榔-硫酸镁（泻药）合用驱虫，效果良好	
南瓜子	能麻痹牛带绦虫、猪带绦虫的中段及后段，使节片变薄变宽，中部凹陷，而对其头及幼节无此作用		
氯硝柳胺（灭绦灵）	抑制虫体细胞内线粒体的氧化磷酸化过程，高浓度时可抑制虫体呼吸并阻断对葡萄糖的摄取。药物能破坏头节及体节前段，排出时部分被消化而不易辨认	牛带绦虫、阔节裂头绦虫、微小膜壳绦虫等	对猪带绦虫也有效，但有增加自体感染囊虫病的风险
甲硝唑（灭滴灵）	抑制阿米巴原虫的氧化还原反应，使原虫氮链发生断裂，从而杀死原虫	阴道毛滴虫、贾第虫、阿米巴	不良反应少而轻微；本药可能有致癌、致突变作用，使用一疗程后间隔用药为好；妊娠早期和哺乳期妇女禁用；12 岁以下患者禁用或不宜使用
奥硝唑（氯丙硝唑、滴必露、奥利妥）	通过其分子中的硝基，在无氧环境中还原成氨基，或通过自由基的形成，与细胞成份相互作用，从而导致虫体死亡	结肠小袋纤毛虫、阴道毛滴虫、阿米巴、贾第虫及厌氧菌	妊娠早期和哺乳期妇女、儿童慎用
乙胺嘧啶（息疟定、达拉匹林）	抑制二氢叶酸还原酶，使二氢叶酸不能还原为四氢叶酸，进而使虫体核酸合成减少	疟原虫预防、弓形虫	妊娠妇女、哺乳期妇女禁用
葡萄糖酸锑钠	通过选择性细胞内胞饮摄入，进入巨噬细胞的吞噬体，抑制利什曼原虫活动和繁殖从而杀灭原虫	杜氏利什曼原虫	有时发生恶心、呕吐、腹泻、头痛等现象。肺炎、肺结核及严重心、肝、肾疾病患者禁用
依西酸喷他脒（羟乙磺酸戊烷脒，戊烷脒）	用于对锑剂过敏或在锑剂治疗中有粒细胞减少的黑热病	杜氏利什曼原虫 肺孢子菌	结核病患者应慎用；大剂量时，可引起肾脏与脾脏的损害
苯甲酸苄酯搽剂	苯甲酸衍生物，能杀灭疥螨和阴虱	疥螨、蠕形螨、虱、驱避昆虫叮咬	儿童、孕妇及哺乳期妇女慎用
硫磺软膏	硫磺与皮肤及组织的分泌物结合后，产生硫化氢和五硫磺酸，具有杀螨作用	疥螨、蠕形螨、虱	避免与口，眼接触
溴氰菊酯	有强大的胃毒和触杀作用。持效性好，是菊酯类产品中生物活性最高的一种	蚊、蝇、蟑螂、臭虫、蚤、虱	

（蔡连顺　张鹏霞）